運動器 Nursing Update

ナースに役立つ
整形外科とリハビリテーション

京都府立医科大学名誉教授
平澤泰介 編著

金芳堂

■執筆者一覧

平澤 泰介（京都府立医科大学名誉教授）
糸井 恵（明治国際医療大学教授）
岩破 康博（前京都第二赤十字病院部長）
楠崎 克之（京都九条病院部長）
北條 達也（同志社大学教授）
平澤 英幸（産業医科大学助教）
松本 和久（明治国際医療大学准教授）

今西 美津恵（京都府看護協会会長）
清野 たか枝（前明治国際医療大学教授）
小山 敦代（明治国際医療大学教授）
石束 佳子（京都中央看護保健大学校副校長）
渡邉 江身子（京都中央看護保健大学校教務部長）
池田 万喜子（京都中央看護保健大学校看護保健学科長）
阿形 奈津子（京都中央看護保健大学校看護学科長）

表紙絵・挿絵　谷口友里子

序

　21世紀に入って医学の進歩には目覚しいものがある．運動器に関しても同様で，脊椎外科，手の外科，関節外科などと，高い専門性を目指して発展してきた「整形外科」がその伝統の上に臨床分野の発展をはかることになった．それによって運動器の疾患や外傷に関する病態や発生機序の解明，診断学や治療方法に新しい大きな展開がみられた．その具体例をみると，骨折は骨接合術の発達により，早期骨癒合とリハビリテーションが可能となった．また，スポーツ外傷は鏡視下手術の発達により早期のリハビリテーションが可能となった．臨床業務においてもクリニカル・パスによる医療のマニュアル化，在院日数の短縮が可能となった．看護の面においても電子カルテの導入により，看護記録のデジタル化など大きな変化が生じた．

　一方，近年交通事故や大災害の多発により，その傷害は多様性を呈している．その看護も救急外傷においては機敏な対応が必要である．慢性疾患においては治療の長期展望に基づいた対応が基本となる．臨床の現場では，小児から高齢者と広い年齢層の看護が必要である．高齢化社会の到来により，広く複雑な看護も重要となり，幅広い知識や看護技術も期待されるようになった．

　個々の患者への看護師の役割には，専門的な知識と技術を身につけ，早期に患者の異常を発見し，的確に対応しつつ，医師に伝えることや，入浴や洗面などの保清，トイレ介助を含めた日常生活動作の介助も大切である．さらに個々の患者に対した，患者の心に寄り添った看護も望まれる．

　長期間の疾病や障害に苦しむ患者を一般社会に復帰させるためには医師，理学療法士，作業療法士，言語聴覚士，義肢装具製作者，メディカルソーシャルワーカーなどとの連携と協調によるチームワークが必要である．そのためには，それぞれの専門職が知識を寄せ合って，レベルアップしながら，連携をとらなければならない．このような状況下にあって，医療をスムーズに遂行するためには看護師の役割は益々大きなものとなっている．

機械化,コンピュータ化へと進む世の中にあっても,医療の中では看護師の「温かい心」が最も大切な基本である.

　本書が日常の看護業務を行うための知識の一助として,お役に立つことができれば,この上ない幸せである.

　なお,南山堂の「ナースのための整形外科学」の第1版から第3版まで御協力いただいた看護職などの先生達,またこれを土台にした出版を許可して下さった南山堂に感謝する.また解剖図の協力をいただいた故 時岡孝夫先生に心から感謝する.最後になったが本書の出版に多大な御尽力をいただいた金芳堂 市井輝和社長と編集部の皆様に深甚の感謝の意を表したい.

　2014年3月

平 澤 泰 介

目　次

I 看護総論　　1

- A. 医療と看護の動向（今西美津恵）　1
- B. 看護の目的と役割（清野たか枝, 小山敦代）　2
    1. フィジカルアセスメント　2
    2. 治療に伴う合併症の予防　3
    3. 日常生活動作（ADL）のアセスメントと援助　3
    4. 心理的側面への援助　4
    5. 医療チームの連携　5
    6. 退院支援と継続看護　5
- C. 運動器の特徴と看護（石束佳子, 渡邉江身子）　6
    1. 症状・治療と看護　7
    2. 経過に応じた看護　7
    3. 看護師の実践力として期待されること　8

II 運動器の機能と解剖　（平澤泰介）　11

- A. 肩甲帯, 肩関節, 上腕　13
- B. 肘関節, 前腕, 手関節・手　19
- C. 脊柱, 胸郭, 腹部　26
- D. 骨盤, 股関節, 大腿, 下腿　28

III 主要な疾患　　37

- A. 外傷患者の初期治療（糸井　恵, 平澤泰介）37
    1. 骨折・脱臼の救急処置　40
        a. 救急治療　40
    2. 挫創, 開放骨折に対する初期治療　42
        a. 開放創の創周囲と創内の洗浄　42
        b. 挫滅組織の除去（デブリドマン）　42
        c. 血管損傷の救急処置　42
        d. 末梢神経損傷の救急処置　43
    3. 骨折の重要な合併症　43
        a. 深部静脈血栓症, 肺血栓塞栓症　43
        b. 脂肪塞栓症　44
        c. コンパートメント症候群　44
        d. 挫滅（圧挫）症候群　45
        e. 感染　46
- B. 上肢の外傷と疾患（糸井　恵, 平澤泰介）47
    1. 上肢の末梢神経損傷　47
        a. 腕神経叢損傷　47
        b. 分娩麻痺　49
        c. 橈骨神経麻痺　49
        d. 正中神経麻痺　50
        e. 手根管症候群　51
        f. 尺骨神経麻痺　52
    2. 肩関節部の外傷と疾患　54
        a. 鎖骨骨折　54
        b. 肩鎖関節脱臼　54
        c. 肩関節脱臼　55
        d. 上腕骨近位部骨折　56
        e. 腱板損傷　57
        f. 肩関節周囲炎　58
    3. 肘関節部の外傷と疾患　58
        a. 上腕骨顆上骨折　58
        b. 上腕骨外顆骨折　59
        c. 肘内障　60
        d. スポーツによる肘障害　61

　　　　e. 変形性肘関節症　61
　4. 前腕部の外傷　62
　　　　a. モンテジア骨折　62
　　　　b. コレス骨折　62
　5. 手関節部の外傷と疾患　63
　　　　a. 舟状骨骨折　63
　　　　b. 急性反射性骨異栄養症（ズーデック骨萎縮）　63
　　　　c. 月状骨軟化症，キーンベック病　64
　　　　d. ガングリオン　65
　6. 手および手指の外傷と疾患　65
　　　　a. 屈筋腱損傷　65
　　　　b. ばね指　66
　　　　c. ドゥケルヴァン病　66
　　　　d. レイノー病　67
　　　　e. デュピュイトラン拘縮　67
　　　　f. 槌指　67
　　　　g. ヘバーデン結節　68
　　　　h. 手指の先天性形態異常　68

C. **体幹および脊髄の外傷と疾患**
　　　　　　　　　（糸井　恵，岩破康博）69
　1. 脊柱・脊髄の外傷　69
　　　　a. 外傷性頚部症候群　69
　　　　b. 脊椎の骨折・脱臼　70
　　　　c. 脊髄損傷　72
　2. 脊柱の炎症性疾患　75
　　　　a. 化膿性脊椎炎（椎間板炎）　75
　　　　b. 結核性脊椎炎　75
　3. 脊椎の変性疾患など　76
　　　　a. 椎間板ヘルニア　76
　　　　b. 変形性脊椎症　78
　　　　c. 後縦靱帯骨化症　79
　　　　d. 脊柱管狭窄症　80
　　　　e. 脊椎分離症　81
　　　　f. 脊椎すべり症　81
　4. 脊柱の形態異常　82
　　　　a. 斜頚　82
　　　　b. 脊柱側弯症　82
　5. 脊柱・脊髄の腫瘍　84
　　　　a. 脊椎腫瘍　84
　　　　b. 脊髄腫瘍　84
　6. 胸部の外傷　85
　　　　a. 肋骨骨折　85
　7. 胸郭出口症候群　86

D. **下肢の外傷と疾患**（糸井　恵，平澤泰介）88
　1. 下肢の末梢神経損傷　88
　　　　a. 坐骨神経麻痺　88
　　　　b. 脛骨神経麻痺　88
　　　　c. 総腓骨神経麻痺　88
　2. 股関節および大腿部の外傷と疾患　92
　　　　a. 大腿骨近位部骨折　92
　　　　b. 骨盤環の外傷・骨盤骨折　94
　　　　c. 発育性股関節形成不全（先天性股関節脱臼）と臼蓋形成不全　96
　　　　d. 急性化膿性股関節炎　97
　　　　e. ペルテス病　97
　　　　f. 変形性股関節症　99
　　　　g. 大腿骨頭壊死症　99
　　　　h. 大腿骨頭すべり症　101
　　　　i. いわゆる肉ばなれ　101
　　　　j. 大腿四頭筋拘縮症　101
　3. 膝関節および下腿部の外傷と疾患　102
　　　　a. 半月（板）損傷　102
　　　　b. 膝関節靱帯損傷　104
　　　　c. 変形性膝関節症　105
　　　　d. オスグッド‐シュラッター病　107
　　　　e. 離断性骨軟骨炎　107
　　　　f. 膝蓋骨脱臼　107
　　　　g. 骨端軟骨板損傷　108
　4. 足関節および足部の外傷と疾患　108
　　　　a. 足関節捻挫，靱帯損傷　108
　　　　b. 足関節脱臼骨折　109
　　　　c. アキレス腱断裂　109

- d. 踵骨骨折　110
- e. 痛風　111
- f. 閉塞性血栓性血管炎と閉塞性動脈硬化症　112
- g. 内反足　112
- h. 外反母趾　113
- E. 関節リウマチ（糸井　恵）　115
- F. 骨粗鬆症（平澤英幸）　121
- G. 骨軟部腫瘍（平澤泰介，楠崎克之）　124
  1. 骨腫瘍および腫瘍類似疾患の分類　124
     - a. 代表的な良性骨腫瘍　124
     - b. 代表的な悪性骨腫瘍　127
  2. 主な軟部腫瘍の分類　129
     - a. 代表的な良性軟部腫瘍　129
     - b. 代表的な悪性軟部腫瘍　130
  3. 骨軟部腫瘍の手術療法　130
  4. 骨肉腫の化学療法　132
- H. 代表的な系統疾患（平澤泰介）　133
  1. 先天性骨系統疾患　133
  2. 内分泌異常による骨疾患　135
  3. いわゆる代謝性骨疾患　136
  4. 系統的脊髄変性疾患　136
  5. 系統的筋疾患　137

Ⅳ 検査と看護　（糸井　恵，平澤泰介）　139

1. X線検査　139
   - a. 単純X線検査　139
   - b. 関節造影法　140
   - c. 脊髄造影（ミエログラフィー）　140
   - d. 血管造影　140
   - e. CT　141
2. MRI　141
3. 核医学検査法　142
   - a. PET　141
   - b. 骨シンチグラフィー　142
   - c. Gaシンチグラフィー　142
4. 超音波断層診断法　143
5. 関節鏡　144
6. 電気生理学的検査　144
   - a. 筋電図検査　144
   - b. 神経伝導速度　144
   - c. 体性感覚誘発電位　146
7. その他の特殊検査　146
   - a. 発汗テスト　146
   - b. サーモグラフィー　146

Ⅴ 治療と看護　147

- A. 保存療法と看護（清野たか枝）　147
  1. 包帯法　147
  2. ギプス　149
     - a. ギプス固定を行う前の看護　149
     - b. ギプス固定時の看護　150
     - c. ギプス固定後に起きやすい合併症と看護　150
     - d. ギプスカットに伴う看護　153
  3. 牽引　153
     - a. 牽引療法を行う患者の看護　153
     - b. 牽引中に起きやすい合併症と看護　153
- B. 手術療法と看護（平澤泰介，阿川奈津子）　154
  1. 各種の手術療法　154
     - a. 皮膚の手術　154
     - b. 腱の手術　155
     - c. 神経の手術　156
     - d. 血管の手術　157
     - e. 骨の手術　158
     - f. 関節の手術　160

g. 脊椎の手術　162
2. 整形外科手術を受ける患者の看護　164
　a. 上肢の手術を受ける患者の看護　170
　b. 頸椎の手術を受ける患者の看護　174
　c. 腰椎の手術を受ける患者の看護　175
　d. 股関節の手術を受ける患者の看護（人工股関節全置換術，人工骨頭置換術）　175
　e. 下肢の手術を受ける患者の看護　177
C. 感染と看護〈平澤英幸，池田万喜子〉　179
　1. 近年の感染症に関する話題　179
　　a. 新しく発生した感染症　179
　　b. 再発現した感染症　179
　　c. 耐性菌の出現　179
　2. 術後の感染予防について　180
　3. 院内の感染症患者への対応　180
　　a. MRSA 感染症　180
　　b. B 型肝炎・C 型肝炎　181
　　c. HIV 感染　181
D. 薬物療法を受ける患者の看護
〈清野たか枝〉　182
　　a. 消炎鎮痛薬（NSAIDs）　182
　　b. ステロイド（副腎皮質ホルモン）　182
　　c. 抗生物質　182
　　d. 抗癌剤　183

VI 運動器リハビリテーション　185

A. リハビリテーション医療の流れ〈平澤泰介〉　185
B. 運動器リハビリテーションについて〈平澤泰介〉　187
C. 運動器リハビリテーションプログラムの処方〈平澤泰介，松本和久〉　189
　1. 理学療法　191
　　a. 障害の評価　191
　　b. 運動療法　192
　2. 作業療法　202
　　a. 機能的作業療法　202
　　b. 心理的作業療法　202
　　c. 職業前作業療法　202
　3. 言語聴覚療法　203
　4. 物理療法　203
　　a. 温熱・寒冷療法　203
　　b. 電気・光線療法　205
　5. 牽引療法　207
　　a. 介達牽引法　207
　　b. 直達牽引法　209
　6. 装具療法　211
　　a. 下肢装具　211
　　b. 上肢装具　211
　　c. 体幹装具　215
　　d. 装具装着中の患者の看護　218
　7. 歩行補助器・車椅子　218
D. 代表的な疾患のリハビリテーション
〈平澤泰介，松本和久〉　221
　1. 関節リウマチのリハビリテーション　221
　2. 脊髄損傷のリハビリテーション　225
　3. 四肢切断のリハビリテーション　234
E. アスレチックリハビリテーション
〈北條達也〉　242
　1. アスレチックリハビリテーションの概念　242
　2. アスレチックリハビリテーションの特徴　242
　3. アスレチックリハビリテーションの概要　243

付 1. locomotive syndrome（運動器症候群・運動器不安症と対策）
付 2. 関節可動域表示ならびに測定法

文献　254
日本語索引　257
外国語索引　264

I 看護総論

A 医療と看護の動向

　急速な少子高齢化の進展，医療の進歩・高度化，疾病構造の変化など医療や看護をとりまく状況は大きく変化し，国民の健康に対する意識が高まり，保健・医療・福祉に対し個々のライフサイクルに応じた医療・介護の提供に期待が高まっている．

　人々が健康であるためには，平均寿命が延びるだけでなく，自立して生活が出来る健康寿命が延びることであり，高齢による心身機能の低下を予防し健康を維持するための努力がなされている．高齢化による身体機能の衰えを予防し健康を維持するために色々な方法で努力をつづけている．歩行，ジョギング，体操など運動機能を高め健康寿命を高める個人の努力が必要になる．

　病院においては在院日数の短縮により病院の機能分化が進められている．運動機能を司る整形外科領域においても，医療技術の進歩により身体侵襲が少なく早期離床が可能になり，術後リハビリ開始により合併症の予防，早期の機能回復を目ざしている．

　医療体制においては，かつての病院完結型から住み慣れた地域，自宅で医療・介護が受けられ生活できるよう，切れ目なく支える地域完結型へと変化している．

　看護職は急性期医療から在宅医療まで，医療・介護と暮らしを支える役割を担い，専門的知識・技術を備え患者の視点に立った安心・安全で質の高い看護の提供が求められている．看護のエキスパートである専門看護師，認定看護師はより高度な専門知識・技術を備えて活動をし，健康回復に寄与している．その一部は社会的に評価を受けており，今後も社会の変化に応じた看護職の業務役割が期待されている．そのうち，医療需要の増大・多様化などにより在宅医療の需要は高まり，小児期から老年期，終末期まで多岐にわたります．在宅医療を支える訪問看護ステーションも注目されている．

　チーム医療の推進において，患者の一番身近な存在である看護職が担い，多職種とコーディネートし協働することで専門的な関わりができ，医療の質向上につながっている．急性期病院から地域・在宅まで切れ目なく医療・介護が受けられるよう調整する役割は，患者や家族の一番身近な存在である看護職が担いコーディネートすることが重要となる．

　高度に複雑化した社会のニーズに加え，突然生じる天災の医療現場，さらには国際協力への対応などと看護業務の重要さがますます実感される世の中となっている．

B 看護の目的と役割

　整形外科が対象とするのは骨・筋肉・関節・靱帯，腱，神経などの一連の器官であり，運動器とも呼ばれる．運動器は動きの基本を司って日常生活や社会活動を可能にし，その人らしい生活・誇りある人生を送るために欠かせない器官である．対象年齢は，新生児，乳児，学童の小児期から青年期，成人期，老年期まで幅広く，また疾患も多様である．看護師は，障害の病態生理，部位，程度などを把握して看護上の問題を見極め，患者個々に合った日常生活の自立や発達課題の達成，自己実現ができるよう援助を行う必要がある．

　近年の傾向としては高齢患者の増加が著しい．診療医療費統計によれば，65歳以上の運動器系疾患の医療費は第3位にあり（平成21年度厚生労働省「国民医療費」），介護が必要になった原因調査では，骨折・転倒・関節疾患を合わせると全体の21.1％を占めている（平成22年度厚生労働省「国民生活基礎調査」）．超高齢社会が進む中，転倒による骨折や関節疾患等がさらに増えることが予測され，高齢者の特性に配慮した看護が求められる．また，同じ疾患でも，急性期，慢性期，リハビリテーション段階では看護のアプローチは違ってくる．それらを踏まえて，看護の主な役割について述べたい．

1. フィジカルアセスメント

　今日の保健医療を取り巻く状況や，在宅看護など今後の方向性を考えると，看護師が，患者を身体的，生理学的にアセスメントする必要性はますます高まっていく．看護師が行うフィジカルアセスメントは，筋肉や関節が正常に機能しているか診断することではなく，「生活」に視点を置いて行うものであり，ケアの根拠を得ること，また，ケアの効果を評価する目的で行う．中でも運動器のフィジカルアセスメントは，患者の日常生活動作（activities of daily living：ADL）をアセスメントする基盤となる．主な観察点は，①筋・骨格の状態，②関節の状態，③関節可動域（range of motion：ROM），④筋力である．

　①筋・骨格のアセスメントは，入院してきたその時点から始める．四肢の形状や肢位，姿勢，歩行状態(歩幅，歩行速度，動きの対称性，腕振り，動きの円滑さ)などを観察する．歩行は筋肉や身体のバランス，関節の屈曲・伸展など様々な機能が複雑に組み合わさっており，運動機能を総合的に評価することができる．

　②関節のアセスメントは，左右差に注意しながら，変形や腫脹，関節液貯留の有無，動きの滑らかさ，疼痛や捻髪音の有無などを視診，触診する．関節可動域の測定に関しては，角度計を用いて，どの関節がどこまで動かせるか最大可動域を測定する．関節の術後では，可動域の変化は重要なデータである．測定は日本整形外科学会・リハビリテーション医学会作成の測定法に則って測定する．また，関節可動域には患者が自力で動かせる範囲（自動可動域）と他者に動かしてもらえば動く範囲（他動可動域）があるので，測定結果の記録時には

区別して明記する．
　③筋力のアセスメントは，徒手筋力測定法（manual muscle testing：MMT）を用いて評価する．筋力を測定することで，運動を起こすための骨格筋が保持されているか確認でき，廃用性筋委縮などの評価に役立つ．方法は各関節運動に対して検査者が逆向きの力をかけ，それに抵抗する患者の力を評価基準に沿って6段階で判定する．

2. 治療に伴う合併症の予防

　外傷や手術後，また症状の悪化により急性期にある患者は，局所だけでなく，呼吸，循環などの生理機能が正常に働くよう全身管理を行い，出血や感染などの異常の早期発見に努めるとともに，合併症を予防する．

　整形外科疾患の場合は数日から，長い場合は数週間にわたって患部を安静にするため，動かさないことによって生じる合併症の対策が重要である．安静時は，圧迫による褥瘡や神経麻痺，循環障害などが生じやすく，知覚や運動に障害がないか観察し，治療効果を維持しながら適切な体位，肢位の保持を行う．

　また，安静や固定などに伴う症候として廃用症候群がある．関節の拘縮，筋力低下，深部静脈血栓症などである．関節拘縮は後の日常生活に支障が出るため，受傷直後から良肢位を保持し，患部の安静を保持した上で，許容範囲の関節可動域訓練（ROM）を自動的，他動的に行う．

　筋力の維持増強は，患部を動かせない状態でも可能な等尺性運動と，関節運動を用いる等張性運動を組み合わせ，健側は早期より実施する．

　また，手術後の安静期間中は静脈血栓や塞栓に注意が必要である．弾性ストッキングの着用やAVインパルスが行われるが，循環を良くするため足関節や足趾の運動を促す．

　また，安静時期が終わって離床が進められる時には，起立性低血圧を起こしやすい．予防は，水平臥床から一気に起き上がらせるのではなく，医師の指示を確認しながら徐々にギャッチアップから起座位，端座位，立位，歩行と段階的に進めていく．

3. 日常生活動作（ADL）のアセスメントと援助

　整形外科領域の患者の訴えの多くは，症候，また治療による制限を含めて，立てない，歩けない，手足を動かせない，動かすと痛いなどである．これらは日常生活動作（ADL）に大きく影響する．看護師は，日常生活に不便や不都合が生じていないか，何ができて何ができないのかを見極め，個別性に合わせたADLの援助，拡大，自立への働きかけを行う．

　日常生活に必要な動作には大きく2つの視点がある．①上肢を使う動作，②下肢を使う動作である．上肢の動作は，ベッド上での寝返りや起き上がり，食べる，衣類の着脱，顔や身

体の清潔動作，排泄に伴う動作など日常生活全般に及ぶ．下肢の動作は，ベッド上動作の他に，立位，歩行，椅子に座る，階段の昇降など主に移動に関連する．これらの動作が無理なくスムーズに行えるかアセスメントし，必要な援助を明確にする．

ADL のアセスメントの方法としては，信頼性，妥当性が検証されている評価表を用いることができる．代表的なものとしてバーセルインデックス（Barthel index：BI，1965年）や FIM（Functional Independence Measure 機能的自立度評価表　1987年）がある．BI は基本的日常生活動作の評価表の一つである．評価項目は 10 項目から構成されており，簡単で短時間に評価できる．ただ，細かい変化は捉えられない．FIM は運動 13 項目と認知 5 項目からなり，尺度が細かく，介護量の測定も可能である．

ADL の援助においては，身体活動が十分できない急性期の期間は，ナースコールなど必要な物を手の届く所に配置するなど細やかな環境整備を行い，セルフケア不足を補う．離床が進みリハビリテーション段階に移行すると，出来ない動作を単に補うだけでなく，自立に向けた訓練的かかわりが必要になってくる．骨折で一時的に動かせない場合もあれば，後遺症が残る場合など患者の状態は様々であるが，どのようにすれば自分の力を最大限活用して生活できるかを考え，危険のない合理的な動作や方法を習得することができるよう，ベッドサイドで声を掛け，時にはお手本を示しながら指導する．これは，病室でしか行えない ADL 訓練であり，看護師の役割である．この際に，訓練室でどこまでできるようになっているか確認し，機能訓練と並行して ADL を拡大していく．また，適切な自助具や支援機器の活用も ADL の自立に有効である．

4．心理的側面への援助

整形外科系の障害では，交通事故や作業中の事故など突然の受傷で，急性期は痛みが強い上，牽引など治療の制約が加わることで精神面の苦痛が大きい．慢性的経過をたどる関節リウマチ患者などの患者でも，徐々に進行していく症状に対する心理的動揺は否めない．また，高齢者では，受傷前のような生活が送れなくなり，落ち込む例も多い．看護師は，患者が様々な心理的ストレスを抱えていることを見逃してはならない．

中でも，四肢の切断や脊髄損傷などの重度な損傷を受けた患者は，突然の予期しない喪失体験によって強度の不安状態に置かれ，これまでの自分の力では対処することができない危機的状態に陥る．フィンク（Fink SL）は，外傷性の脊髄損傷を例に機能障害を持った人の心理反応をモデル化し，そのプロセスを「衝撃」「防衛的退行」「承認」「適応」の連続する 4 段階であらわしている．最初の 3 段階は心理的混乱が大きいが，障害に対して望ましい適応をするために欠かせないプロセスであり，患者はその段階を経て徐々に適応，つまり，新しい生き方を築いていく．しかし，適応に至るのは容易ではなく，時には自殺企図や抑うつ状態といった事態も見られる．運動器の障害では，今までの生活や人生が一変する事態が発

生することがあり，心理面の混乱を招きやすく，社会復帰の意欲にも影響する．看護師の適切な介入が不可欠である．

具体的には，常に患者の声に耳を傾け，個々の心理的側面，社会的側面をアセスメントし，不安や葛藤を緩和する援助が大切である．心理的混乱が大きい段階では，患者の心情を理解し，誠実な思いやりのある態度であらゆる危険から患者の安全を保護し，日々のセルフケアの充足を行う．患者が徐々に自分の現実を受け入れていく段階では，苦しむ姿から逃避することなく，信頼関係を基盤に冷静な態度で適切な情報提供や励ましを行うことが大切である．

5. 医療チームの連携

今日の医療はチームによって成り立っている．厚生労働省が主催する「チーム医療推進会議」（平成22年～平成25年）は，多種多様なスタッフが各々の高い専門性を発揮して目的と情報を共有し，互いに連携・補完し合う取り組みを，さらに推進する方向を示している．そして，カンファレンスは単なる情報交換の場ではなく，議論し，調整する場であることが重要としている．運動器系の回復過程では，チームの連携が欠かせない．医師をリーダーとして看護師，理学療法士（PT）や作業療法士（OT），医療ソーシャルワーカー（MSW），栄養士，義肢装具士，臨床心理士などがメンバーとなる．その中で看護の専門性とは，日常生活への直接的なケア，病状の悪化予防，残存機能の維持，二次的障害の予防，患者や家族への指導的かかわり，患者・家族の心理的サポート，さらに，患者・家族の意思を守る代弁者としての役割である．多職種間の協働・連携は複雑で時間もかかり，時には意見の相違も見られるが，看護師には，「生活の場」で患者に寄り添い，患者・家族の意思を最も理解している立場で意見を述べるとともに，豊かな対人関係能力・調整力を活かし，チームが患者にとって最適な方向に向かって連携できるよう機能することが期待されている．

6. 退院支援と継続看護

急性期を脱し，リハビリテーション段階にある患者の目標は，退院して自立生活を送ることである．しかし，在院日数の短縮化もあって退院時に機能回復がまだ十分できていない・後遺症が残る・活動制限を必要とするなど，障害によっては様々な条件を抱える．高齢者の場合は自宅に帰って生活することができないという状況もある．看護師は退院後生活に不安や疑問がないか患者の想いを把握するとともに，医師，PT，OT，MSWらとカンファレンスを行い，今後の対応について話し合う．また在宅で継続してケアが必要な患者については，家族，ケアマネジャー，訪問看護師らと話し合いをもち，看護師が調整役となって患者が適切な生活が送れるよう対応する．近年，施設内の退院支援調整チームが地域連携の役割を担うようになってきている．

それらと並行して，看護師は，日常生活面に注目して退院準備を行っていく．特に，食事，排泄，更衣，清潔など基本的 ADL ができる限り自立できることを念頭に，障害を十分考慮した生活環境の工夫や動作訓練といった援助計画を立てる．

　また，障害によっては，患者指導が必要な場合がある．例えば，人工股関節の術後などでは脱臼予防について理解を促す必要があり，脊髄損傷などでは自己導尿の指導が必要になる．パンフレットや DVD を活用して教育指導を行うと効果的である．

C 運動器の特徴と看護

　人間は基本的ニーズを持つ存在であり，そのニーズの充足のために行動を起こす．その行動になくてはならないのが運動器である．筋・骨格・神経系の組織・器官が機能的に連携し，人間の行動に重要な役割を果たしている．この機能が障害されると，他者の力に頼らざるを得なくなる．

　世界に例を見ないわが国の高齢化は，長生きができるようになった反面，さまざまな問題を生み出している．加齢にともなう運動機能の低下によって，看護・介護の必要性は年々増加している．それは，現在の国民医療費の 1/3 を高齢者が占めていることで明らかである．また，最近の国民生活基礎調査における有訴者率では，男性の 1 位は腰痛，2 位は肩こり，女性の 1 位は肩こり，2 位は腰痛，3 位は手足の関節痛である．いずれも運動器の障害や機能不全である．痛みや障害を抱えて暮らすその人生は，生活の質を著しく低下させ，その時期の発達課題の達成を困難にする．

　しかし，近年，整形外科医療における診断・治療は目ざましい発展を遂げている．手術療法の飛躍的発展や入院直後から始まる早期リハビリテーションは，早期離床を実現する．新しい診断・治療法は，患者のケアに反映し，より早い社会復帰を可能にしている．整形外科的観点からなる予防法は，これから増加しつづける高齢者への光明であるといえる．

　これらの医療を支え，患者のそばで患者とともに歩む看護師は，患者が人間としての誇りと尊厳を取り戻し，心ゆたかな生活を過ごせるよう支援しなければならない．看護師には今，質の高い看護実践能力が求められているのである．変化の著しい術後患者には，高度で密度の高い看護が要求され，早い社会復帰のためには，常に患者の状態を観察し，適切に指導できるリハビリテーション看護の能力が必要となる．

　看護の目的は"看護"の文字通り，手と目（専門的な知識と技術）で患者の生命と生活を護ることである．さまざまな健康状態に応じて，その健康を保持・増進し，疾病を予防し，また疾病の回復，苦痛の緩和に努める．この目的達成に向けて，患者を理解し，根拠をもって計画的に，個々の患者に応じた看護実践をチーム医療として提供しなければならない．整形外科看護においては，運動器の構造と機能，運動器疾患の検査・診断・治療・処置について最新の学習を行い，患者のケアに活かしたいものである．

1. 症状・治療と看護

　人体の中で自らの意思を持って動かすことのできる運動器は，自覚をともなう症状が現れることが多い．疼痛，しびれ，腫脹，関節運動の異常，形態異常，歩行障害などである．またギプス固定，牽引などの保存療法，手術療法，リハビリテーションなど，さまざまな治療が行われるが，これらの症状，治療法は身体運動の制限をともなうため，生活動作に直結する．さまざまな症状や治療法に応じた特徴的な看護のポイントがあるので，本書を活用して，根拠のある看護を実践できるよう学んでほしい．

　また，身体運動の制限をともなう生活動作によって，それまでできていたことがある時から突然できなくなってしまう．そのため，患者は転倒や転落などの事故に遭遇する危険が高くなる．日常生活に対して全面的な介助や一部介助，見守りなどの必要性を適宜判断し，援助することが重要である．また，生活自立に向けて，日常生活動作（activities of daily living：ADL）が拡大していくように支援する．ADL拡大にあたっては，残された機能を最大限に活かす意味もあり，患者がより早く現状に適応できるように環境を調整することも重要となる．ここの患者によって状況や条件には差異があるため，如何に個別的なニーズをキャッチし，サポートするかが大切である．

2. 経過に応じた看護

a 急性期の看護

　外傷や術後，症状の増悪などが起こる急性期では，目標は患者の生命維持にあり，異常の早期発見など，意図的な観察が求められる．しかし，急性期を脱した後，スムーズに回復できるよう，合併症の予防，早期離床に向けての看護が大切である．

　局所の安静と固定は，早期から必要な治療であるが，長期間つづけることによって拘縮や萎縮を起こすことがある．全身的には沈下性肺炎や尿路結石，褥創を起こす．行動制限がある中でも，可能な範囲を判断し，意図的に関わる必要がある．

b 回復期の看護

　回復期の目標は，身体機能の回復の促進と，機能障害を最小限にすることである．この時期に転倒リスクが高いことや治療部位の安静が保持されない創傷部位などの感染のリスクがあることに注意することが必要である．また，喪失など障害を受容する過程において，看護師の役割は大きく，コーンの障害受容モデルにおける心理過程の理解や，価値転換理論によるサポートの方法について学習することが望まれる．

c 慢性期の看護

症状の増悪と寛解を繰り返し，長期にわたって疾病の管理が必要な慢性期では，関節リウマチなど，徐々に進行する疾患も含めて，治療を継続し，生活ができるよう，少しでも症状やセルフケアがコントロールされることが求められる．家族を含めた教育的支持や地域の支援体制が重要である．

コービンとストラウスは，慢性疾患の「病みの軌跡」という考え方を提唱している．慢性疾患患者の心理過程を理解するために参考となるものである．

d 終末期の看護

骨腫瘍などで治療の効果が期待できず，死が避けられない終末期には，症状をコントロールし，死を受容し，安らかに死を迎えつつ，最期まで生を全うできるよう援助することが望まれる．終末期における患者の心理過程は，キューブラ・ロスの「死を迎える患者の心理」を学習することで理解が深まる．また，緩和医療，さらに別れゆく家族へのケアについても考慮することが必要である．

3. 看護師の実践力として期待されること

a 正常な機能回復が得られるための力

早期診断・早期治療を行ったにも関わらず，予後に悪影響を及ぼす看護は決してしてはならない．屈曲・捻転を予防する適切な体位の保持，循環障害や浮腫，治療器具との接触などによる神経麻痺の予防，患者の活動と休息をアセスメントし，安楽で治療効果が得られるよう人体の構造と機能の理解を根拠とした援助ができる力．

b 機能回復訓練の力

患者の運動機能をアセスメントし，病室で過ごす時間の長い患者に対して，積極的に訓練に参加することが求められる．健側の関節拘縮予防のための自動運動，可動域を確認した上での自動・他動運動，活動制限のある場合のセッティング運動などである．関節運動は静脈血栓の予防にもつながる．また，ベッド上起座位の取り方や車椅子移乗の方法，正しい身体の支え方など，不安や症状を持つ患者，具体的方法に戸惑う患者の早期離床に向けて，運動することの意義・生活の中にリハビリを取り入れる方法について，エビデンスにもとづいた適切な指導を行う力．

c 環境の整備と工夫する力

ベッドの高さ，ベッド柵の位置，車椅子が通れるスペース，セルフケア能力に応じた脱着しやすい改良服や食器など，運動機能障害をアセスメントし，自立を妨げない，事故が生じ

ないように，環境を整備し，個別性に応じた一工夫する力.

d チームと連携し，マネジメントする力

　医師，看護師，保健師，PT，OT，栄養士，薬剤師，MSW，など，患者の情報を共有し，ケア内容を検討し，効果的なケアを行うことが大切である．24時間患者の傍にいる看護師の役割は大きく，薬剤管理，栄養管理，感染管理なども含め，患者の全体像を把握し，適切な時期に適切な情報を発信するとともに，保健医療福祉チームの有機的な連携が活かされるようなマネジメントの力．

e 倫理的な実践の力

　看護者の倫理綱領にもとづき，患者の権利を尊重し，良い看護を全うする力（患者の生命，人間としての尊厳，患者の権利を尊重し，患者と信頼関係を結び，守秘義務を遵守し，他職種と協働して質の高い看護を提供する）．

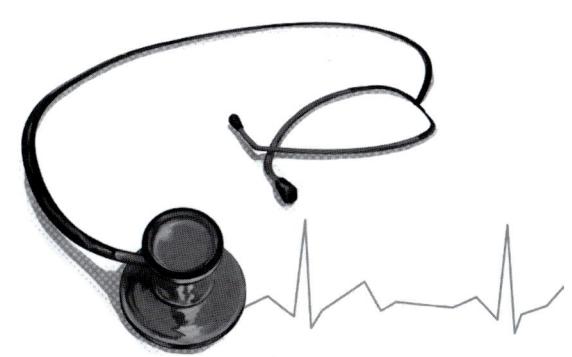

II 運動器の機能と解剖

四肢体幹の筋における機能解剖学

運動器の外傷と疾患に対処するためには，脊柱や関節の構造およびそれらを動かす筋肉，そしてそれらを支配する神経系の機能解剖を熟知していなければならない．以下，運動器の機能解剖を中心にまとめる．

a 起始・停止

上肢下肢の筋肉では，一つの関節を挟んで体幹に近い骨から起始することによって固定側とし，遠い骨に停止し運動端といわれる．しかし鉄棒の懸垂のように遠位端である手が固定され，体幹が運動するという全く反対の事も行われる．

b 筋の収縮

筋は収縮することはできるが，自らが伸展することはできない．一度収縮した筋の伸展は拮抗筋などの反対方向に働く筋の収縮か，あるいは重力などによって他動的に行われる．重要なことは，一つの関節を動かす時には数種の筋群（協力筋）が協力して働いていること，同時に拮抗筋によって速さなど動きが調整されていることである．しかも全ての筋肉は中枢神経からの運動神経の指示により収縮し，その結果は刻々と感覚神経によってフィードバックされることによって，さまざまな繊細な運動が可能となる．

c 筋線維

骨格筋線維は一つ一つの筋細胞が癒合した合胞体で数百の核をもつこともある．しかし，筋の収縮の源となる筋原線維は長く筋線維の全長にわたる．この筋原線維は収縮源であるミオシンとアクチンが Ca^{2+} の仲介によりスライドすることで収縮する．筋が萎縮したり，あるいはトレーニングにより筋が肥大するときは，筋線維の数が減少したり増加するのではなく，この筋原線維の数が増減する．

d 錐体路系の働き

筋をコントロールしているのは大脳皮質運動中枢（主として中心前回）からの命令で錐体

路を通過してくる支配神経で行われている．この錐体路は皮質運動中枢を出発点とし，脊髄前角に達する経路である．途中，錐体路は大脳の内包（この部位は脳出血で障害を受け易い）を通過，延髄の錐体交叉で殆どは反対側に向かい，脊髄側索を漸次脊髄前角に線維を与えながら下行する．一部の交叉しなかった線維は前索を下り，灰白質中の白前交連で反対側の脊髄前角に行くが，ごく一部はそのまま同側の脊髄前角にも行くといわれている．

e 大脳皮質について

Penfield W ら（1950）によって大脳皮質運動中枢における全身各部位の運動野の局在性が見つけ出され決定されている．同時に感覚野にも行われている．

f 運動単位について

一本の神経にも多くの神経細胞の神経線維を含むために，一つの筋の支配神経でも筋全体を収縮させるのではなく，部分的な収縮に差が認められる．そして関節の動かす方向によって協力筋とともに一つの運動を行う．このように一つの筋に向かって支配神経が枝分かれして支配するのではなく，同一名称筋内でも筋束グループによって前角細胞からの神経線維が異なるためにこの差ができる．すなわち，一つの α 運動ニューロンとその支配下にある錘外筋線維は筋収縮時の機能単位であり，これを運動単位という．

g 深部感覚

運動単位によって働きが異なっているので，その収縮とその度合いを感知し，直ちに脳へフィードバックし調整する必要がある．この感知器が筋紡錘と腱紡錘による深部感覚であり，脳に達する上行路は交叉することなく脊髄の同側を上行して小脳に達する．

h 錐体外路系の働き

意識下にある錐体路以外に，色々な下行路，すなわち意識下以外の運動経路がある．この錐体外路は一般の意識下にある運動を無意識のうちに調整調和した動きにしている．したがって健康で正常な動きの時には錐体外路系は目立たないが，意識下の運動皮質中枢の障害などで錐体路が障害されると錐体外路系の不随意運動が強調され，目立つ運動となる．

i 筋肉と関節との関係

上肢と下肢における筋群の分類は動かす関節の種類によるよりは，筋が存在する部位，運動の方向によって筋群が分類され，その筋群に隣接する末梢側の関節を主として動かす．しかし筋肉の種類によっては，目的の関節よりもさらに近位にある関節の骨から起始するために二つの関節に働き，ここに二関節筋という考え方が生じる．四肢には二関節筋が多くみられるが，手根や足根から指関節に向かって三つ以上の多関節筋とも考えられるものが多くみられる．

A 肩甲帯，肩関節，上腕

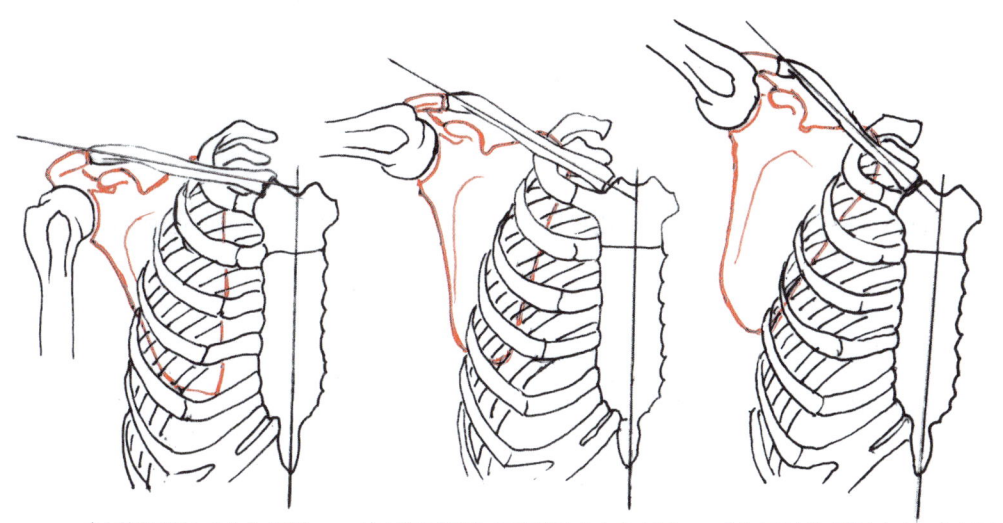

a) 上肢を下垂したとき 100°　　b) 上肢を水平位まで外転したとき 117°　　c) さらに上肢を挙上したとき 127°
上肢が動いたときの胸骨軸と鎖骨軸とのなす角度

図1　上腕を挙上したときの肩甲骨と鎖骨の関係（肩甲上腕リズム：肩甲骨と上腕骨の動きは1：2である）

上肢を動かすと胸鎖関節を中心として肩関節が動いている．したがって肩甲骨は位置を変えるが，鎖骨の胸骨端は動かないで回転するのみであるが，肩峰端は肩甲骨とともに自由に動いている．

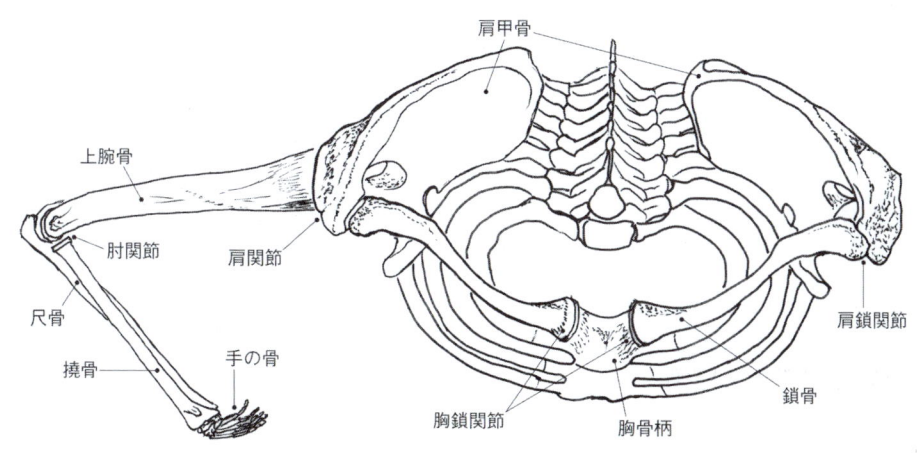

図2　胸郭と右側上肢との関係

肩甲骨と鎖骨は最低位置で動いていないが，上肢骨のみを水平位置まで上昇させている．
前腕は屈曲し，やや回内している．

14　Ⅱ　運動器の機能と解剖

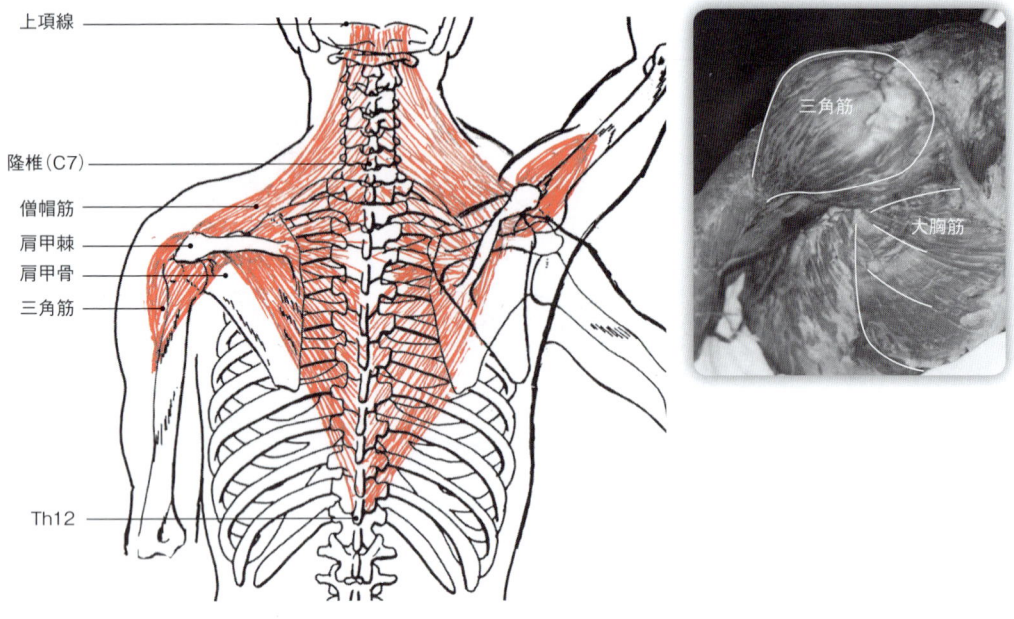

図3　僧帽筋，三角筋
右側上肢を挙上すると，僧帽筋の上部は収縮し，三角筋の補助を受けている．

上肢の運動を考えるには上肢の筋群はもちろんであるが，上肢帯骨（肩甲骨と鎖骨）を体幹に縛り付けながらその運動を制御している浅胸筋と，さらに浅背筋と一部の頸筋をも加えなければならない．

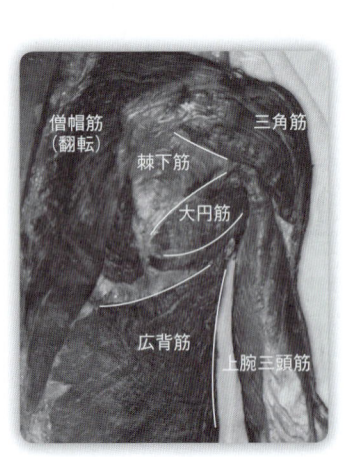
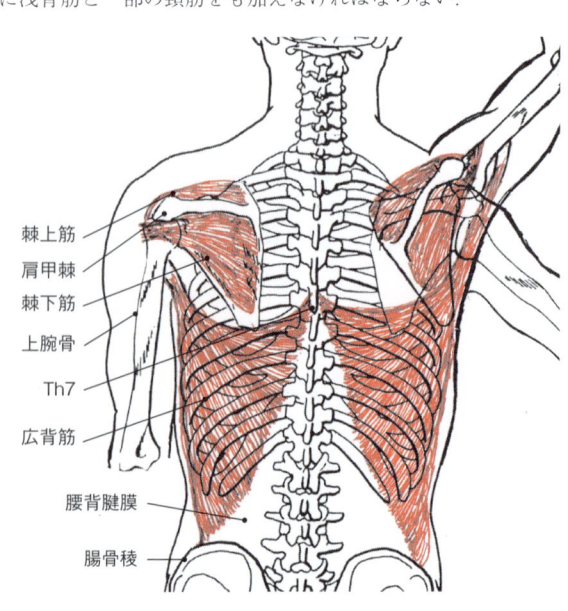

図4　棘上筋，棘下筋，広背筋

A 肩甲帯，肩関節，上腕　15

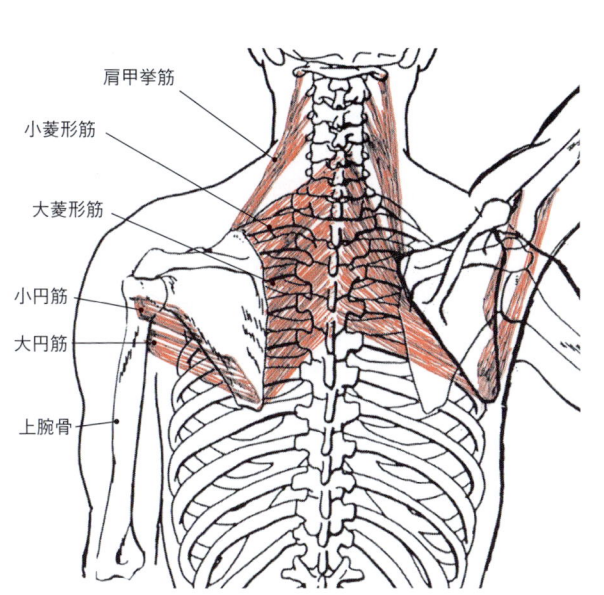
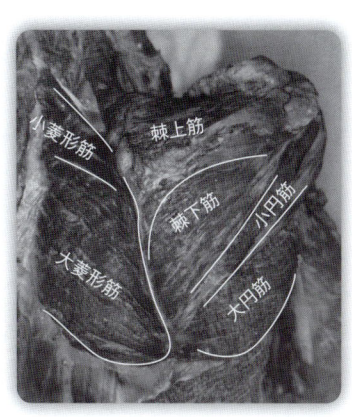

図5　肩甲挙筋，小菱形筋，大菱形筋，小円筋，大円筋
上肢をあげたとき肩甲骨の上角が下がり，下角は外側に振る．

浅背筋は椎骨と肩甲骨や上腕骨とを結ぶ僧帽筋，広背筋，菱形筋，肩甲挙筋があり，椎骨すなわち体幹から起こり上肢帯骨に停止する．ここで僧帽筋と同一神経支配の頚部の筋である胸鎖乳突筋も関係している．

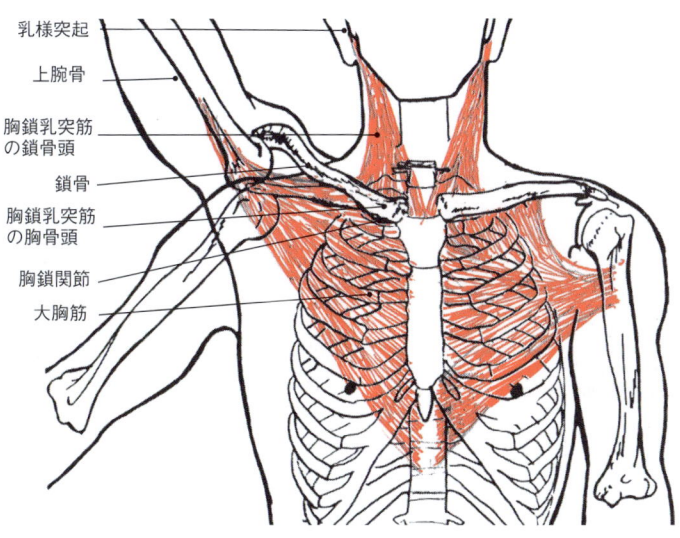

図6　胸鎖乳突筋，大胸筋
上肢を動かすときは胸鎖関節を中心軸にして動く．人工呼吸運動をするとき，逆に上肢を挙上すれば胸郭をあげ呼気運動を行う．自発運動の深呼吸運動のときも同様である．

16　II　運動器の機能と解剖

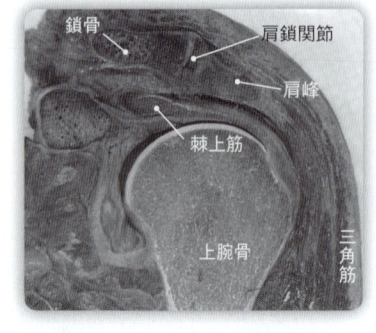

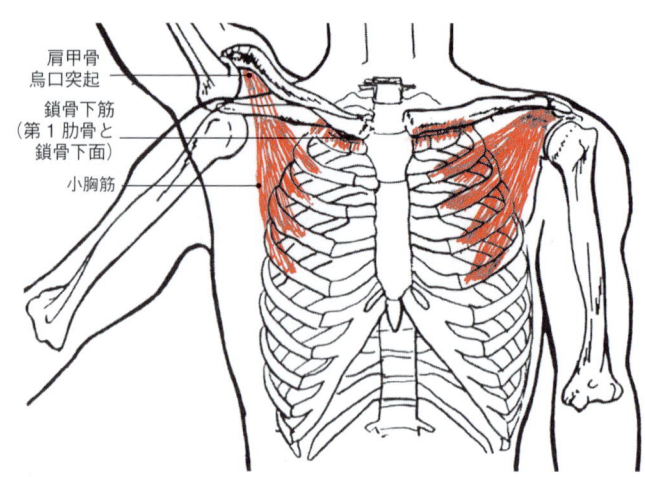

図7　鎖骨下筋，小胸筋
小胸筋の停止は肩甲骨の烏口突起．

上肢帯の筋としては，外側には三角筋，後側には棘上筋，棘下筋，小円筋，大円筋があり，前側には肩甲下筋がある．肩腱板は棘上筋，棘下筋，小円筋，肩甲下筋で構成されている．

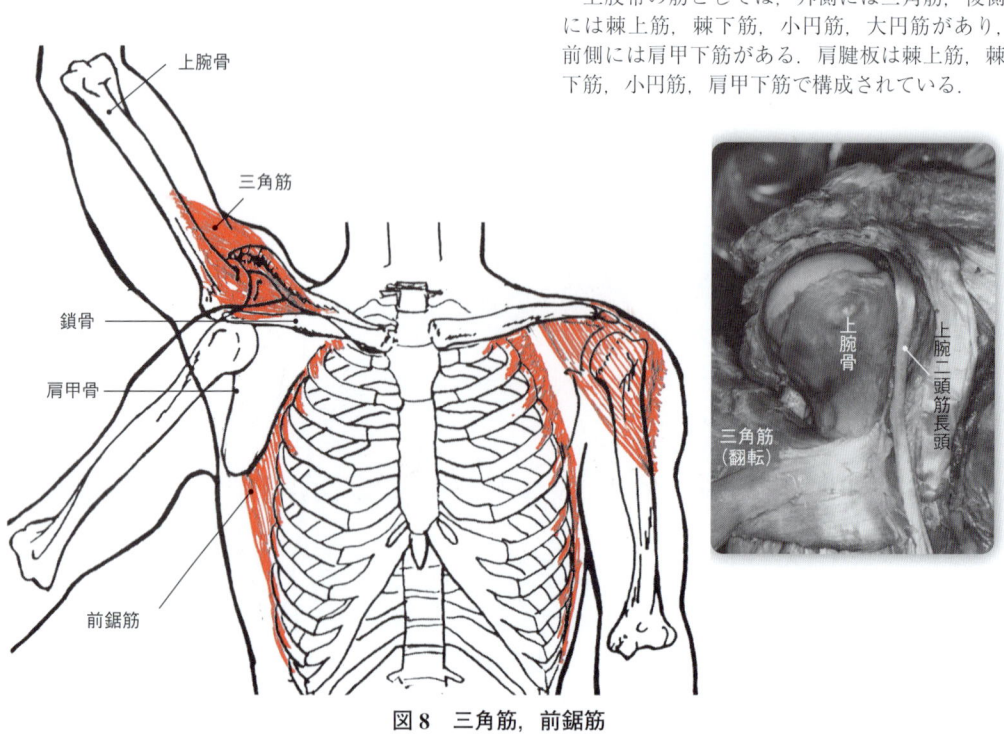

図8　三角筋，前鋸筋
前鋸筋は肋骨外面から起こり，肩甲骨と肋骨の間を通り肩甲骨内側縁に停止する．

A 肩甲帯, 肩関節, 上腕　17

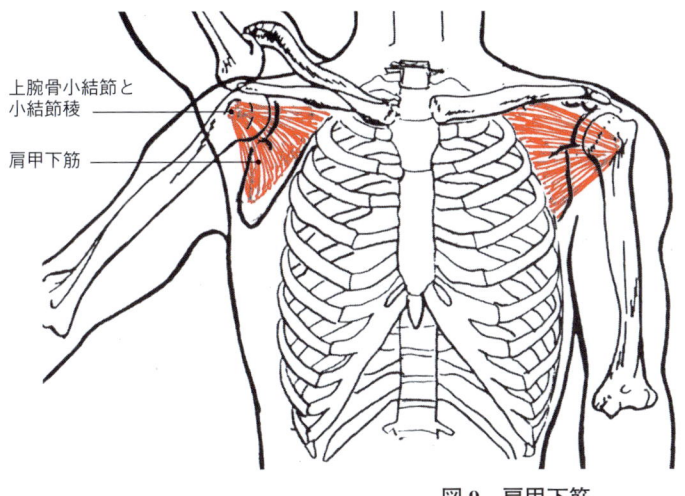
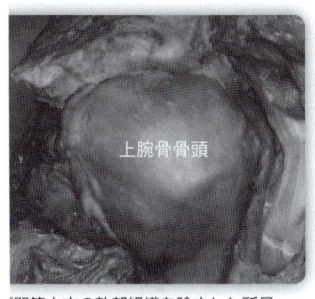

関節上方の軟部組織を除去した所見.

図9　肩甲下筋

肩甲骨の前側（裏側）で前鋸筋と肋骨に挟まれているが, 強くは結合されていない.

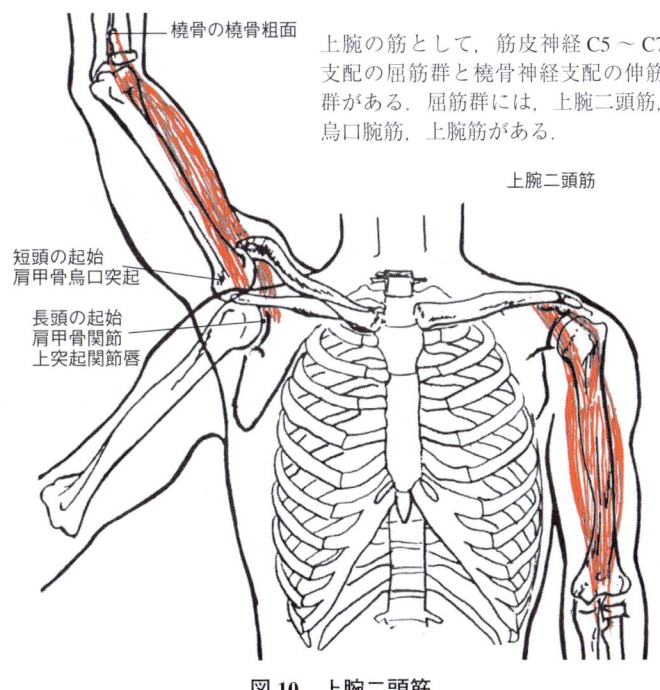

上腕の筋として, 筋皮神経 C5 〜 C7 支配の屈筋群と橈骨神経支配の伸筋群がある. 屈筋群には, 上腕二頭筋, 烏口腕筋, 上腕筋がある.

図10　上腕二頭筋

本筋は肩関節と肘関節の二関節筋である.

18   II 運動器の機能と解剖

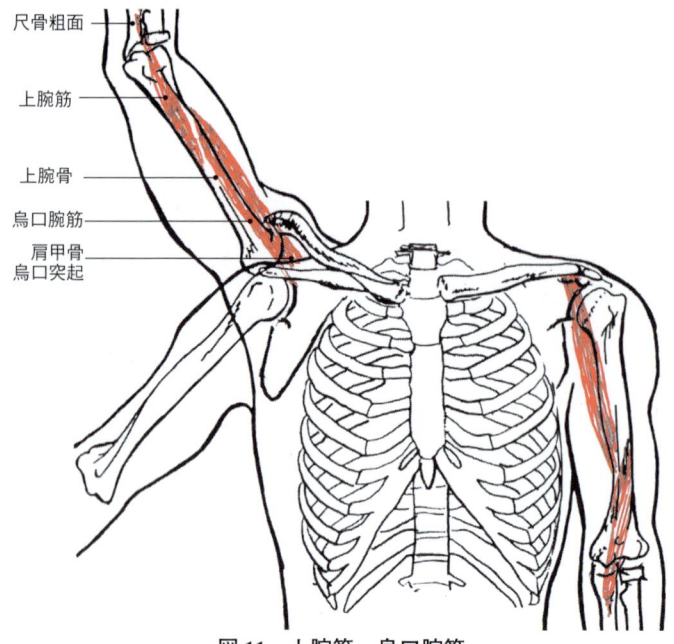

図11　上腕筋，烏口腕筋

二関節筋の上腕二頭筋が働き，主として肩関節を動かすときは烏口腕筋が，肘関節のときは上腕筋が助ける．このように上肢関節の動きあるいは固定するときは上腕二頭筋や三頭筋が主となるが，他の筋群の働きが協調するために重要となる．

伸筋群としては，上腕三頭筋と肘筋がある．

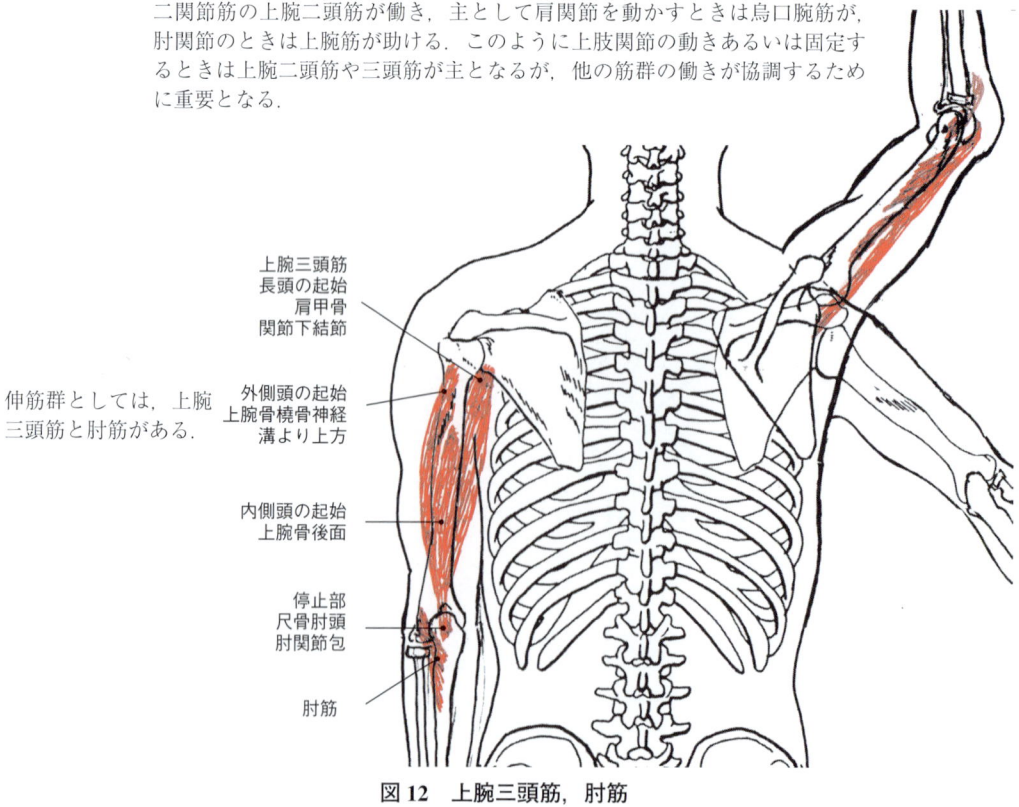

図12　上腕三頭筋，肘筋

上腕三頭筋の長頭のみが二関節筋である．

B 肘関節，前腕，手関節・手

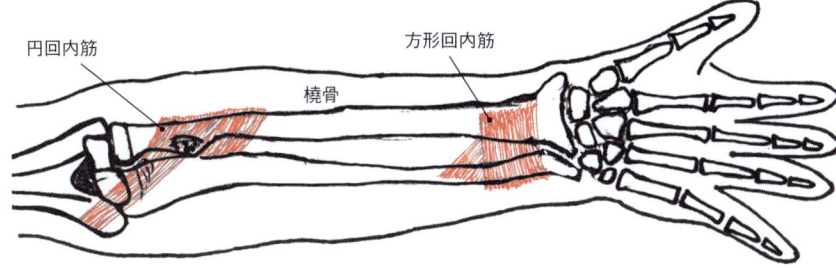

図13 円回内筋，方形回内筋

これら前腕の屈筋や伸筋は肘関節・手根関節・手関節・中手関節・指関節など多くの関節に働きかけるので多関節筋ともいえる．この場合一つの筋だけではなく，多くの筋群が協力している．

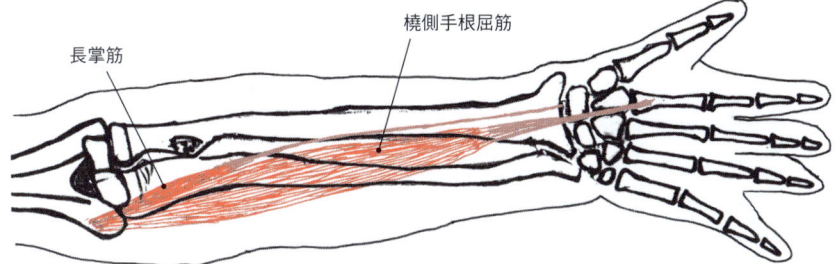

図14 長掌筋，橈側手根屈筋

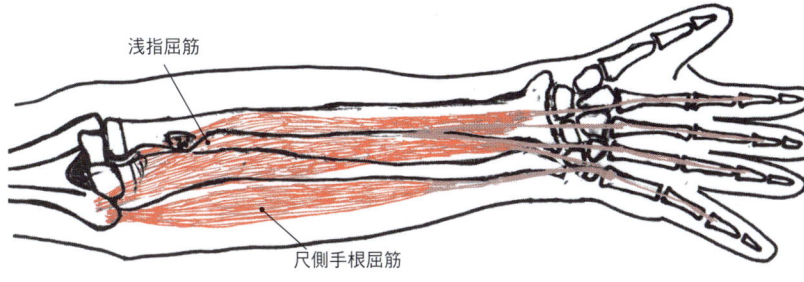

図15 浅指屈筋，尺側手根屈筋

前腕の屈筋
前腕の屈筋は浅層と深層の筋に分かれる．浅層には円回内筋，橈側手根屈筋，長掌筋，尺側手根屈筋，浅指屈筋があり，深層には深指屈筋，長母指屈筋，方形回内筋がある．

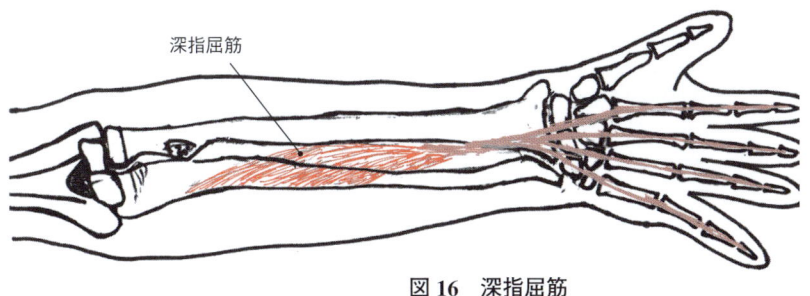

図16 深指屈筋

20　II　運動器の機能と解剖

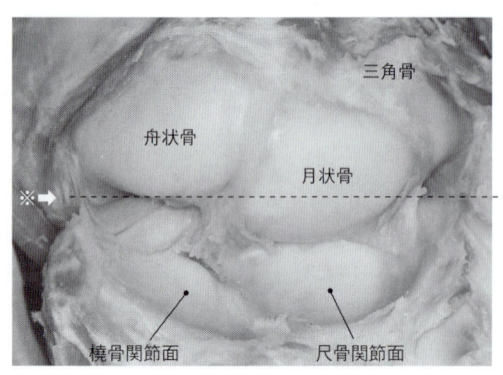

図 17

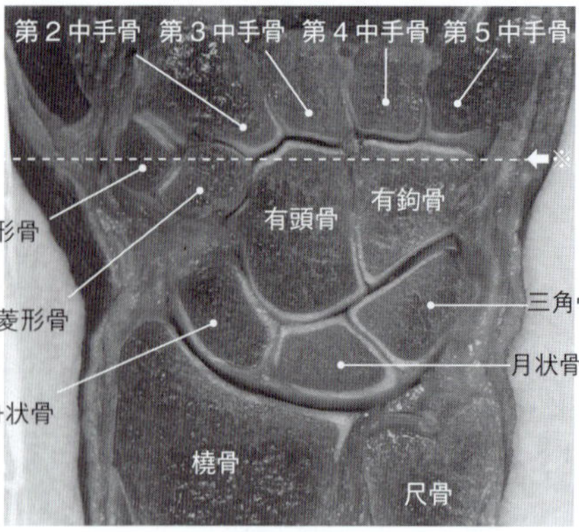

橈骨手根関節腔を背側から開削しやや屈曲したところ

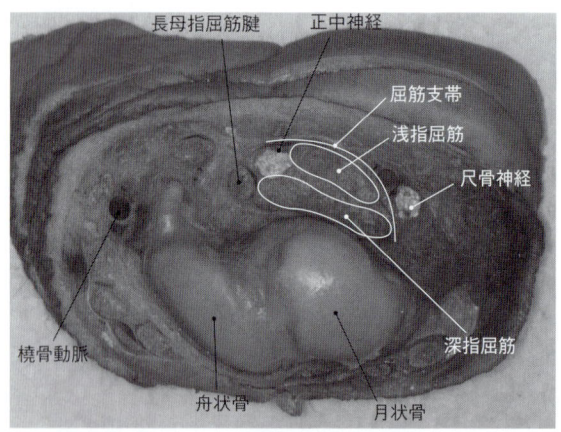

図 19

図 21（※）レベルの横断所見

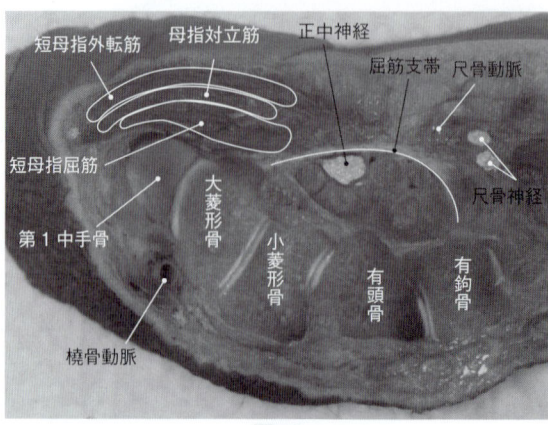

図 20

図 22（※）レベルの横断所見
中手骨底付近での横断面

B 肘関節，前腕，手関節・手　21

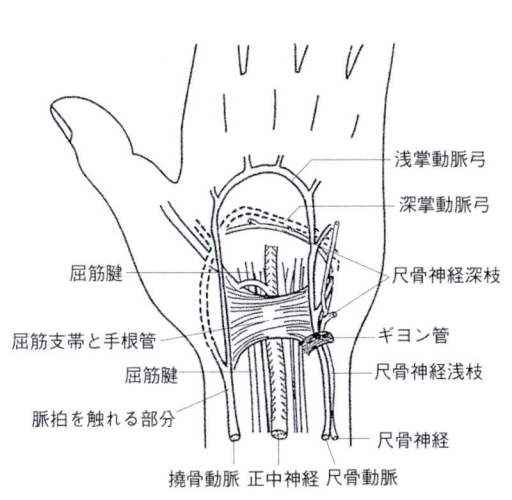

図21　浅指屈筋腱

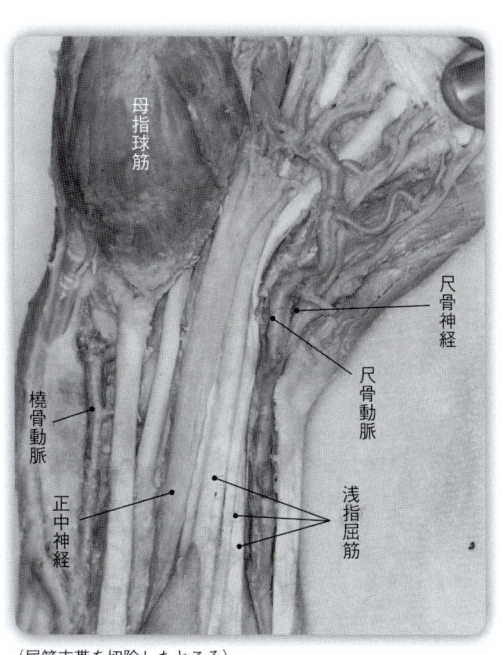

（屈筋支帯を切除したところ）

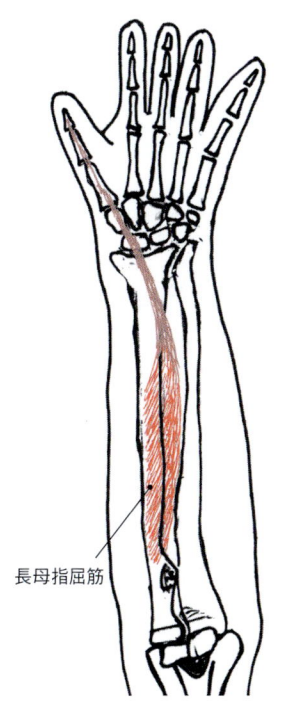

図22　長母指屈筋

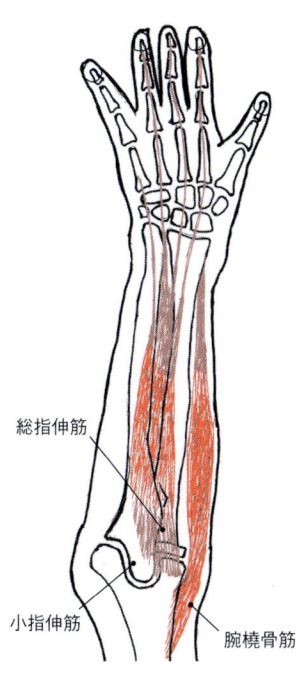

図23　小指伸筋，総指伸筋

22　II　運動器の機能と解剖

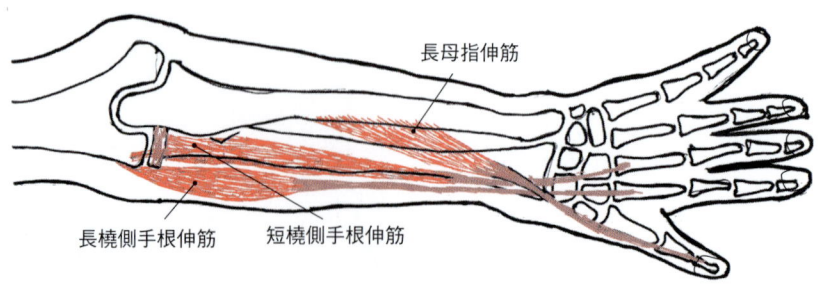

図24　長橈側手根伸筋，短橈側手根伸筋，長母指伸筋

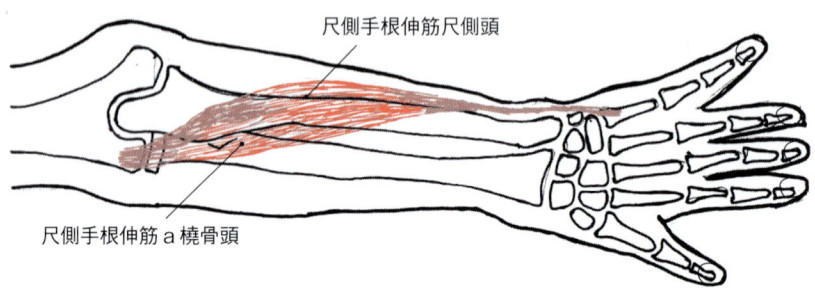

図25　尺側手根伸筋

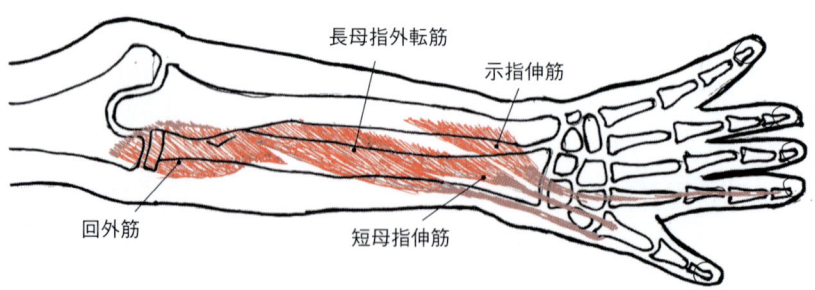

図26　回外筋，長母指外転筋，示指伸筋，短母指伸筋

　手を目的の位置にもってくるには，肩関節でほぼ所定の位置へ，そして肘関節でさらに所定位置の近くへ，手根関節，中手関節と指関節と末梢の関節へ行くほど細かく正確な運動を行っている．
　前腕の伸筋としては浅層に腕橈骨筋，長橈側手根伸筋，短橈側手根伸筋，総指伸筋，小指伸筋，尺側手根伸筋があり，深層に回外筋，長母指外転筋，短母指伸筋，長母指伸筋，示指伸筋がある．これらは全て橈骨神経支配 C6 〜 C8 である．

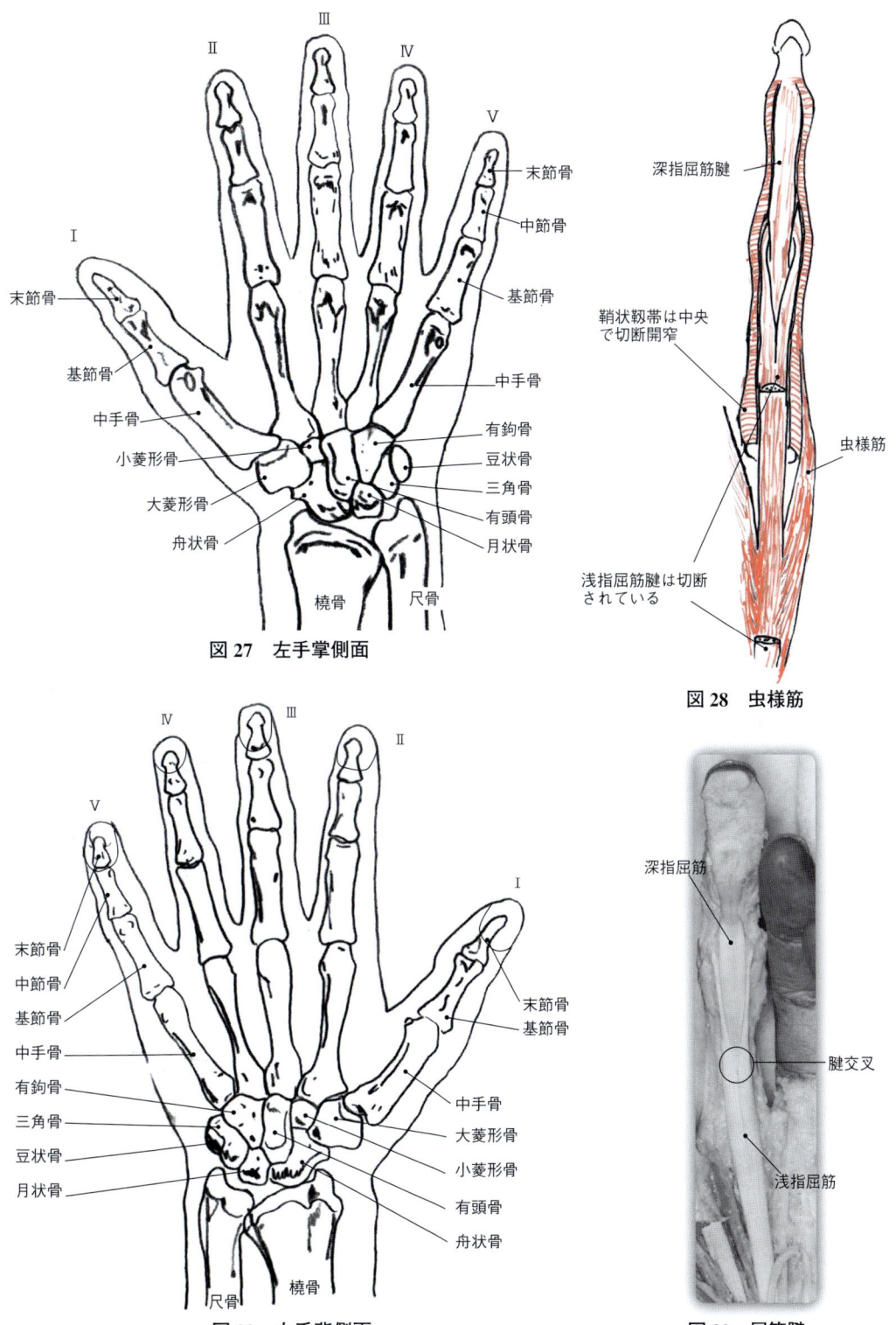

図27 左手掌側面

図28 虫様筋

図29 左手背側面

図30 屈筋腱

24　Ⅱ　運動器の機能と解剖

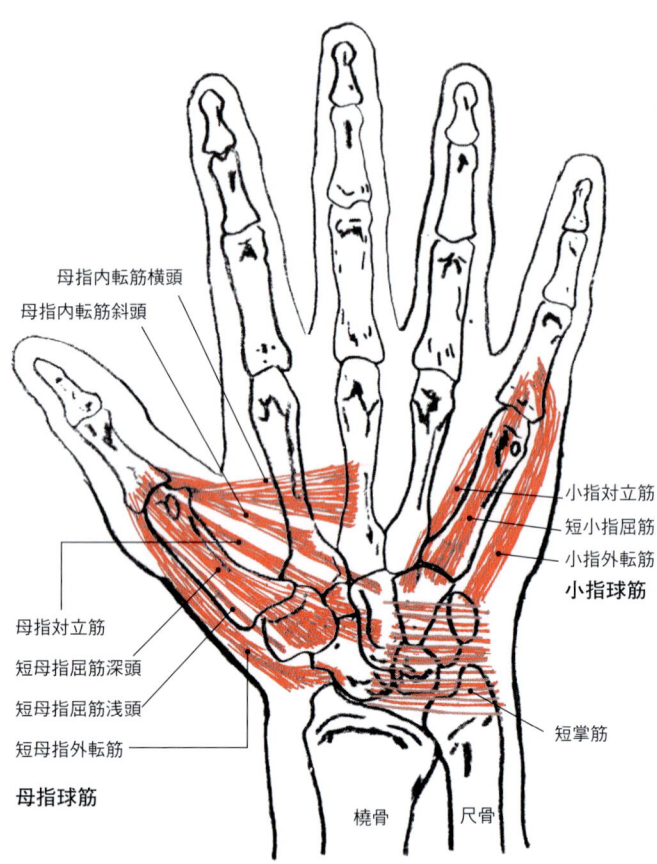
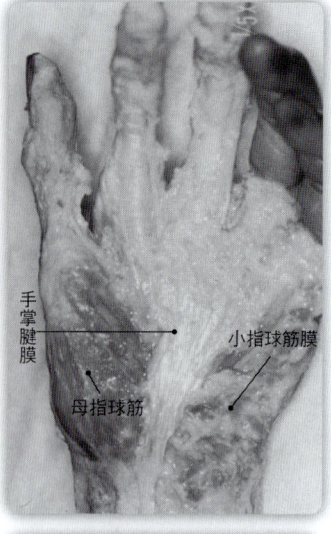
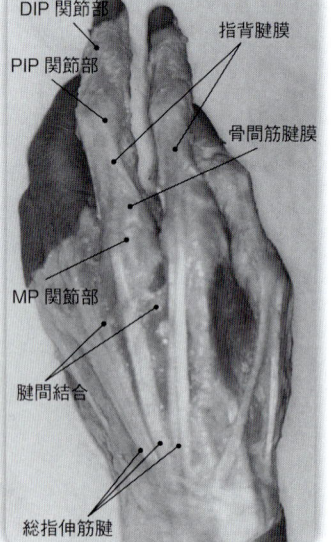

手の筋（内在筋）には母指球筋，小指球筋，中手筋（虫様筋・骨間筋）の筋群がある．ヒトと高等霊長類の一部において，手は母指対立筋をもち残りの4指すなわち示指から小指までと母指を対立することができる．すなわち物体を掴むとき，例えば鉄棒を掴むとき母指と他の指を輪状に安定よく把握でき，箸を使う，ピンチを行うなどの巧緻運動に重要である．

図31　母指球筋と小指球筋

B 肘関節，前腕，手関節・手　25

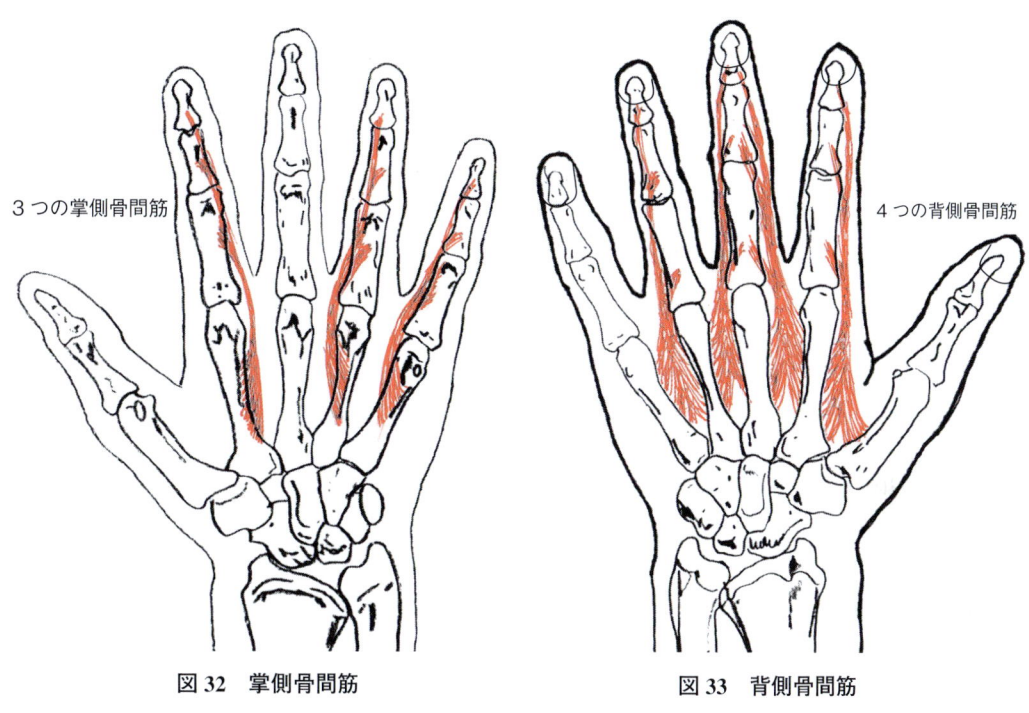

図32　掌側骨間筋　　　　　　　　図33　背側骨間筋

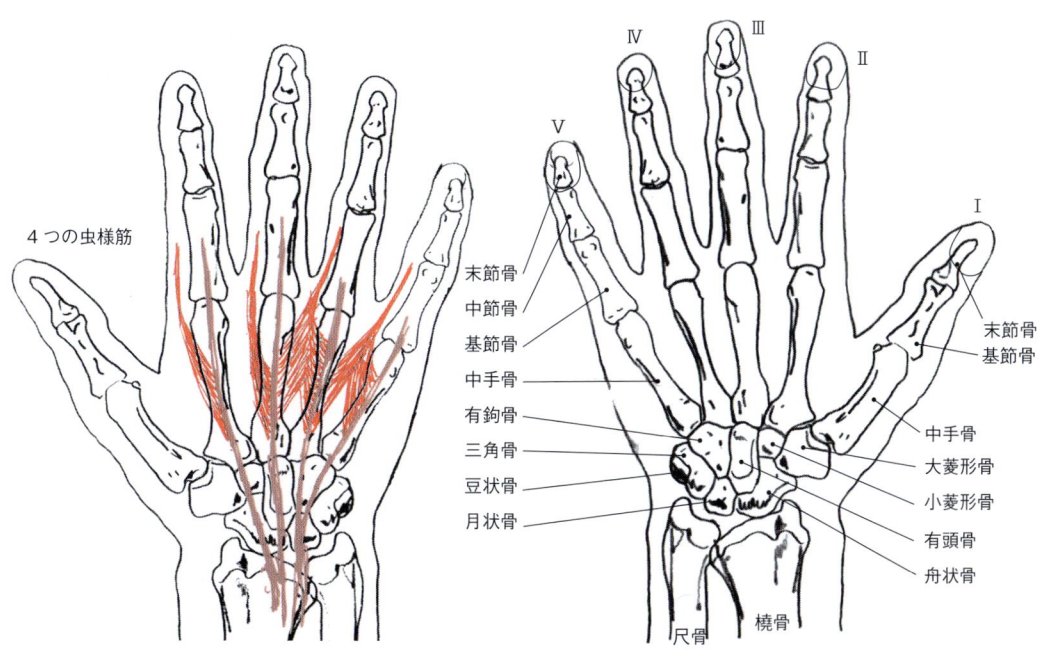

図34　虫様筋

C 脊柱，胸郭，腹部

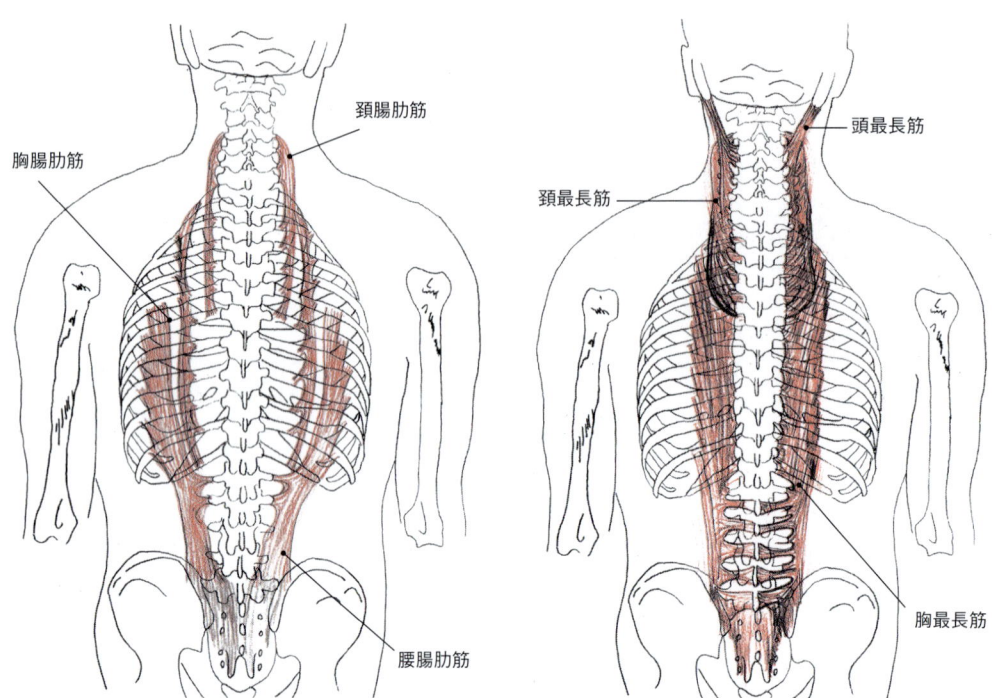

図35 脊柱起立筋：腸肋筋・最長筋・棘筋の総称（神経支配：脊髄神経後枝）

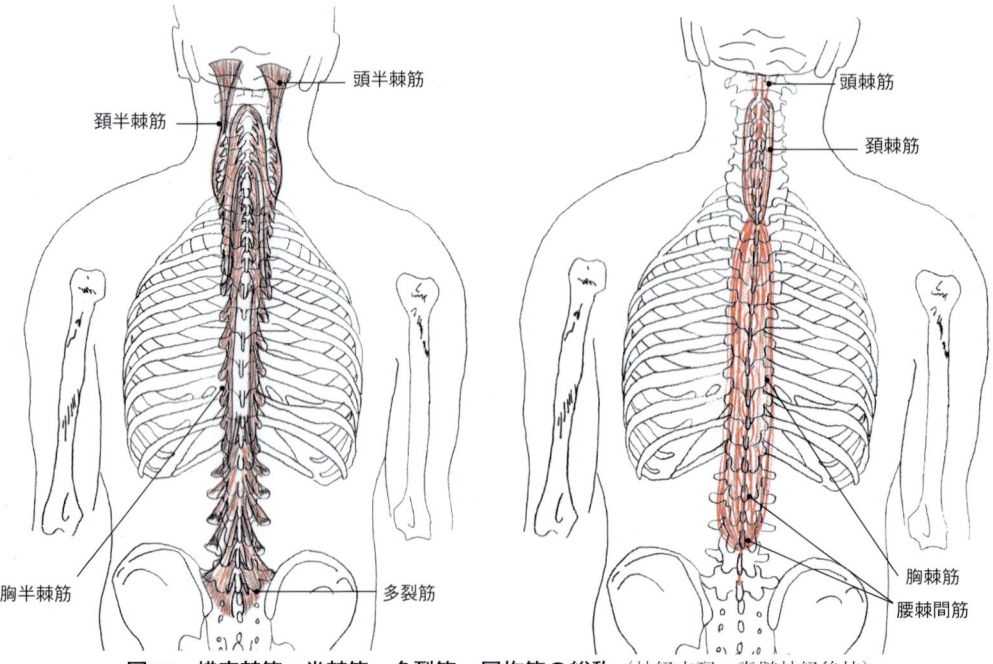

図36 横突棘筋：半棘筋・多裂筋・回旋筋の総称（神経支配：脊髄神経後枝）

C 脊柱，胸郭，腹部　27

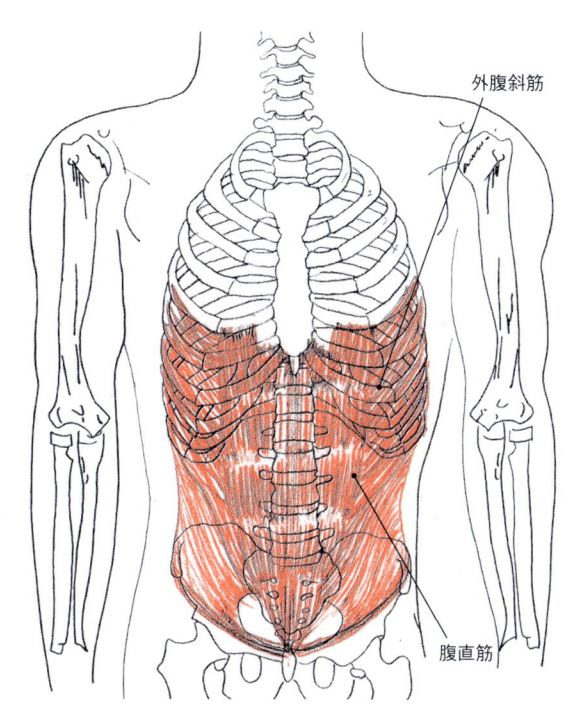

腹部の筋は，前腹筋，側腹筋，後腹筋に分けられる．腹壁の筋の機能は，背筋，殿筋また横隔膜との協調運動で脊柱の安定化，脊柱への負荷の軽減する働きを担っている．また呼吸運動を補助する役割にも関与している．腹壁の筋を良好な状態で保つことは，脊柱の疾患の予防と治療に重要な影響を及ぼす（神経支配：主に肋間神経）．

図37　外腹斜筋，腹直筋

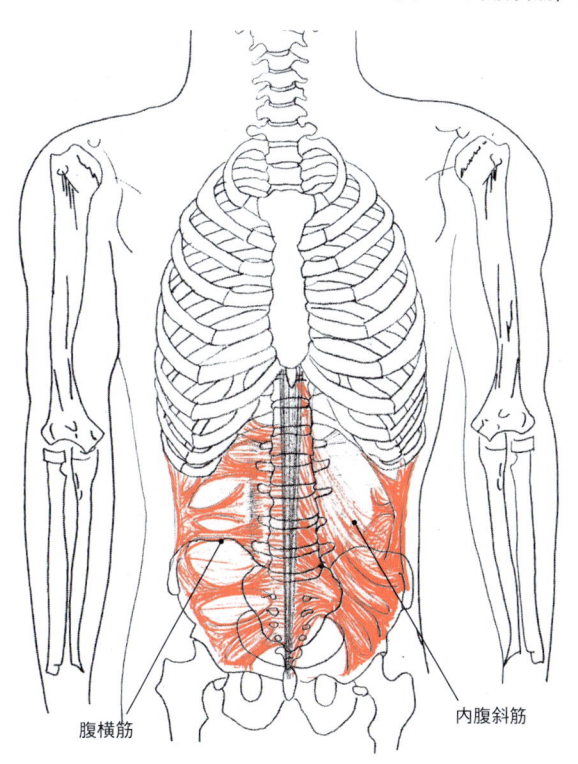

前・側腹筋は，脊柱の屈曲，側屈，回旋の動きに関与している．また腹部の内臓を保護し，排便，排尿また分娩時の腹部締め付けにも大きく関与している．

図38　内腹斜筋，腹横筋

D 骨盤，股関節，大腿，下腿

腸腰筋は，股関節の屈筋に分類される．歩行，姿勢において最も重要で最も強力な屈筋である．寝たきりの高齢者にみられるこの筋の機能低下や萎縮により仰向け姿勢から体を起立させることが困難になる．

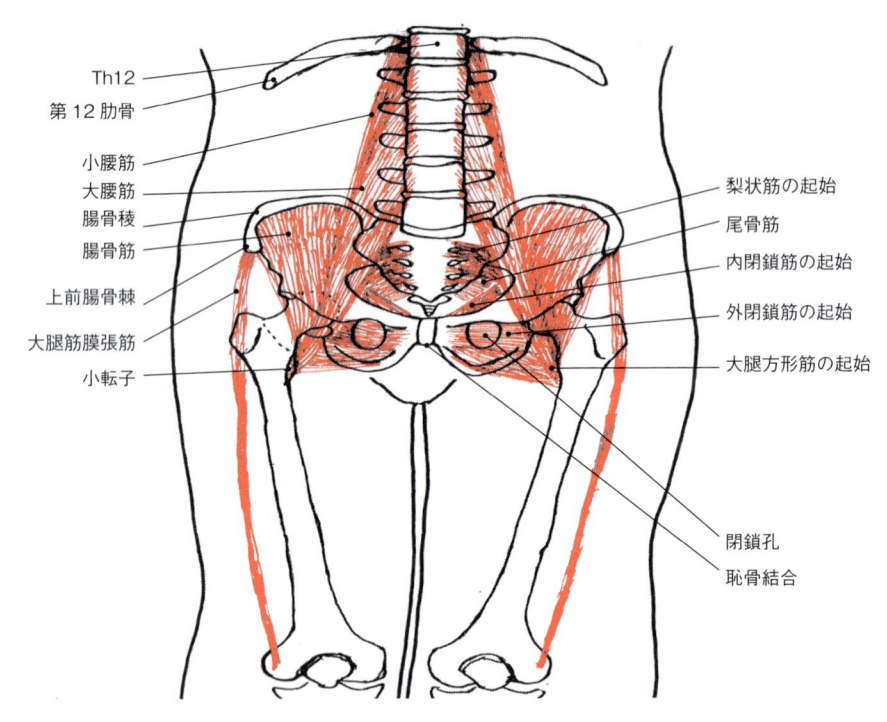

図39 小腰筋，大腰筋，腸骨筋など

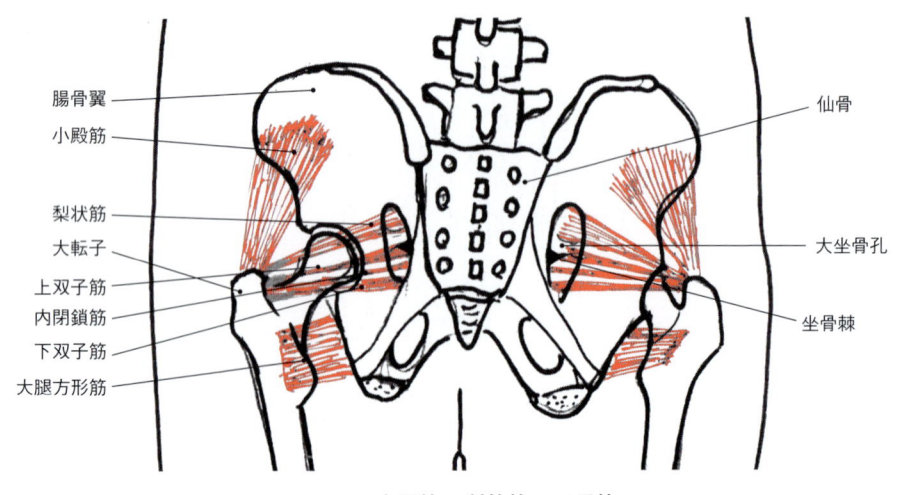

図40 小殿筋，梨状筋，双子筋

D 骨盤,股関節,大腿,下腿　29

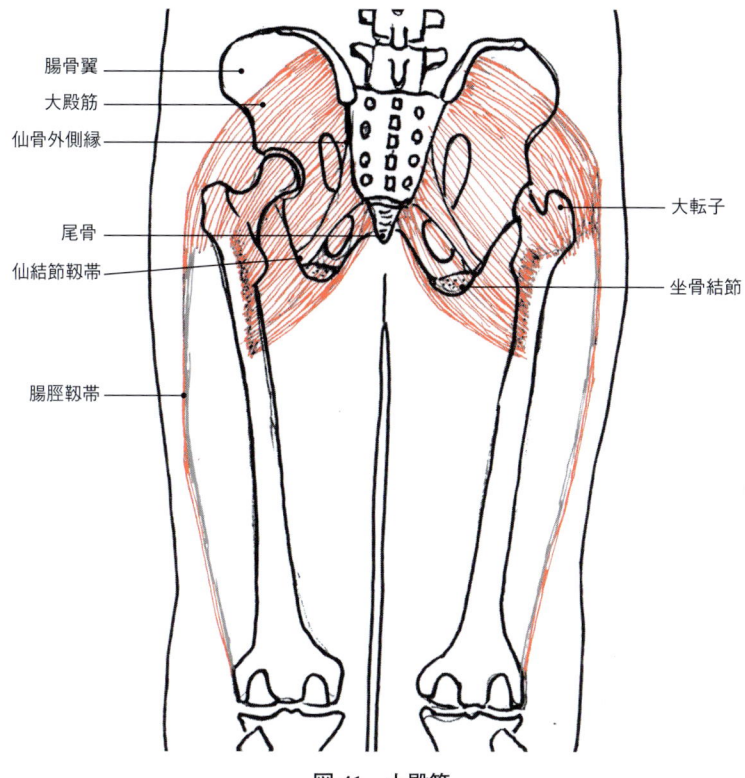

図41　大殿筋

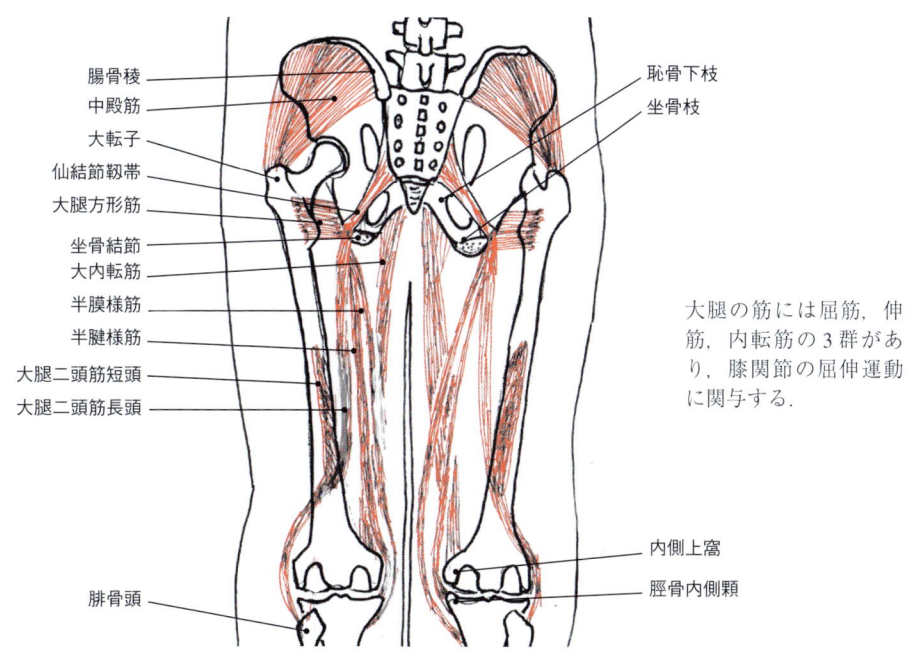

大腿の筋には屈筋,伸筋,内転筋の3群があり,膝関節の屈伸運動に関与する.

図42　中殿筋,大内転筋など

図43 縫工筋，長内転筋，薄筋

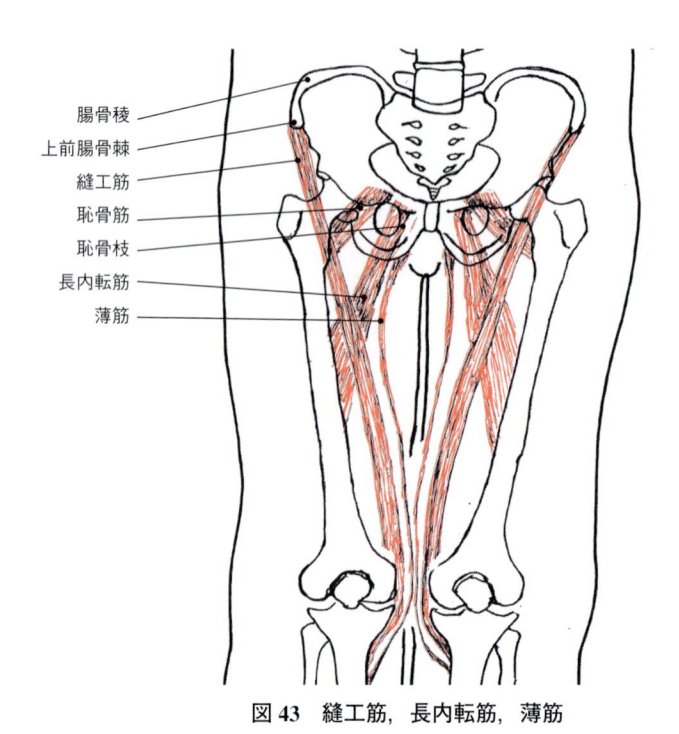

図44 男性左側股関節の前頭断面

下肢の筋群は下肢帯筋，大腿の筋，下腿の筋と足の筋に分けられる．
下肢帯筋は寛骨筋または骨盤筋ともいい，寛骨を挾み，前後に内寛骨筋と外寛骨筋とがあり，関節の運動に関与する．

D 骨盤，股関節，大腿，下腿　31

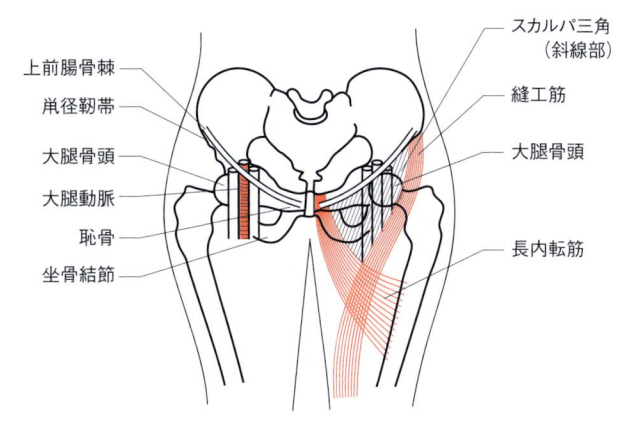

a：スカルパ三角部*における大腿骨頭の触診
　　＊鼡径靱帯，長内転筋，縫工筋に囲まれた部分

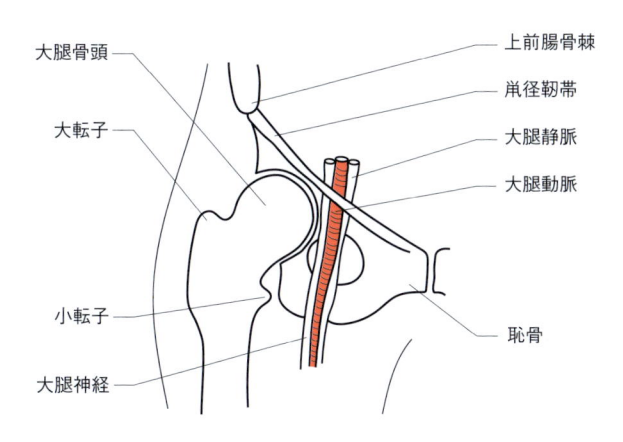

b：大腿動・静脈と大腿神経

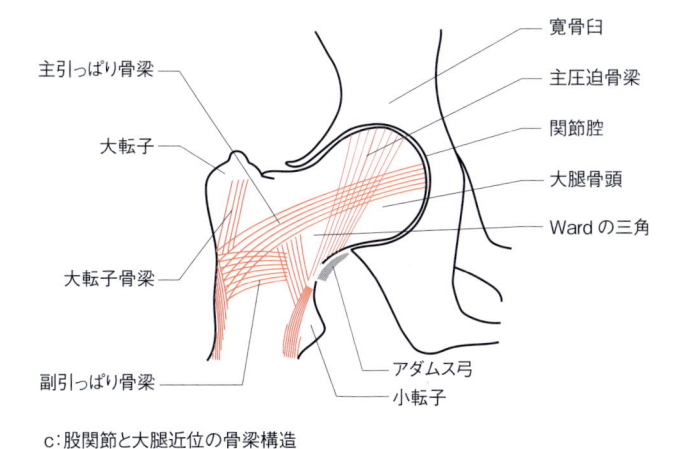

c：股関節と大腿近位の骨梁構造

図45　股関節と大腿部の構造

32　II　運動器の機能と解剖

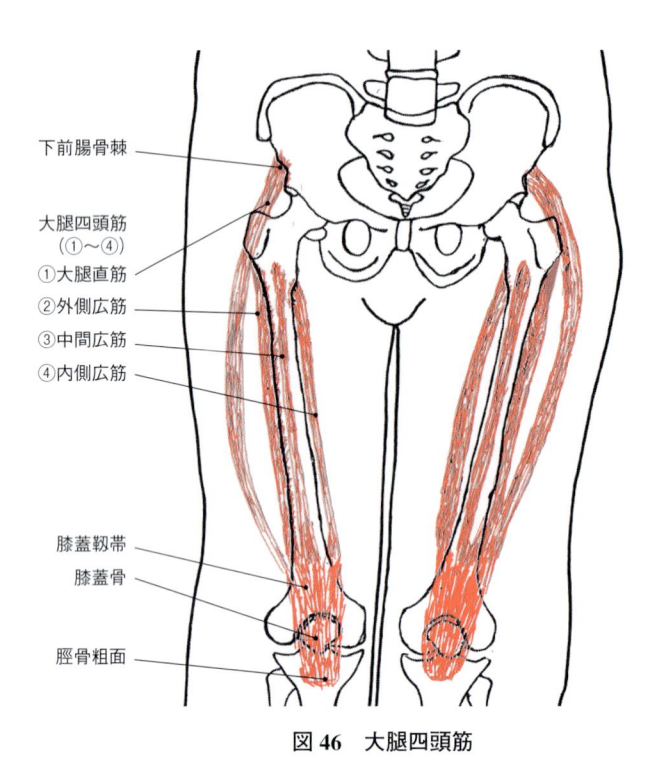

図46　大腿四頭筋

図47　膝関節周辺の皮膚に分布する神経

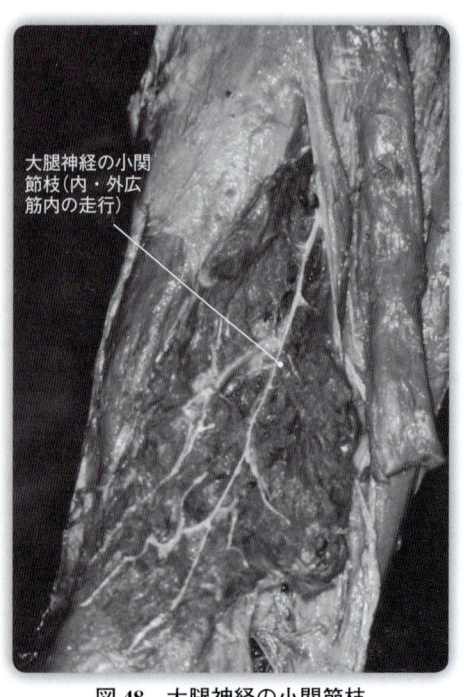

図48　大腿神経の小関節枝

D 骨盤，股関節，大腿，下腿 33

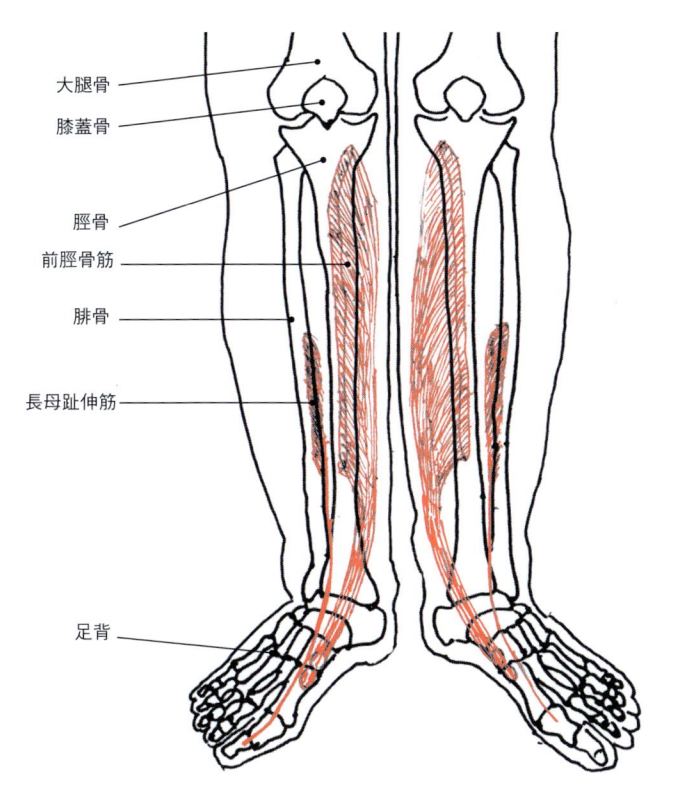

図49 前脛骨筋，長母趾伸筋（下腿伸側）

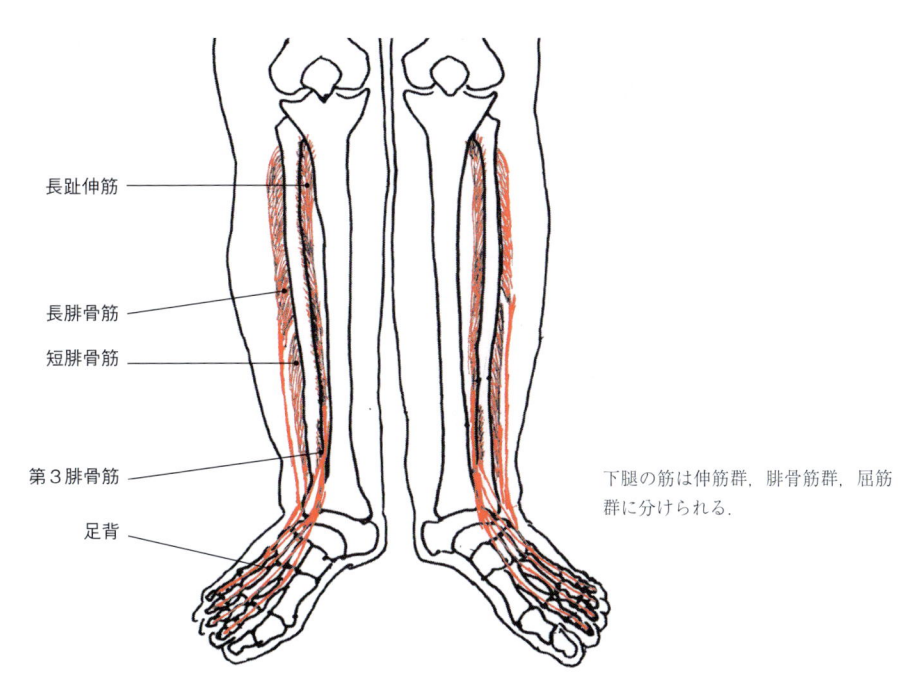

下腿の筋は伸筋群，腓骨筋群，屈筋群に分けられる．

図50 長趾伸筋，腓骨筋（下腿伸側）

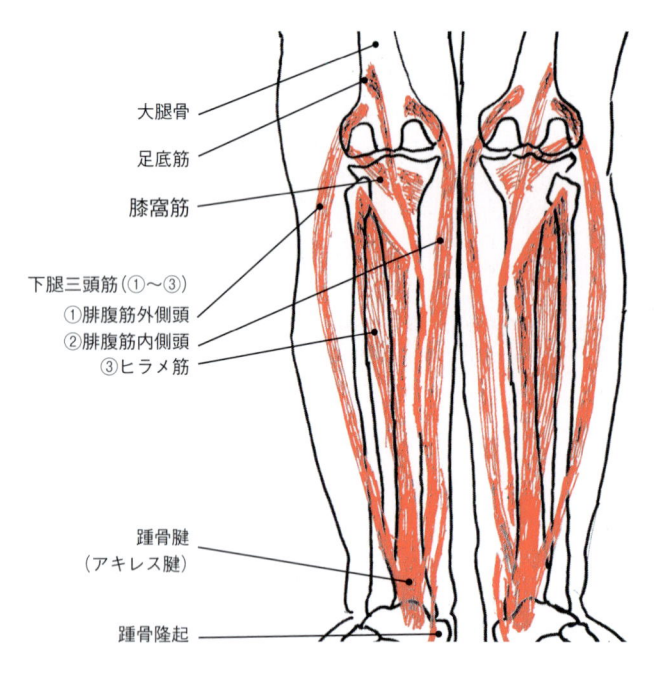

図51 足底筋，膝窩筋，下腿三頭筋（下腿屈側）

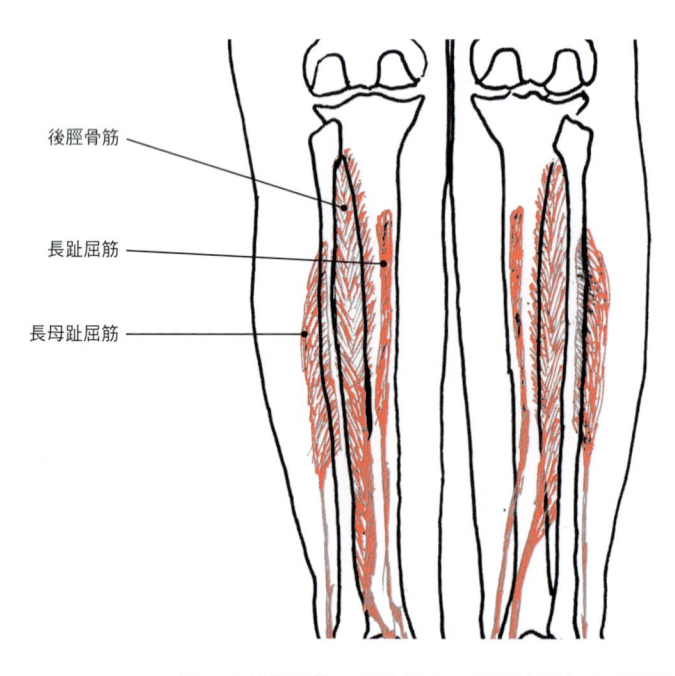

図52 後脛骨筋，長趾屈筋，長母趾屈筋（下腿屈側）

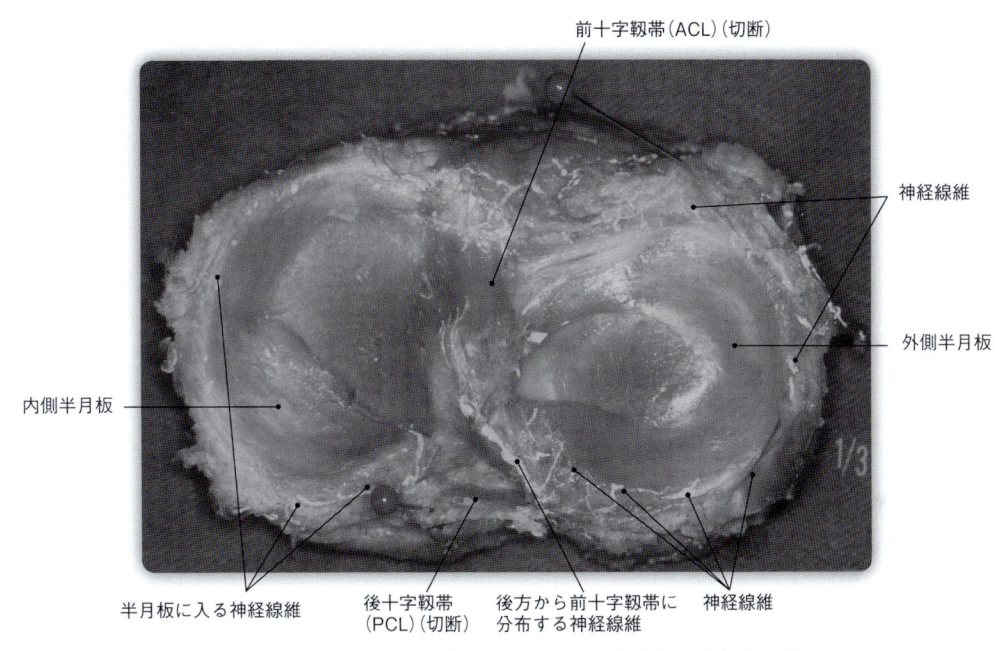

図53 膝関節半月板と関節包から半月板付着部に分布する神経

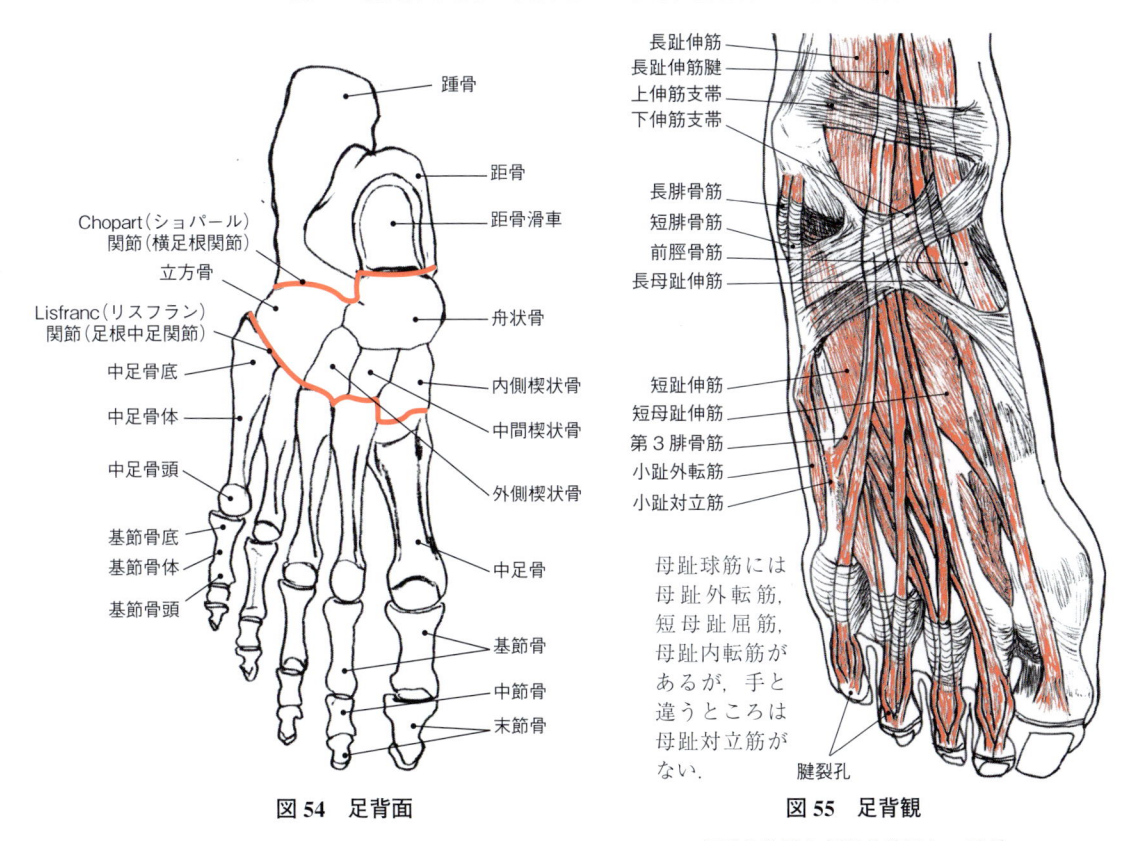

図54 足背面

図55 足背観

長趾伸筋腱と短趾伸筋腱との関係

母趾球筋には母趾外転筋，短母趾屈筋，母趾内転筋があるが，手と違うところは母趾対立筋がない．

36　Ⅱ　運動器の機能と解剖

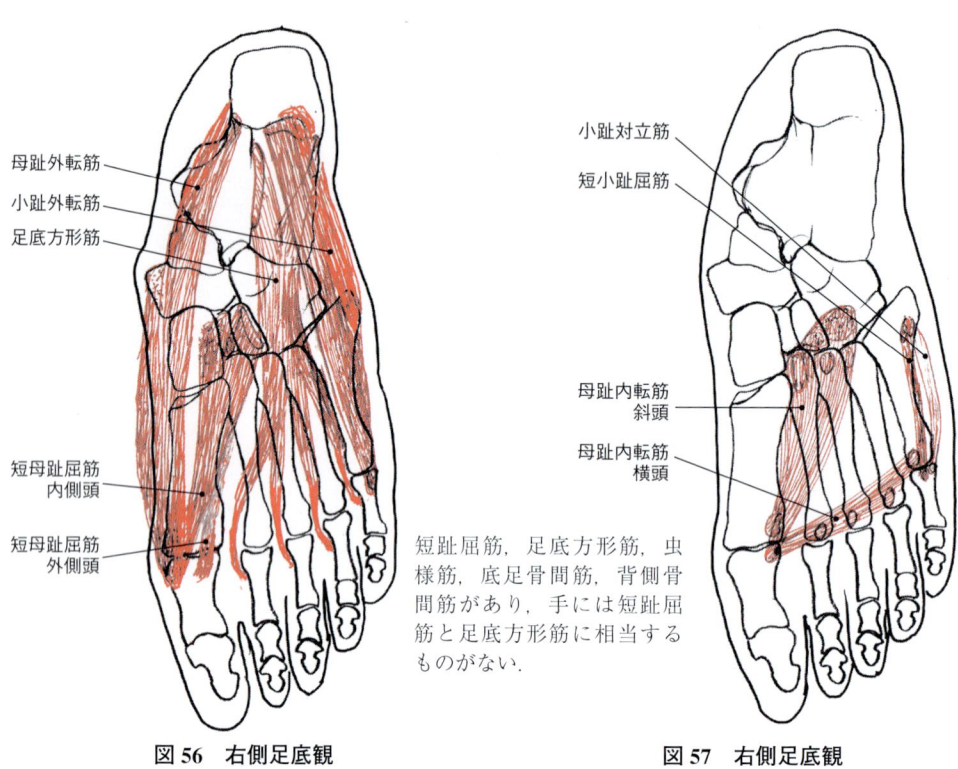

母趾外転筋
小趾外転筋
足底方形筋

短母趾屈筋
内側頭
短母趾屈筋
外側頭

小趾対立筋
短小趾屈筋

母趾内転筋
斜頭
母趾内転筋
横頭

短趾屈筋，足底方形筋，虫様筋，底足骨間筋，背側骨間筋があり，手には短趾屈筋と足底方形筋に相当するものがない．

図56　右側足底観　　　　　　図57　右側足底観

外腸骨動脈
鼡径靭帯
大腿動脈

膝窩動脈

前脛骨動脈
後脛骨動脈

足背動脈

脈拍（足背動脈を触れるところ）

拡大

a. 下肢の動脈　　　　b. 足背動脈

図58　下肢の動脈と足背動脈

III 主要な疾患

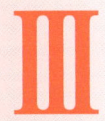

A 外傷患者の初期治療

　近年，交通事故や工場災害などの高エネルギーにより生じる外傷の臨床像も多様化，複雑化の傾向にある．このような災害では，多発外傷となって現われることが多く，胸部外傷，腹部外傷，頭部外傷，四肢の外傷など，複数の臓器の外傷が同時に発生することがみられる．この場合には救急専門医，外科医，整形外科医，脳外科医，麻酔科医，泌尿器科医，看護師などのチーム・アプローチが必要となってくる．

　外傷患者を前にして必要なことは四肢の外傷のみにとらわれず，患者の全身状態を早期に的確に把握することである．すなわち脈拍，呼吸，意識状態，瞳孔反射，四肢の運動障害，感覚障害などについて検索する．その結果を即座に判断して対応する必要がある．

　まず，重症の外傷患者が病院に救急搬入された場合の救急処置の概略を示す（図1）．

　①バイタルサイン（vital sign）のチェック：各種モニターを利用して血圧，脈拍数，呼吸数（経皮酸素濃度：SpO_2），体温，意識レベル（JCS，GCS）について検索し，記録する．短時間に患者の全体像を把握し，以下の対処を行う．

　②心停止の疑いがあれば，胸骨圧迫処理（心マッサージ）を行う．

　③気道の確保と，SpO_2が低い場合は酸素吸入を行う．

　④呼吸停止の場合は，アンビューバッグによる人工呼吸を行い，必要な場合は気管内挿管を行う．

　⑤静脈穿刺を行い，輸液ルートを確保する．輸液としては細胞外液補充液・代用血漿プラスマなどを用いる．

　⑥系統的な全身の理学的検査を行う．胸部，腹部，外傷部位のX線撮影，CTなどの画像診断を行う．

　⑦膀胱内留置カテーテルによる尿量モニターを行う．

　⑧血液生化学検査，動脈血ガス分析などを行う．

　⑨出血量，vital signの経時的記録を行う．輸血が必要な場合は準備する．

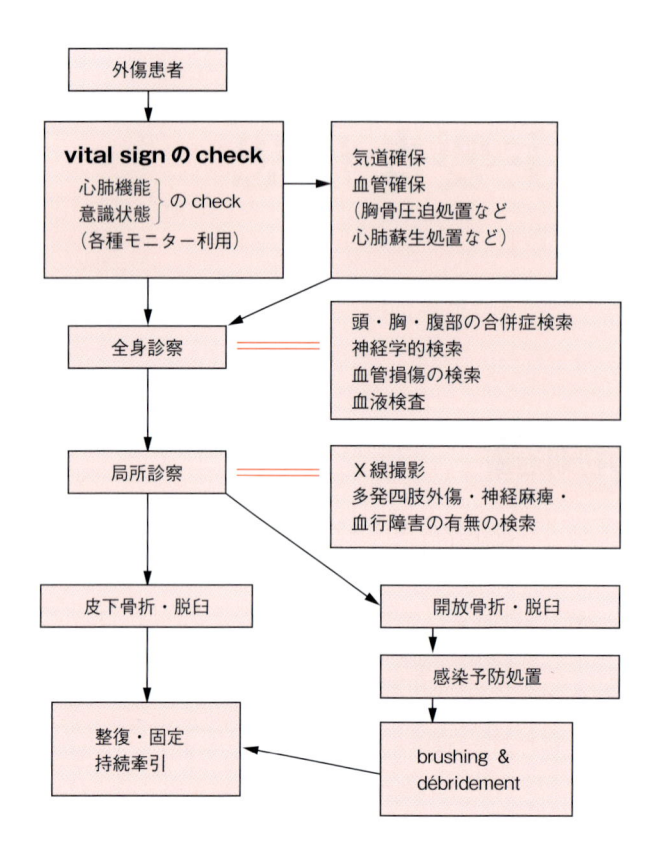

図1 救急処置の概略

意識レベルの評価

Japan Coma Scale（JCS）とは，日本で主に使用される意識障害の深度（意識レベル）分類である．覚醒度によって3段階に分け，それぞれ3段階あることから，3-3-9度方式とも呼ばれる．

> Ⅰ．覚醒している（1桁の点数で表現）
> ・0 意識清明
> ・1 見当識は保たれているが意識清明ではない
> ・2 見当識障害がある
> ・3 自分の名前・生年月日が言えない
> Ⅱ．刺激に応じて一時的に覚醒する（2桁の点数で表現）
> ・10 普通の呼びかけで開眼する
> ・20 大声で呼びかけたり，強く揺するなどで開眼する
> ・30 痛み刺激を加えつつ，呼びかけを続けると辛うじて開眼する
> Ⅲ．刺激しても覚醒しない（3桁の点数で表現）
> ・100 痛みに対して払いのけるなどの動作をする
> ・200 痛み刺激で手足を動かしたり，顔をしかめたりする
> ・300 痛み刺激に対し全く反応しない

欧米では主にGCS（Glasgow Coma Scale）が用いられる．

Column

自動体外式除細動器 Automated External Defibrillator（AED）

　心室細動の場合，自動的に解析を行い，必要に応じて除細動（電気ショック）を行う医療機器．日本では2004年から一般市民も講習を受ければ使用可能になった．空港や，鉄道駅などの交通機関，医療機関，学校，役所などの公共施設，デパート・競技場などの商業・娯楽施設に広く設置されている．

　使用方法は，電源を入れて，電極パッドを心臓を挟むように胸に貼り付けると，機械が心電図を解析して，電気ショックが必要と解析した場合には，機械の指示どうりスイッチを押すと，電気ショックを与えて除細動を行う．

　心室細動の場合，一刻も早いAEDによる除細動で救命率が上昇することが明らかになっている．

Column

大災害

　最近は，地震・津波・台風による土砂くずれ・水害・竜巻などの天災というべき大災害が多発しており，それに対応する医療に関しても多くのニューズが提案されている．それらのなかでも，救急専門医の養成，救急患者搬送システムの改良，救急情報網の整備，救急医療施設の充実とセンター化など多くの点で要望がなされている．

　大災害において重視すべき被災者グループを災害弱者という．この場合には，children, women, aged people, patients（CWAP）を対応の順序とされる．負傷者をトリアージ triage（フランス語で選び出すこと）により，①（赤）緊急治療群　②（黄）非緊急治療群　③（緑）軽処置群　④（黒）待期：超重症群（治療不能）に分ける．このような場合の救急医療は情報入手から始まり，振り分け（triage），治療（treatment），搬送救出（transportation）の順序に従って行う．この過程を"three Ts"という．

　大災害においては，身体のケアのみならず，心のケアも無視することはできない．過酷な心的ストレスを経験することによって被災者のみならず，医療関係者にも心的外傷後ストレス障害 post-traumatic stress disorder（PTSD）が生じ，睡眠障害，抑うつ状態，挫折感，焦燥感，絶望，後悔などの心理状態を呈することが多い．このように，精神的なアプローチとケアが大切となる．

1. 骨折・脱臼の救急処置

骨折や脱臼は強力な外力が瞬時に身体に加えられることによって発生し，損傷肢の局所症状のみならず，重篤な全身症状をも伴うことも多い．

四肢外傷そのものによって生ずる一次性ショックや，開放骨折，多発骨傷などのための大量の出血によって生ずる二次性ショックなども合併することがある．胸腹部の内臓損傷にも注意する．

a 救急治療

1) 受傷現場から患者を搬送する場合の注意

a) 四肢外傷の予後は初期治療によって大いに影響を受ける．初期治療は受傷現場から始まる．受傷部の適切な取り扱いと固定とが大切であり，それにより安全に医療施設へと搬送されなければならない．

b) 受傷現場での無理な整復操作はさけなければならない．開放創のある場合には清潔なガーゼにて創を被い，軽い圧迫包帯を行う．

c) 出血の強い場合には局所の圧迫を行う止血帯を用いることがあるが，装着開始時間をわかりやすいところに記入し，受傷肢の循環状態を観察する必要がある．長時間の駆血は末梢側組織の壊死をきたすので注意を要す．また，細い止血帯の使用は局所の神経の圧迫麻痺をきたすことがあるので注意しなければならない．さらに患肢の挙上を行う．

d) 患者の搬送にあたっては受傷肢を十分の長さの副木や副子を用いて支え，包帯で固定する．不注意に，また粗暴に受傷肢を取り扱うと骨折端が皮膚を突き破り，皮下骨折が開放骨折になることもあり，開放創のある場合には創の汚染をさらに進行させることになるので注意を要す．

e) 包帯固定は受傷肢が運搬時の振動によって動かない程度に巻き，循環障害をきたさないように気をつける．

f) 頸椎損傷などが疑われる場合は，頸部の固定を行う（後屈はさける）．

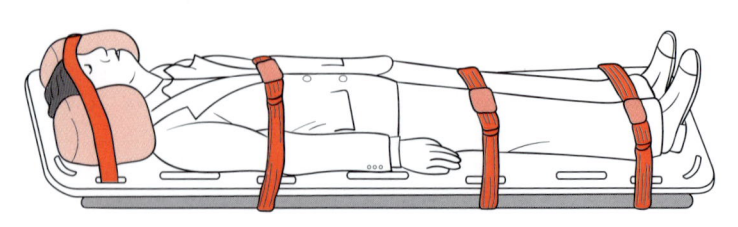

ボードの上にバンドで固定する．

図2 脊椎損傷などが考えられる症例の運搬

2）病院における救急処置

a）全身状態の把握

b）呼吸・脈拍・血圧の測定と記録

c）気道確保・血管（静脈路）の確保，点滴静注による補液，必要な場合には輸血を行う．

d）受傷肢の循環状態・神経麻痺の有無，開放創の場合は，出血部の確認，動静脈損傷の有無，神経・腱損傷の有無などの観察と記録．

e）全身状態が落ち着いた時点で受傷肢のX線検査，必要に応じてCT検査を行う．多発外傷の発生も考えられるので，一ヵ所の損傷のみに心をうばわれることなく，すべての部位の損傷を念頭に入れて診察を行う．

f）診断に応じて骨折部のギプスシーネ固定を行う．直達牽引を行う場合もある．

○副子（副木）固定　（シーネ：独語，スプリント：英語）

ソフトシーネ®
（鋼線＋ソフトウレタン）

ギプスシーネ
（プラスチックギプス＋フェルト）

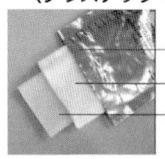

― アルミホイルの袋
― フェルト（保護材）
― プラスチックギプス
　（水で濡らすと固まる）

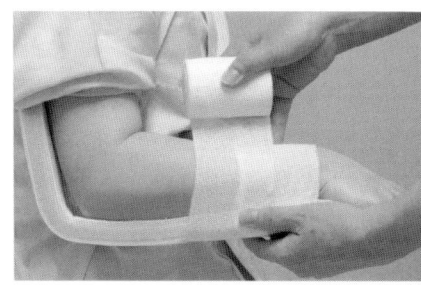

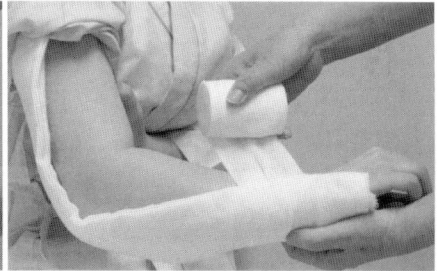

○ギプス固定（ギプス：独語，キャスト：英語）

【手順】まず保護材を巻き，その上からギプスを巻く．

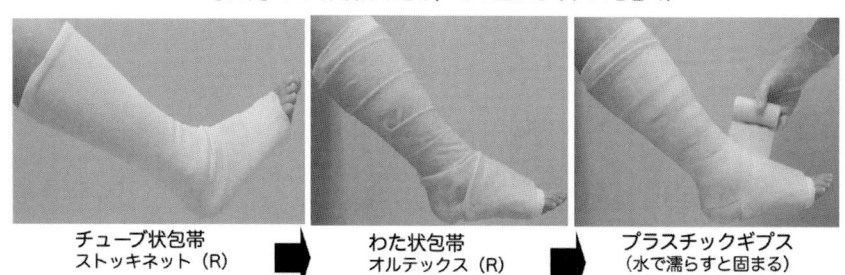

チューブ状包帯
ストッキネット（R）
→
わた状包帯
オルテックス（R）
→
プラスチックギプス
（水で濡らすと固まる）

図3

2. 挫創，開放骨折に対する初期治療

a 開放創の創周囲と創内の洗浄（清浄化）

創面に付着した汚物・異物・細菌を大量の水道水，生理的食塩水などを用いて，機械的に洗い流す．十分な量でブラッシングを行い汚染物質の残らないよう念入りに洗浄することが大切である．

b 挫滅組織の除去 débridement（デブリドマン）

1）創周囲は剃毛し，周囲に付着する異物（土石，泥，木片，ガラス片など）を入念に除去する．創内も同様に洗浄し，ブラッシングによって汚染物質をとり除き，血行を失って後に壊死に陥る危険性のある組織や再建に不用な組織を切除し，創縁を新鮮化し，創面の清拭を行う（débridement デブリドマン：病巣清掃術）．

いわゆる golden hour（受傷後6時間以内）のうちに創の洗浄，débridement ができれば感染は予防できたと考え，一次的に創の閉鎖は可能である．縫合閉鎖を行う場合に，死腔を残さないようにすることと，縫合部の過緊張をさけることが必要である．ときに創から離れた部位に，減張切開を行い，できた皮膚欠損部に遊離植皮を行うこともある．広範な皮膚欠損に対しては，人工真皮などで被覆することもある．

2）持続吸引装置（ドレーン）を用いて閉鎖された創内の血腫形成を防ぎ，感染の予防に心がける．創処置が遅れたり完全な débridement が不可能な場合には，創の一次的閉鎖をさけて創を数日間開放したままとし，感染の危険性がないことを確認して創を閉鎖することもある．

3）重篤な汚染創や深い挫滅創に対しては，抗生物質の投与を行う．

4）汚染部が広範囲で感染の発生が考えられる場合や皮膚の状態が良くない場合，骨折部の内固定を避け創外固定を行うことがある．

c 血管損傷の救急処置

①太い動脈損傷があると損傷動脈と側副血管のスパスムス（攣縮）による蒼白状態 pallor，②脈拍の欠如 pulselessness，③神経や筋組織の阻血による麻痺 paralysis，④激しい疼痛 pain，⑤感覚異常 paresthesia がある（5P徴候）．動脈血の供給が3～4時間完全に絶たれると筋肉や神経の不可逆性の変化が生じてくる．時間の経過により，疼痛，腫脹や麻痺が高度となり，皮膚の水泡形成，皮膚温低下，蒼白状態となり，放置すれば潰瘍形成，ミイラ化が起こり，壊疽 gangrene を生ずる．

早期診断，早期治療が大切である．治療が遅れると血栓形成，側副循環の閉塞，不可逆性の筋・神経の障害をきたす．

1）受傷後直ちに必要な操作

①止血：駆血帯の使用は側副血行の遮断をきたすことがあるので注意する．出血点の圧迫

を確実に行い，オキシセルなどを用いた止血ガーゼを用いる．
　②循環血液量，ヘモグロビン値，蛋白量などを維持する．

2）初期に行われる手術

本来の血行を再獲得することにあり，① débridement，②出血部の確認，③可能な場合は血管縫合，動脈損傷部の修復などを行う．

3）阻血肢の処置

動脈血の最大限の流入量を獲得し，局所の代謝の抑制を目的とする．①出血に対する十分な輸血，補液などによる全身状態の改善とその管理，②阻血の原因の除去（緊縛の除去，骨折の整復など），③受傷肢の水平位保持（挙上しない），④患肢を低温に保つ，⑤血管拡張剤の投与，⑥筋組織の阻血性壊死の防止のための筋膜切開，⑦血管再建術などを行う．また切断肢の輸送はナイロン袋に切断肢を入れ，周囲を氷で冷やして行う．

4）主要静脈の損傷

患肢の著しい腫脹を認める．圧迫止血，可能であれば血行再建術を行う．失血が著しい場合は動脈の血紮と患肢の切断に至る．

d 末梢神経損傷の救急処置

1）創の処置を行うにあたって，患肢の感覚障害，運動機能障害などについても検索を行い，神経損傷の有無，程度，範囲などについて診断しておく（もちろん，余裕があれば電気生理学的診断法なども行う）．

2）鋭利な刃物，カミソリ，ガラスなどで神経が切断された場合，比較的清潔な創と考えられるときには創の十分な洗浄の後に軽い débridement を行って拡大鏡もしくは手術用顕微鏡下に直ちに神経の端々縫合を行う．神経幹の血行や神経束の状態を参考にして，捻れのない正確な縫合を行う．

3）交通外傷による高度の挫滅・圧挫創などにより，軟部組織や骨に損傷があり，感染の可能性のある場合，皮膚欠損のある場合また神経自身にも挫滅が高度の場合などは，単に神経の断端を寄せ合わせるのみで創を閉じ（神経断端に黒い絹糸などをつけておくと後の手術に神経断端を見つけやすい），創の治癒を待ってから，二次的に神経縫合を行うことが多い．通常，受傷3週より3ヵ月程度で二次縫合を行う．

3．骨折の重要な合併症

a 深部静脈血栓症，肺血栓塞栓症

外傷後や手術後の安静により，下肢の深部静脈に血栓が発症しやすい．運動を開始したときに，この血栓が血行性に移動して肺動脈に塞栓を起こすものが肺塞栓である．肺塞栓では，肺の血流障害をきたし，酸素・二酸化炭素の交換が行えないため，呼気中の血液中の酸素分

圧の低下，二酸化炭素分圧の低下を認める．血栓が大きいと致死的である．
　予防として，水分の十分な摂取，足趾の運動，弾性ストッキングの着用，足へのインパルス（間欠的空気圧迫）装着を実施する．
　診断は，血液検査で D-dimer 値を計測し，10 以上の高値を示す場合は，下肢静脈エコーを行う．エコーで血栓が疑われる場合は，造影 CT（肺動脈と下肢）を行い，血栓が認められれば，血栓溶解剤を用いる．下大静脈フィルター挿入を必要に応じて行う．未分画ヘパリン，低分子ヘパリン，第 10 因子凝固阻害薬などの予防投与を行う．

b 脂肪塞栓症
　大腿骨や骨盤骨折後に発症しやすく，骨折部の骨髄から流れでた脂肪滴が静脈内にはいり，肺，脳などに塞栓を起こすと考えられてきたが，最近では外傷後の脂質代謝の変化によると考えられている．受傷後 12 時間から 48 時間ぐらいで，頻脈，低酸素で発生し，胸部単純 X 線像にて吹雪様陰影を認める．眼瞼結膜，胸部などに点状皮下出血がみられる．酸素吸入を含む呼吸管理が必要である．重症な場合は死にいたる．

c コンパートメント症候群 compartment syndrome（図 4，図 5，表 1）
　1）この症候群は骨・筋膜によって構成されるコンパートメント（筋区画）内の内圧の上昇によって，その中にある筋肉や神経が機能喪失ないしは壊死をきたすものである．
　2）その代表的なものが上肢におけるフォルクマン（Volkmann）の阻血性拘縮であり，下肢では脛骨前筋症候群である．
　3）臨床症状は受傷後急激に症状が発生し，受傷肢の著明な疼痛，高度の腫脹と水疱形成，感覚過敏あるいは鈍麻の出現，精神不安状態，そして受傷肢の屈伸運動不能および手指や足趾の他動的屈伸による疼痛の増強などが出現する．脈拍は消失することがあるが消失なしに本症が発生することもあるので注意を要する．血液検査所見としては CPK，LDH，GOT 値の上昇がみられる．また，ミオグロビン尿の出現することがある．簡便な needle manometer（Whiteside 法）を用いて，コンパートメント内圧を測定して診断の助けとする．
　4）予防が最も大切な治療である．たとえば骨折で骨片転移などのある場合は牽引療法などで整復を十分に行い，血行の改善をはかり，ギプスや包帯がきつい場合は直ちにそれをゆるめるか除去する．
　通常，症状発生後 6〜8 時間以内に血行の回復が得られなければ筋の変性は不可逆性となる．ゆえに筋膜切開術などの早期除圧が必要である．
　5）発症 24〜48 時間以上を経過すれば，もはや筋組織の変性を防ぐことは不可能であり，神経や筋の剝離術・移行術などによって変性の増悪を防ぎ，拘縮を除去し，種々の機能再建を考慮する．

図4 前腕中央部（横断面）における
　　　コンパートメント
　　■：屈筋群コンパートメント
　　■：伸筋群コンパートメント
　　□：橈側伸筋群コンパートメント

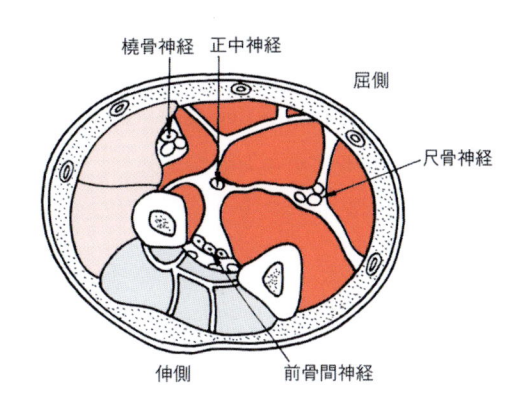

図5 下腿中央（横断面）における
　　　コンパートメント
　　■ : anterior
　　■ : lateral
　　■ : deep posterior
　　□ : superficial posterior

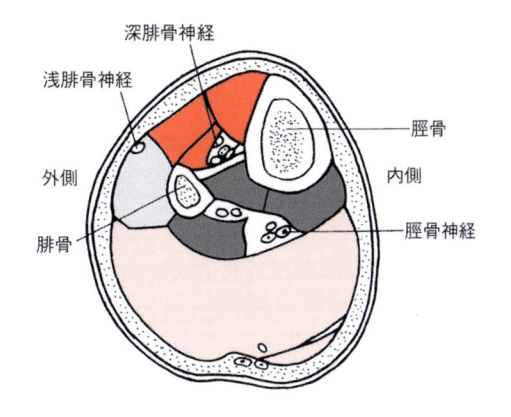

表1　コンパートメント症候群の発生原因

1. コンパートメントの容量の減少 　　強い包帯 　　きついギプス 　　筋膜欠損の無理な閉鎖など
2. コンパートメントの内容の増加 　　出血（大血管の損傷・血液凝固障害など） 　　毛細血管透過性の亢進（組織圧挫・過激な運動・阻血後の腫脹・熱湯・骨手術など） 　　静脈うっ滞や閉塞など

d 挫滅（圧挫）症候群 crush syndrome

1）重量物による筋肉の広範囲な圧挫により横紋筋が融解し，ミオグロビン尿症，腎不全，ショックなどを生じる病態．
2）地震・災害などの天災で生じることが多い．
3）ワインカラーのミオグロビン尿，乏尿，浮腫などの症状が出る．

4) 血中の CPK, GOT, GPT, LDH, P, K, ミオグロビンなどが上昇する．
5) 代謝性アシドーシスになる．
6) なるべく早期に十分量の輸液を行い腎不全を予防する．急性腎不全になると血中尿素窒素（BUN），クレアチニン値が上昇し，血液透析が必要である．
7) 本症候群が疑われた場合，検尿を行って，尿の色調に注意する．

e 感染

創部の発赤・熱感・腫脹など感染が疑われる場合は，創を開放し排膿を行う．細菌培養検査を行い，感受性のある抗生物質を投与することが大切である．現在は減少したが，見落としてはならない感染症としてガス壊疽，破傷風（共に嫌気性菌）がある．

1) ガス壊疽 gas gangrene

①嫌気性グラム陽性桿菌 *clostridium welchii* などによるものでしばしば混合感染をみる．

②開放骨折や深い挫創の後に急激な発熱，悪寒，衰弱が起こり，脈拍，呼吸数の増加，血圧低下を認める．創には激痛があり，腫脹・発赤が強い．創周囲の皮膚は浮腫・発赤があり，次第に青銅色ないしは銅色を呈する．血漿性の創液が大量排出される．混合感染により悪臭を発す．感染後 12 時間以内にガス発生がみられる．腫脹した皮膚を圧するとガス泡の貯留により捻髪音を発する．ガスは筋膜の走行に沿って進行する．まれではあるが乏尿，ショックなどで死の転帰をとることもある．進行性ガス産生と浮腫が特徴的で，ガス発生は X 線撮影，CT で証明できる．

③ガス壊疽は予防が最も大切である．*clostridium* は酸素が存在すれば生存できない．完全な消毒と débridement，すべての壊死組織の除去，疑わしい場合には創を閉じずに開放し，抗生物質の点滴静注を行う．感染を疑う場合は創の細菌培養検査を行う．グラム染色も有用である．発症後の処置は感染創を外科的に十分切除して創処置を行い，大量の抗生物質を投与する．高圧酸素療法は手術療法に併用して行われる．

2) 破傷風 tetanus

①グラム陽性嫌気性桿菌 *clostridium tetani* による．感染経路は創傷感染であり，潜伏期は数日から 3〜4 週である．局所の創傷にはほとんど変化がない．前駆症状としては頸・肩・背部のつれる感じと口・顎がつかれるという不定症状や，開口障害や泣き笑い表情の独特の破傷風顔貌を呈する．また項部硬直や後弓反張も項筋や背筋の緊張性痙攣によって生じる．意識は明瞭で，潜伏期の短い程予後は不良である．

②創傷部を débridement し，発生が疑われたら，創を開放しておく．予防接種歴に応じて破傷風トキソイドワクチン 0.5mL を皮下注射する．また予防的に抗破傷風ヒト免疫グロブリンを使用することもある．ペニシリン大量投与を行うこともある．

B 上肢の外傷と疾患

1. 上肢の末梢神経損傷

a 腕神経叢損傷 brachial plexus injury（図6, 図7）

1）腕神経叢は，第5頸髄神経根（C5）～第1胸髄神経根（T1）からなる（図6参照）．単車事故などによる牽引損傷が多く，分娩時の牽引や麻酔時の不良肢位によって生ずることもある．

2）損傷部位により，上位型（$C_{5〜6}$, Erb-Duchenne型），下位型（$C_8〜T_1$, Klumpke型）および全型（$C_5〜T_1$）に分けられる．一般に成人における上腕神経叢損傷は全型が多く，次いで上位型であり，下位型は少ない．また分娩麻痺では上位型が約8割を占め，全型は2割と比較的少ない．

3）損傷の種類としては，①強力な外力により神経根が硬膜外に引き抜ける神経根引き抜き損傷 root avulsion injury（preganglionic injury）と，②神経根の部分は連続性は保たれているが，それよりも末梢で牽引などの損傷のため神経線維断裂の起こっているもの（postganglionic injury）とに分けられる．

4）上位型の症状としては，肩の外転，肘の屈曲が不可能となり肩の回旋，前腕の回外力が低下する．上腕近位外側と前腕橈側縁に感覚障害をみる．下位型では前腕の屈筋や内在筋の麻痺により，手指の運動が障害される．前腕や手指の尺側に感覚障害をみとめる．全型では肩以遠の運動と感覚が障害される．

5）根引き抜き損傷においては Horner 症候群（眼瞼下垂，眼裂狭小，瞳孔縮小，眼球陥没），軸索反射残存，脊髄造影による造影剤の漏出，横隔膜や大胸筋・広背筋・前鋸筋の麻痺，発汗障害などを生じる．

受傷後1ないし2年（ことに最初の半年間）は症状の改善が期待できるので，筋電図検査などの精査を定期的に行って観察する．保存法として，motor point の低周波刺激，EMG-biofeedback 療法，関節可動域（range of motion, ROM）訓練，作業療法などを行う．

6）直接損傷に対しては神経剥離，縫合，移植などを考慮する．神経根引き抜き損傷に対しては回復は望めないので，早期より手術療法を考慮する場合が多い．神経移行術として肋間神経を筋皮神経などに移行する方法などが行われる．非回復性のものでは切断し義肢装着を行うこともある．

III 主要な疾患

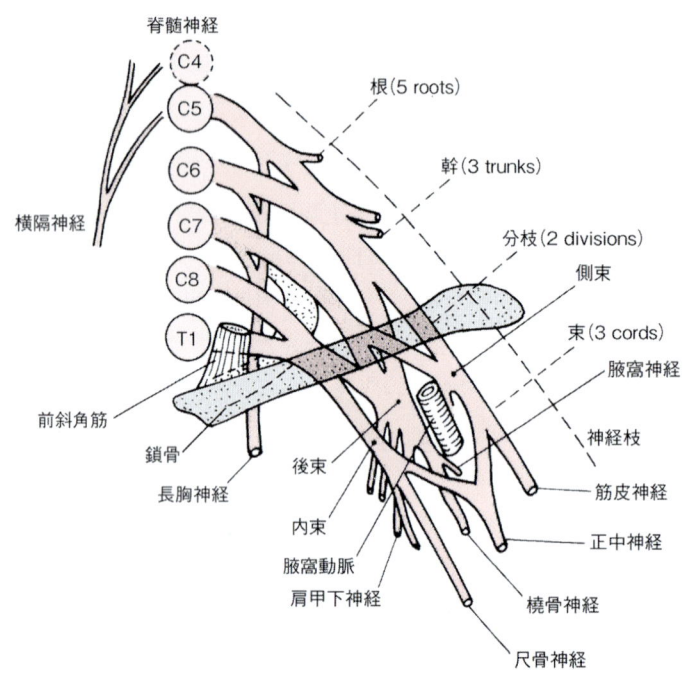

図6　上腕神経叢の解剖と神経支配

表2　末梢神経損傷の診断要項

1) 運動神経障害
  1. 徒手筋力テスト*
  2. 筋電図*
  3. 運動神経伝導速度検査（MCV）
  4. 強さ期間曲線
2) 感覚神経障害
  1. 境界判定*（ルーレットまたはピンによる）
  2. 触覚，痛覚，圧覚，温度覚の検査*
  3. 2点識別能の判定*
  4. 立体覚の判定
  5. 音叉による振動覚の判定
  6. Tinel's sign*
  7. 感覚神経伝導速度検査（SCV）
3) 自律神経障害
  1. 発汗試験*
4) 末梢循環障害
  1. 指尖脈波　　2. サーモグラフィー

*最小限必要な検査項目

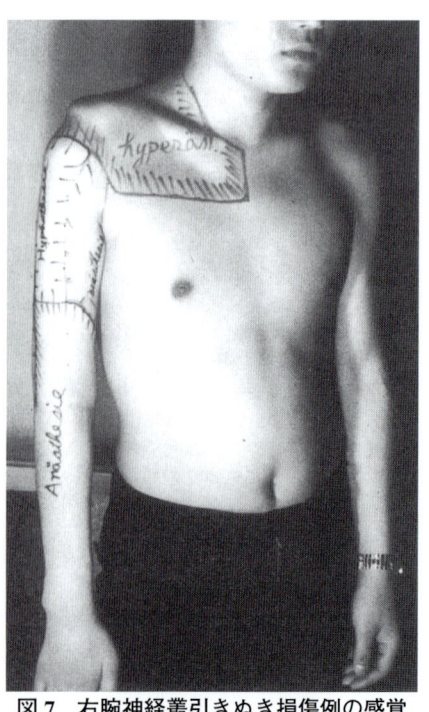

図7　右腕神経叢引きぬき損傷例の感覚脱出部

b 分娩麻痺 birth palsy

1）受傷機転としては分娩時に児の後出部分（児頭または肩）が産道の狭窄部にとらえられ児頭と肩が引き離されるような力が働くことにより腕神経叢が牽引され，損傷を受けるためと考えられる．

2）児頭娩出後，肩部が恥骨につかえて出にくいなどの難産による場合が多い．頭位巨大児型か骨盤位未熟型が典型である．

3）上位型が最も多く患側上肢は肩内転位，肘伸展位，前腕回内位で体側にだらりと下垂する（waiter's tip position）．運動障害に比較し，感覚障害は検出しにくい．

筋電図検査を行い，麻痺の範囲や程度を判断する．また系統疾患を除外する．

4）初期には腋窩に綿枕などをあてて肩約90°外転位に保つ．毎日母親に他動運動を行わせ，様子をみて motor point に低周波療法を行う．一般に上位型は予後は良好であるが，麻痺の範囲が下方に広いと不良である．成長しても麻痺の残存する場合は年齢を考慮に入れて機能再建術を行う．

c 橈骨神経麻痺 radial nerve palsy（図8）

1）腋窩および上腕における麻痺：橈骨神経の腋窩より上腕に及ぶ中枢側の走行において2ヵ所，圧迫神経麻痺が生じやすい部位がある．その一つは胸郭出口といわれる腋窩部の神経出口部であり，他は上腕骨後面の橈骨神経溝より外側筋間中隔に至る部分である．前者において，神経は比較的硬い腱様組織によってとり囲まれており，後者では，神経が直接上腕骨に接しているからである．その代表的なものは，①睡眠時不良肢位による圧迫麻痺，②打撲・圧挫による麻痺，③駆血帯麻痺，④松葉杖麻痺，⑤上腕骨骨折などによる麻痺である．肘，手関節，手指の伸筋群，外転筋群を中心とした麻痺がみられ，下垂手 drop hand を認める（高位麻痺）．

2）肘部における橈骨神経麻痺：橈骨神経は肘部で深枝（後骨間神経：運動枝）と浅枝（感覚枝）とに分かれる．ことに橈骨神経深枝は下降して橈側手根伸筋の下を，そして，回外筋の中を通り前腕骨間部に達する．この部分は絞扼性神経障害の好発部位の一つとして最近注目されるようになった．

短橈側手根伸筋部における圧迫・絞扼麻痺，回外筋（arcade of Frohse）部における麻痺，橈骨神経浅枝麻痺などがある．

肘部での深枝麻痺においては，母指の伸展・外転および他指の MP 関節の伸展が不能で，一方，手関節の背屈は可能であり，drop finger 変形を呈す（低位麻痺）．

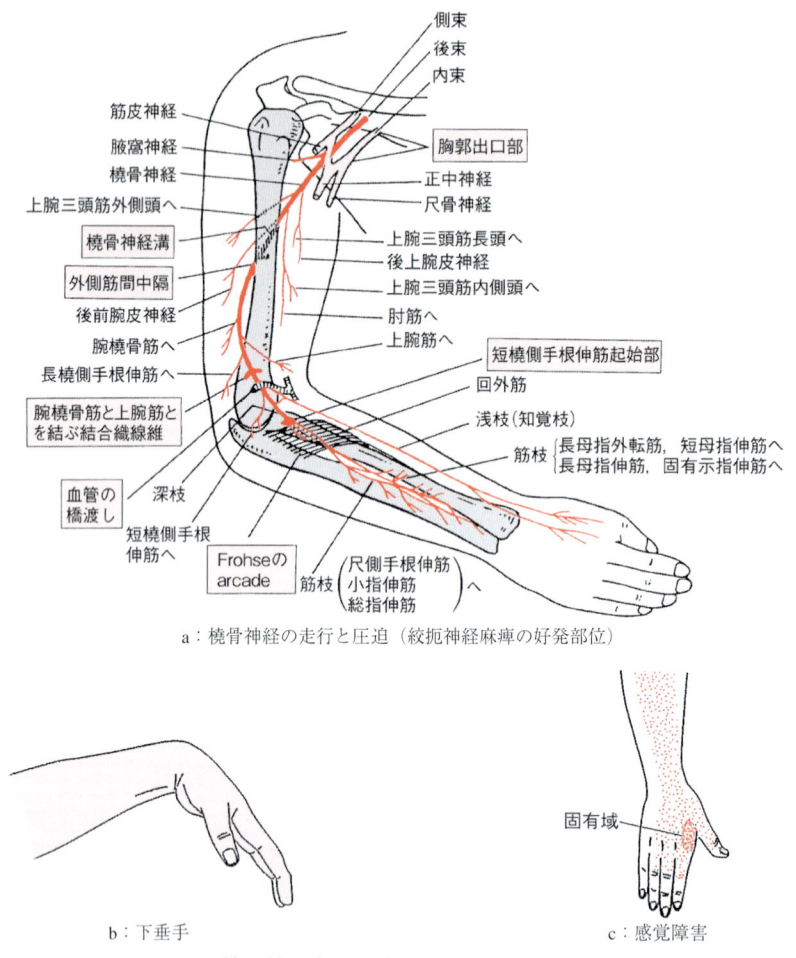

a：橈骨神経の走行と圧迫（絞扼神経麻痺の好発部位）

b：下垂手　　　　　　　　　　c：感覚障害

図 8　橈骨神経走行と障害されやすい部位（□内）

d 正中神経麻痺 median nerve palsy（図 9）

1）手関節部の外傷，手根管内の炎症，上腕骨顆上骨折，Volkmann 拘縮などによって生じる．尺骨神経損傷を合併することが多い．

2）正中神経の分布をみると，主に手指の屈曲，母指対立などの運動に関与する筋を支配し，感覚は母・示・中指と環指の橈側半分を支配する．手の機能としては最も重要な部分を支配している．

3）手関節付近での損傷による低位麻痺と前腕筋麻痺が加わる近位での損傷である高位麻痺とに分けられる．低位麻痺では手固有内在筋群の麻痺と感覚の障害がみられる．母指の対立運動が障害され，猿手変形をきたす．高位麻痺では，さらに母・示・中指の屈曲，および前腕回内力が障害される．手掌部の感覚障害は，脛骨神経損傷による足底部の感覚障害とと

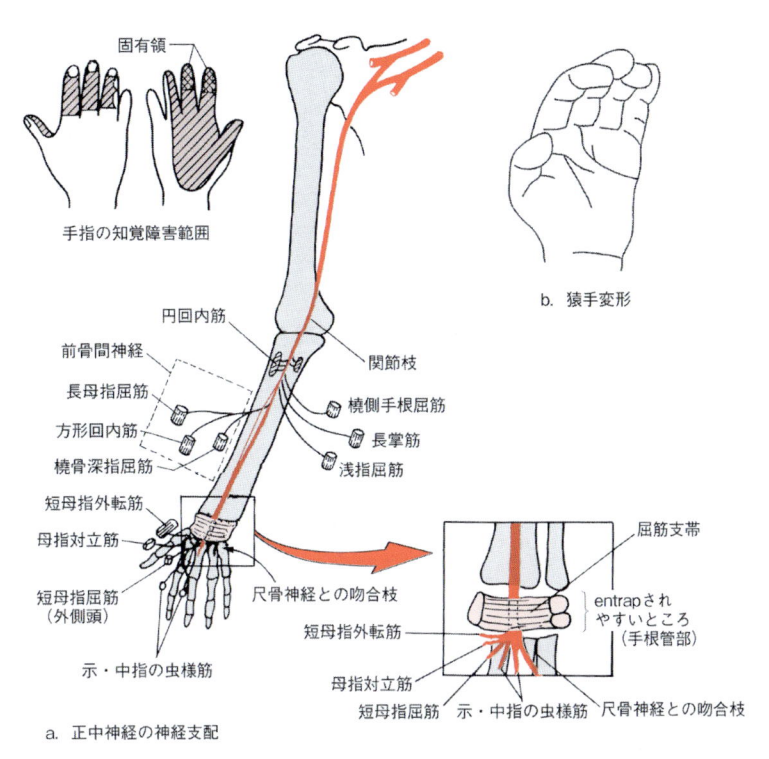

図9 正中神経走行と障害をうけやすい部分（□内）

a. 正中神経の神経支配
b. 猿手変形

もに，日常生活に大きな障害をきたし，ときにカウザルギー（causalgia）を生じる．
4）絞扼性神経障害として，手根管症候群，回内筋症候群，前骨間神経麻痺などがある．

e 手根管症候群 carpal tunnel syndrome

手関節部の手根管における正中神経の絞扼性神経障害（正中神経低位麻痺）である．

手根管は手根骨と横手根靭帯で構成され，示指・中指・環指・小指の浅指屈筋腱と深指屈筋腱，長母指屈筋腱，正中神経が通過する．横手根靭帯の肥厚により，正中神経が圧迫され，母指・示指・中指のシビレ，知覚鈍麻を生じる．症状が進行すると母指球筋の萎縮が著明となり，猿手（ape hand）変形がみられる．

1）検査と診断

①ファーレン（Phalen）test（手関節屈曲テスト）

手関節の掌屈を1分間保持させる．その際に正中神経支配領域の疼痛，しびれが増強すれば陽性である．

②ティネル（Tinel）様徴候

手関節掌側部で正中神経を叩打すると正中神経支配領域に放散痛を認める．

③Perfect O テスト

短母指外転筋の麻痺があると母指と示指のピンチで長円の形を呈す．
④神経伝導速度，筋電図所見を行い確定診断する．

手指の過度な使用は控えるよう指示し，手関節軽度伸展位を保持した副子や装具固定を行う．ビタミン B_{12} 製剤の投与を行い経過観察する．症状が軽快しない場合は，手根管開放術（横手根靱帯の切離）を行う．

f 尺骨神経麻痺 ulnar nerve palsy（図10）

1）手関節部で損傷される低位麻痺とさらに肘関節部あるいはその中枢側で損傷される中間位，高位損傷がある．前者は手固有内在筋の麻痺と感覚障害が起こり，後者では前腕筋麻痺などが加わる．

尺骨神経支配の手固有内在筋群の萎縮（母指・示指間の指間の陥凹や小指球萎縮）が生じ，かぎ爪様手（わし手，claw hand）変形，母指内転障害，指の開閉障害，小指対立障害，および手掌・手背尺側の感覚障害がみられる．フローマン徴候（Froment sign）（母指と示指

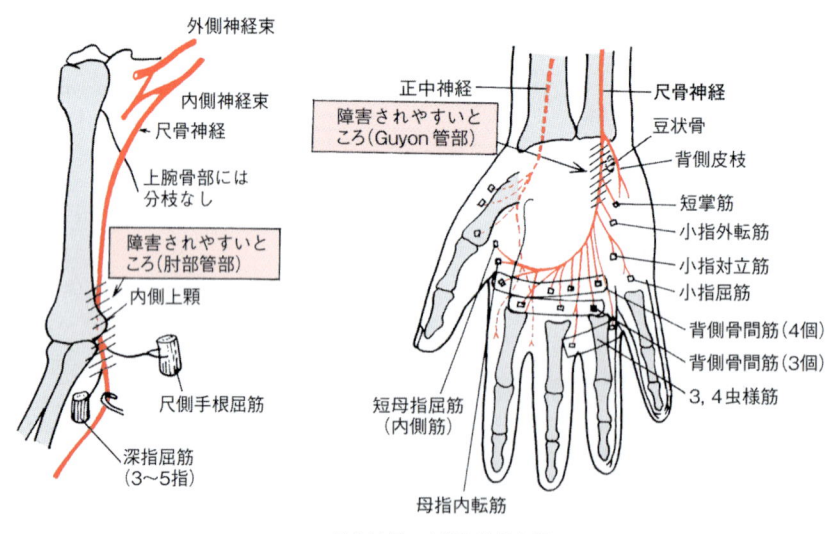

a：尺骨神経の走行と神経支配

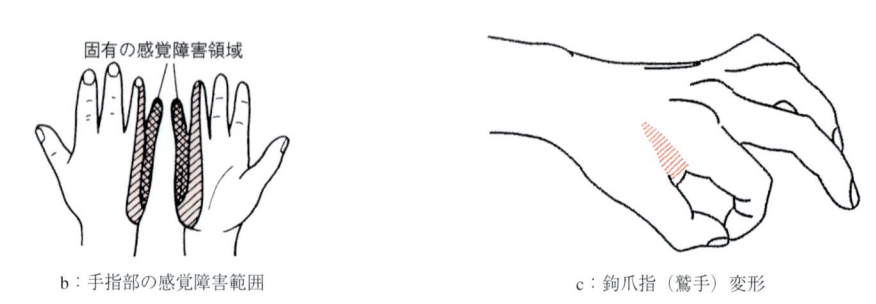

b：手指部の感覚障害範囲

c：鉤爪指（鷲手）変形

図10 尺骨神経走行と障害されやすい部分

表3 上肢の絞扼神経障害 (entrapment neuropathy)

	障害名	障害神経	entrapment point	症状	診断のポイント	治療
腕神経叢部	胸郭出口症候群○○ (thoracic outlet syndrome)	腕神経叢 (鎖骨下動脈伴走)	(前・中) 斜角筋 頚肋 肋鎖間 烏口突起下	・血管, 神経圧迫症状 ・肩こり, 肩甲部痛 ・上肢のしびれ, 痛み, だるさ, 冷感 ・なで肩の女性に多い	Allen テスト, Wright テスト, Roos テスト, EMG, NCV (血管造影術), サーモグラフィー (頚椎椎間板症, 変形性頚椎症などと鑑別)	肩挙上運動, 斜角筋切離術 第1肋骨切除など
肘関節周辺部	後骨間神経麻痺○ (posterior interosseous nerve syndrome) (回外筋症候群)	橈骨神経 (後骨間神経)	短橈側手根伸筋部 arcade of Frohse (回外筋部)	・肘部外側の疼痛 ・drop finger deformity ・母指-小指伸展不能 ・母指外転力低下 ・手関節の背屈は可能	EMG, NCV 頚椎神経根症, 橈骨神経高位麻痺, テニス肘などと鑑別	保存療法が原則
	肘部管症候群○○ (cubital tunnel syndrome)	尺骨神経	肘部管部: 骨棘 (肘 OA) による圧迫, 外反肘による遅発性神経麻痺などが原因	・小指・環指尺側のしびれ感 ・手の脱力, 巧緻運動障害 ・肘部管部圧痛 ・わし手変形 ・母指球, 骨間筋萎縮	わし手変形, Froment 徴候, 肘部管圧痛 尺骨神経溝撮影など EMG, NCV 重複神経障害 (頚椎部), 下位運動ニューロン疾患と鑑別	肘 OA:内側上顆切除術など 外反肘:神経移動術など
	前骨間神経麻痺○ (anterior interosseous nerve syndrome)	正中神経 (前骨間神経)	円回内筋部 浅指屈筋中枢部	・母, 示指の巧緻運動障害 (純運動神経麻痺)	・perfect O 不可能 (tera-drop shape を呈す) EMG, NCV	保存療法が原則
手関節周辺部	手根管症候群○○ (carpal tunnel syndrome)	正中神経	手根管部	・疼痛, しびれ感, 夜間痛 ・母指対立運動障害, 母指球萎縮, 妊婦・中年女性に多い ・腱鞘炎などによる滑膜肥厚, 橈骨遠位端骨折, RA などに合併	・手根管部叩打による放散痛 ・wrist flexion test (Phalen test) EMG, NCV 下位運動ニューロン, 重複神経障害, などと鑑別	軽症 内因性 ステロイド局注 重症 外因性 手根管開放
	尺骨管症候群△ (ulnar tunnel syndrome)	尺骨神経	尺骨管 (Guyon 管)	・局所の圧痛 ・感覚運動障害 (手掌部を強く押しつける仕事, スポーツ選手に注意)	・EMG, NCV ・Froment 徴候 ・わし手変形 アミトロ, 平山病などと鑑別	・ステロイド注射 ・除圧手術 (ときに腫瘍摘出)

頻度:○○よくみられる　○比較的まれ　△まれ　　　　　　EMG:筋電図, NCV:神経伝導速度

の間に紙片をはさんで引っ張ると，麻痺側ではIP関節を屈曲して引っ張ろうとする）陽性．母指内転筋麻痺の代償として，正中神経支配の指屈筋が働き，IP関節が屈曲する現象である．

2）肘部管症候群，ギヨン管（Guyon canal，尺骨管）症候群などがある．

肘関節内側の骨（尺骨神経溝）と弓状靱帯（Osborne 靱帯）で形成されるトンネルを肘部管とよび，絞扼神経障害の頻度が高い．尺骨神経領域のしびれ感，知覚低下を認め，進行すると骨間筋の萎縮がみられる（わし手変形）．神経伝導検査で遅延がみられる場合は，肘部管開放手術の適応である．

2. 肩関節部の外傷と疾患

a 鎖骨骨折 fracture of the clavicle

1）鎖骨は皮膚直下にあり，上肢と体幹との間の連結をしている．骨折は男子に多く，肩をついて倒れたり，上肢外転位で手や肘をついて倒れたりした時に生じる介達外力によって生じることが多い．分娩時に骨折することもある．

2）保存療法を原則とする．多くは鎖骨バンド固定によって治癒する．遠位（外側）端骨折で，転位が大きい場合に手術適応となる．Kirschner 鋼線やプレートなどで固定を行う．

b 肩鎖関節脱臼 dislocation of the acromioclavicular joint

1）肩鎖関節は肩峰と鎖骨外側端よりなり，関節円板が存在する．内側では鎖骨は烏口鎖骨靱帯によって肩甲骨に連結されている．肩峰に対する直達外力によって生じる鎖骨上方脱臼が多い．

2）鎖骨上方脱臼は，鎖骨肩峰端が後上方にずれ，階段状変形を呈する．局所の圧痛・腫脹・

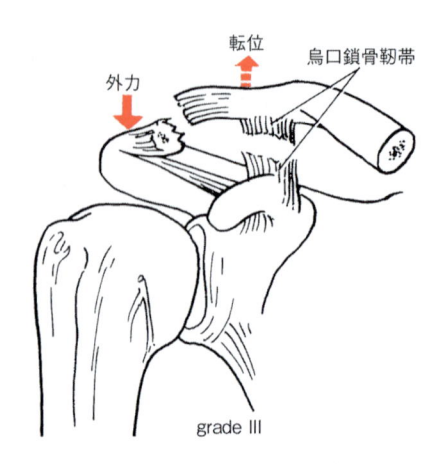

図 11　肩鎖関節損傷

肩の運動痛を認め，肘を押し上げ，鎖骨端を下方に圧迫すれば整復されて変形がなくなる．一般に肩鎖関節包のみの損傷（Ⅰ度），肩鎖関節靱帯の損傷を伴うもの（Ⅱ度），さらに関節包の損傷のみならず，烏口鎖骨靱帯の損傷をも伴うもの（Ⅲ度）に分けられる（図11）．

3）Ⅰ度やⅡ度は保存療法が原則で，早期から肩関節可動域訓練を行う．烏口鎖骨靱帯損傷のあるⅢ度は，手術 Dewar 法（烏口突起端を筋を付着させたまま切離し，烏口鎖骨靱帯付着部付近の鎖骨に移行して筋力で整復位を保持する方法）を行うことがある．

C 肩関節脱臼 shoulder dislocation（図12）

1）外傷性関節脱臼で最も多い．その95％は前方脱臼である．若年層には再脱臼が生じやすい．

2）肩関節は関節窩に比して骨頭が大きく，支持組織である靱帯，関節包が弱く，かつ関節可動域が大きいので外傷を受けやすい．上腕の外転・外旋時に外力が加わり，肩峰を支点として上腕骨頭が前方へ脱臼する．

3）前方脱臼の徒手整復法としてスティムソン（Stimson）法がある（図13）．ベッド上で腹臥位にして患肢を下垂させ，錘で牽引して整復する．他に麻酔下に徒手整復コッヘル

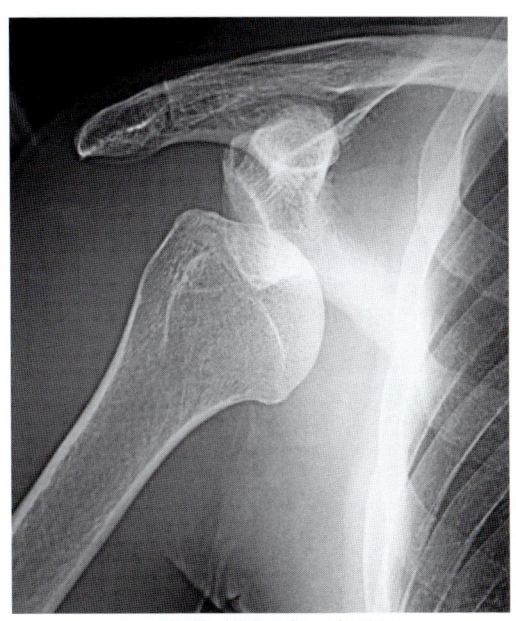

a. 肩関節（前方・烏口下）脱臼

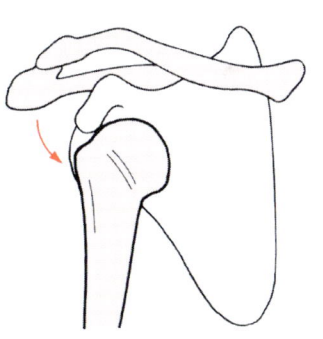

b. 肩関節前方脱臼（烏口下脱臼）
最も多い型である．

図12 肩関節脱臼

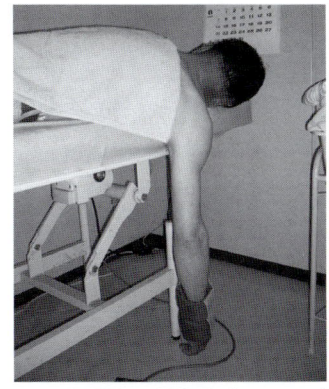

図13 肩関節の整復法（Stimson法）

（Kocher）法，ヒポクラテス（Hippocrates）法などを行う場合もある．整復後3週間三角巾・バストバンド固定を行う．その後，運動療法を行う．外転・外旋運動は再脱臼の危険があり注意を要する．

　4）合併症としては腋窩神経麻痺，腱板損傷や大結節の裂離骨折がある．反復性脱臼へ移行しないように，適切な初期治療が必要である．関節包の弛緩，ヒル-サックス損傷（Hill-Sacks lesion，上腕骨骨頭の部分欠損），バンカート損傷（Bankart lesion，関節唇，関節包前部の剥離，損傷）などが認められる．

d 上腕骨近位部骨折 fracture of the proximal humerus

　1）上腕骨近位端は下記の四つの構造によって成り立つ．①上腕骨骨頭：肩甲骨の関節窩と関節を形成し，解剖頸によって他の部と分けられる．②大結節：棘上筋と棘下筋が付着している．③小結節：肩甲下筋が付着しており，結節間溝によって大結節とへだてられる．④外科頸：これによって，上記の三者と上腕骨骨幹中枢側とへだてられる．大胸筋，広背筋，三角筋は外科頸の末梢側に付着する．

　2）上腕骨外科頸骨折は中年以降に多く発症する．外転位，ときに内転位で肘や手をついたときや，側方からの直達外力で生じる．患者は健側の手を用いて損傷側の肘付近を保持し，上腕骨頸部に圧痛を認める．ことに外転骨折では上腕の変形が著明であり，皮下出血が上腕から肘部へと進む．

　3）転位が少ないものはslingにて，また転位が大きく手術適応と判断した場合には，髄内釘かロッキングプレートによる内固定を行う．大結節の骨折で転位がある場合も早期の手術適応である．

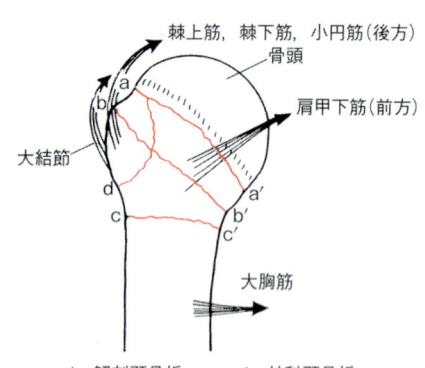

図14　上腕骨近位部骨折の諸型
aa′：解剖頸骨折　　cc′：外科頸骨折
bb′：結節貫通骨折　da：大結節骨折

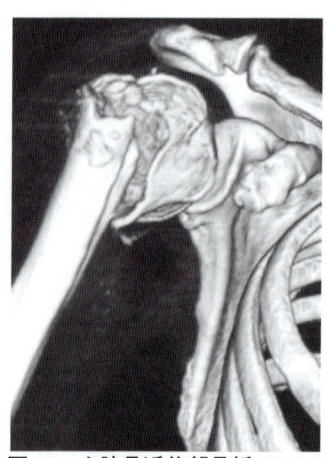

図15　上腕骨近位部骨折 3D-CT

e 腱板損傷 rotator cuff tear（図16，図17）

肩腱板は，棘上筋，棘下筋，肩甲下筋，小円筋から構成されている（図16）．

1）高所からの転落・転倒による肩甲部の打撲，重量物の挙上などによって生じることが多い．中年以後には腱板の摩耗によって変性が生じて容易に断裂することがある．若年者においては大きな外傷によって生じることが多い．

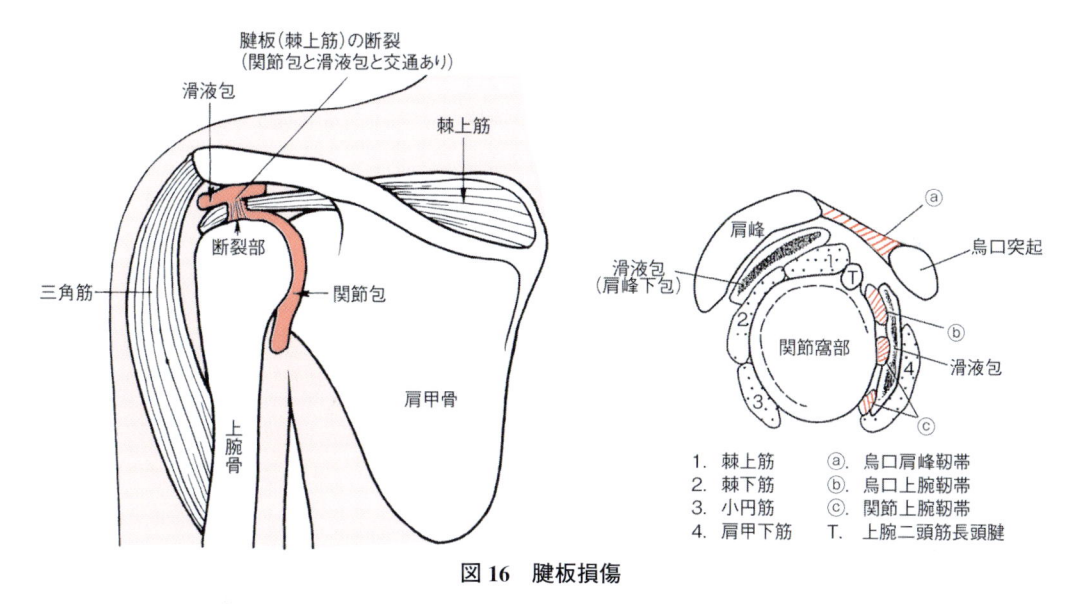

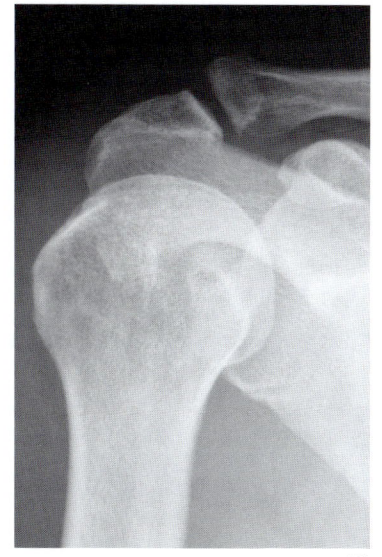

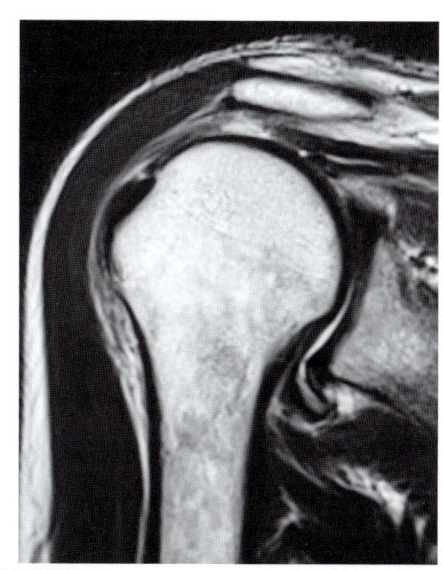

図16 腱板損傷

1. 棘上筋
2. 棘下筋
3. 小円筋
4. 肩甲下筋
ⓐ. 烏口肩峰靭帯
ⓑ. 烏口上腕靭帯
ⓒ. 関節上腕靭帯
T. 上腕二頭筋長頭腱

図17 右肩腱板断裂
左：単純 X 線像では異常を認めない．
右：MRI：腱板（棘上筋）の断裂を認める

2）棘上筋腱断裂が最も多く肩関節の外転が障害される．部分断裂の場合は外転力は弱く，疼痛があり，外転保持が困難である．結節部の腱板付着部に圧痛がある．

3）腱板の炎症と鑑別するためには肩峰下滑液包に局所麻酔薬を注射し，自動運動を行わせる．腱板断裂があると外転をはじめることができない．しかし他動的に 90°以上に外転させるとこの位置で保持できる．90°外転位より下方へは上肢を徐々におろすことができない（drop arm sign）．

MRI で診断する．肩関節造影により，造影剤の断裂部から肩峰下滑液包への漏出像が認められる．関節鏡で確認できる．

4）高齢者や断裂の小さい症例では保存的に理学療法を行う．若年者や断裂が大きい場合には早期の手術による修復を行う．最近では関節鏡視下手術がよく行われる．

f 肩関節周囲炎 frozen shoulder, periarthritis humeroscapularis

1）40 歳代から 60 歳代にかけて好発する．加齢に伴う退行変性によるものが多く，癒着性滑液包炎，腱板や上腕二頭筋の退行性変化，肩鎖関節の変形性関節症などが含まれている．

2）肩関節の疼痛性運動制限で，ことに結髪，結帯動作が障害される．挙上のみならず，外転，外旋，内旋などの運動障害を認める．夜間痛もある．上腕二頭筋長頭腱鞘炎の場合には，結節間溝に圧痛がある．

3）頚椎，胸部，肩部の X 線撮影を行い，他の部位の疾患を見落とさないことが重要である．ときに転移病巣を認めることがある．血液検査所見を参考に除外診断を行う．

4）急性期には疼痛緩和の処置を行いつつ，できるだけ早期に肩関節の運動を開始し，運動制限の除去に努める．ステロイドや麻酔薬の局所注射，消炎鎮痛薬などの投与を行う．拘縮に対しては理学療法を行い，自動運動練習（仰臥位で患肢を挙上し疼痛の出ない範囲で回旋し，可動域範囲を広げたり，コッドマン（Codman）の抗重力運動などを行う）や温熱療法を実施する．比較的予後は良好．1〜2 年以内に寛解する．

3．肘関節部の外傷と疾患

a 上腕骨顆上骨折 supracondylar fracture

1）小児が手をついて転倒して受傷する場合が多く，伸展骨折と屈曲骨折とに分けられる．肘関節伸展位で転倒して生ずる伸展骨折が多く，肘関節屈曲位で受傷して生ずる屈曲骨折は顆上骨折の約 5％と少ない．

2）肘部の腫脹，疼痛，変形が著明である．変形は伸展型では肘頭が後方へ突出している．骨折の範囲の決定には正確な X 線所見が必要である．神経や血管損傷の有無を観察することが大切である（図 18）．

3）全身麻酔下で徒手整復を行い，垂直牽引を行う．転位の著しいものや合併損傷のある

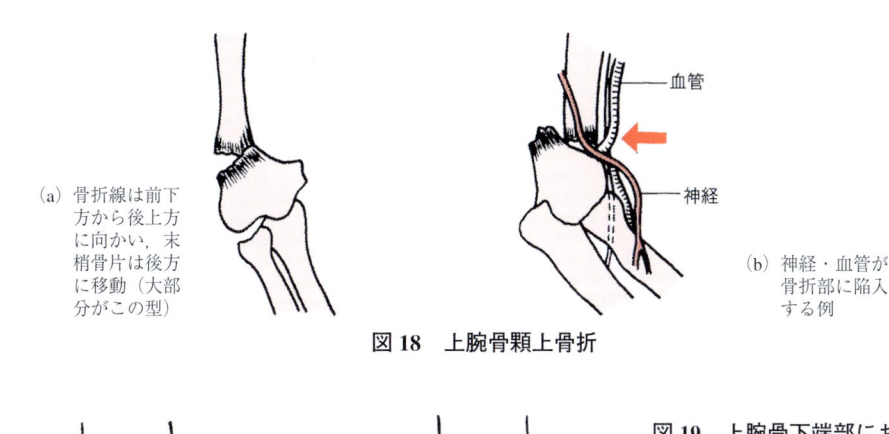

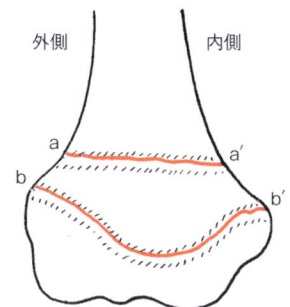

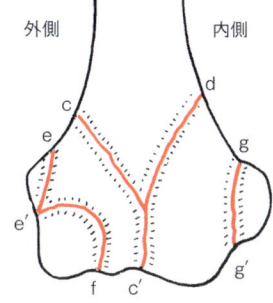

図18 上腕骨顆上骨折
(a) 骨折線は前下方から後上方に向かい，末梢骨片は後方に移動（大部分がこの型）
(b) 神経・血管が骨折部に陥入する例

図19 上腕骨下端部における骨折線の走行
aa´：顆上骨折
bb´：通顆骨折
cc´, d：Y状骨折
cc´：外顆骨折
dc´：内顆骨折
ee´：外上顆骨折
gg´：内上顆骨折
e´f：上腕骨小頭骨折

ものは手術的に整復し，キルシュナー（Kirschner）鋼線を交叉刺入して固定する．3ないし4週間の固定により仮骨形成がみられれば，徐々に自動運動を行う．

4）合併症としては正中神経損傷，フォルクマン（Volkmann）拘縮（コンパートメント症候群の項参照），変形治癒（回旋変形や内反変形など）が生じやすい．

また，後療法を行うときに暴力的な他動運動を行うと化骨性筋炎を誘発して関節運動障害の原因となることがある．

b 上腕骨外顆骨折 fracture of lateral condyle of humerus（図20）

1）成長期の小児に発生し，小児では顆上骨折に次いで頻度が高い．

2）受傷機転としては手を伸展して倒れ，肘部で内反の方向に力が加わって発生する．

3）上腕骨小頭の骨端部と滑車の一部を含む外顆部が骨折し，前腕伸筋群の牽引によって骨片の回転を起こす．多くの場合，骨片は90°以上回旋して，上腕骨の骨折面に対し関節軟骨面が向かい合う．

4）手術療法が原則で，転位のあるものは観血的に整復し，Kirschner鋼線2本あるいはKirschner鋼線とwireによるひきよせ締結法を行う．骨片が前腕伸筋群によって牽引され，著しく回旋転位するので，転位が放置されると偽関節が生じやすく，外反射をきたして遅発性尺骨神経麻痺が起こることが多い．

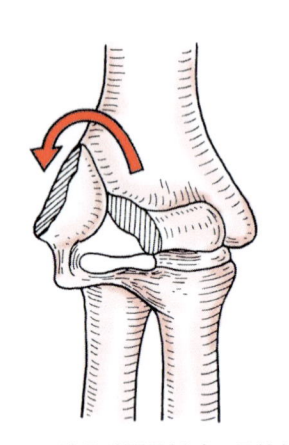

図20　上腕骨外顆骨折時の骨片転位

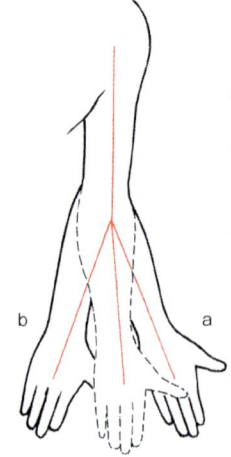

図21　外反肘（A）と内反肘（B）

a：外反肘 cubitus valgus では動作軸角が増大している．
b：内反肘 cubitus varus では角度が減少している．動作軸角の片側性変化の原因として最も多いのは上腕骨顆上骨折によるものである．
　動作軸角は角度計を用いて測定する．
　平均値は，男性で8.5°，女性で12.5°である．これを生理的外反肘という．

C 肘内障 pulled elbow（図22）

1）小児において肘関節伸展，前腕回内位で突然手を牽引されると輪状靱帯が遠位付着部で橈骨から剥離されて，橈骨小頭の上を中枢側へとまくれ上り，一部が腕橈関節内に嵌入する．そのため橈骨小頭が亜脱臼の状態になる．この輪状靱帯の亜脱臼は小児期には橈骨頭の発達が不十分なためと考えられている．

2）2〜4歳児に多い．母親などが急に手を引っぱったあと子供は痛みのために突然上肢全体を動かさなくなることが多い．前腕回内位で上肢を下垂する回旋制限を認める．

3）肘関節を軽く屈曲して外側側副靱帯を弛緩させ，前腕を回外しながら橈骨小頭を前方から圧迫すると，整復される．患児はすぐに上肢を動かすようになる．

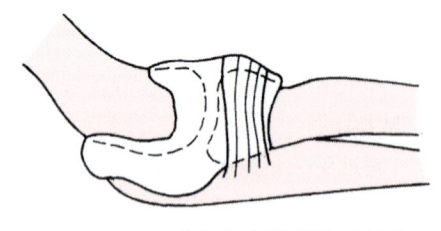

a．橈骨頭は輪状靱帯から脱出しようとしている．

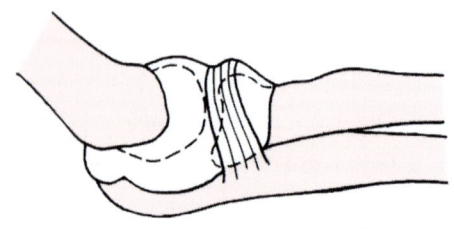

b．橈骨頭は輪状靱帯から脱出し，同靱帯は腕橈部関節腔にすべり込む．

図22　肘内障の発生機序

d スポーツによる肘障害

1) 上腕骨外側上顆炎（テニス肘）epicondylitis humeri lateralis（tennis elbow）

a）上腕骨外側上顆に起始をもつ長・短橈側手根伸筋，回外筋の繰り返しの牽引外力による骨膜刺激あるいは外傷性骨膜炎と考えられている．

b）テニスなどのスポーツによくみられるのでテニス肘ともいわれる．また家事などで前腕の回内回外をくり返し行う主婦などにもよくみられる．

c）橈骨手根伸筋群の付着部すなわち上腕骨外側上顆に著しい圧痛がある．また前腕伸側の伸筋群にも圧痛を認め，手を握ると疼痛は増強する．握力は低下する．手関節背屈や前腕回外に抵抗を加えると疼痛は増強する．手指伸筋の麻痺を生ずる深橈骨神経麻痺などと鑑別を要す．

d）ストレッチの指導，テニスエルボーバンドの装着，局所抗炎症剤の使用などが行われる．

2) 野球肘 baseball elbow（図23）

ピッチャーの投球時，ボールが手から離れる瞬間は肘関節は外反位を強制される．そのため内上顆に付着する内側側副靱帯に強いストレスがくり返し加えられることになる．その結果，裂離骨折，断裂などが起こり，またそれに対する修復機転による瘢痕形成などの障害が生じてくる．また橈骨頭側は上腕骨との間に圧迫回旋をくり返し，離断性骨軟骨炎を生じることがある．野球肘では伸展が痛みのため制限される．槍投げなどの投てき選手や柔道の背負い投げをよく練習する選手にも発生しやすい．

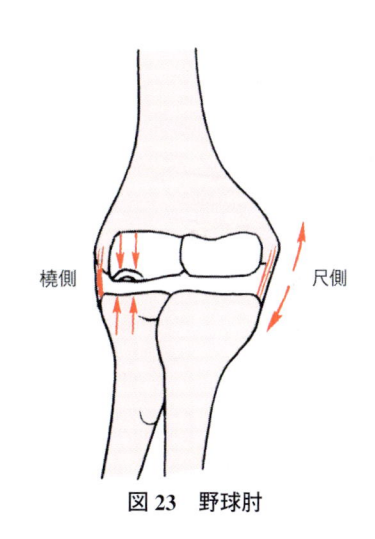

図23 野球肘

e 変形性肘関節症 osteoarthritis of the elbow joint

1）肘の一次性変形性関節症は手をよく使う労働者にみられる．古い関節内骨折のために二次的に生じることもある．また，離断性骨軟骨炎に続発することもある．

2）肘関節の屈曲拘縮，運動痛，関節液貯留，ときに遊離体による運動障害や locking をきたす．X線上，関節裂隙の狭小化，骨硬化，関節面の変形・破壊，辺縁部の骨棘形成，遊離体などを認める．

3）合併症として肘部管症候群などがある．

4. 前腕部の外傷

a モンテジア骨折 Monteggia fracture-dislocation of the elbow（図24）

1）尺骨近位 1/3 の骨折と橈骨頭の脱臼を生じたもので，尺骨骨折に橈骨頭の前方脱臼の組み合わせが多く，前・側方向への変形 angulation を生じる．

2）観血的整復術を要することが多いが，尺骨骨折を整復すると橈骨頭が自然に整復される．陳旧例では橈骨頭切除を行うこともある．

3）合併症として橈骨神経深枝麻痺（後骨間神経麻痺）を生ずることが多い．その発生メカニズムとしては，①直達外力による損傷．②橈骨頭脱臼による圧迫あるいは牽引損傷．③橈骨頭脱臼の整復操作による損傷．④損傷された橈骨と尺骨の間に絞扼されるための損傷．⑤手術侵襲による神経の切断や圧迫，瘢痕による二次的絞扼．⑥回外筋肉での fibrosis によって発生する遅発性神経麻痺などが考えられる．

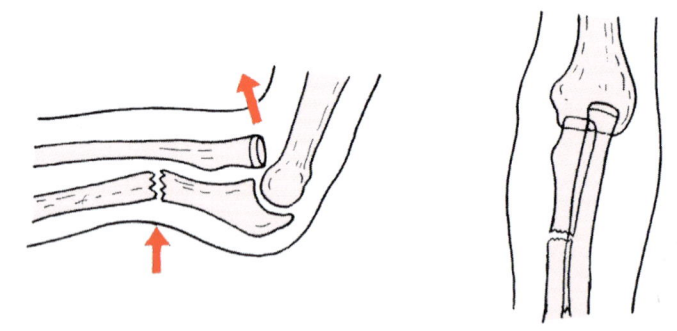

図24　Monteggia 骨折

b コレス骨折 Colles' fracture

1）橈骨遠位端骨折であり，高齢者に多い．手掌をついて転倒したときに発生する．手および手関節は橈骨骨幹に対して背側へ転位する．フォーク背状変形（classic silver folk deformity）を呈する．橈骨末端，尺側茎状突起部などに圧痛を認める．

2）徒手整復の後，手関節掌屈・尺屈位にてギプス固定を行う．整復位が保ちにくい骨折は手術適応であり，ロッキングプレートによる内固定を行う．手指の拘縮予防のため固定後早期より指の運動を行う．

3）合併症として手指や肩の運動障害がよく発生する．手根管内の出血，骨片による圧迫や挫滅，瘢痕形成，変形治癒などにより，正中神経圧迫障害をきたすことがある．

a. Colles 骨折
　定型的骨折で，整復されないまま変形治癒するとフォーク背状変形を示す．

b. Smith 骨折（逆 Colles 骨折）

c. Barton 骨折

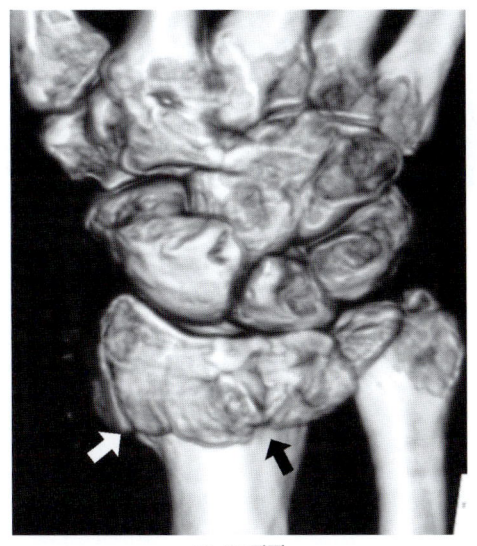

図 25　橈骨遠位端骨折

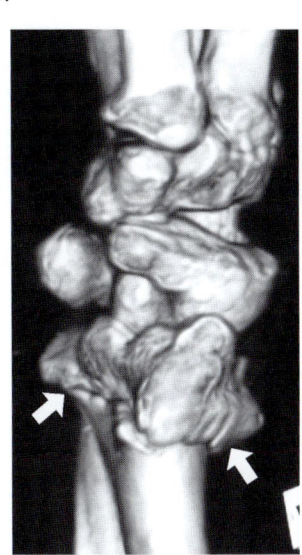

3D-CT 正面　　　　　　　　　　　側面　遠位端が背側に転位

図 26　橈骨遠位端骨折

矢印：骨折部

5．手関節部の外傷と疾患

a 舟状骨骨折 fracture of the carpal scaphoid（図 27）

1）手根骨骨折のうち最も多い．手関節背屈位で手をついて転倒したときに発生しやすい．

2）舟状骨の背側 snuff box（嗅ぎタバコ窩）部に圧痛があり，疼痛のために手関節の運動障害を認める．手関節の損傷では，この骨折は見逃されやすいので，本症が疑われるときに

は骨折線の明瞭となる2週間目頃にもう一度X線撮影して確かめる必要がある．CT，MRIも有用である．

　3）舟状骨は近位および遠位手根骨列の連結部位にあり，骨折部に剪力が働くので偽関節になりやすい．栄養血管は背面および掌面の靱帯付着部より入るが，とくに背面でしかも末梢部あるいは中央部から進入し，中枢側からは進入しない．ゆえに血行不良のために中枢側骨片はしばしば壊死に陥る．ギプス固定もしくは，手術（スクリュー固定，陳旧例は骨移植）を行う．

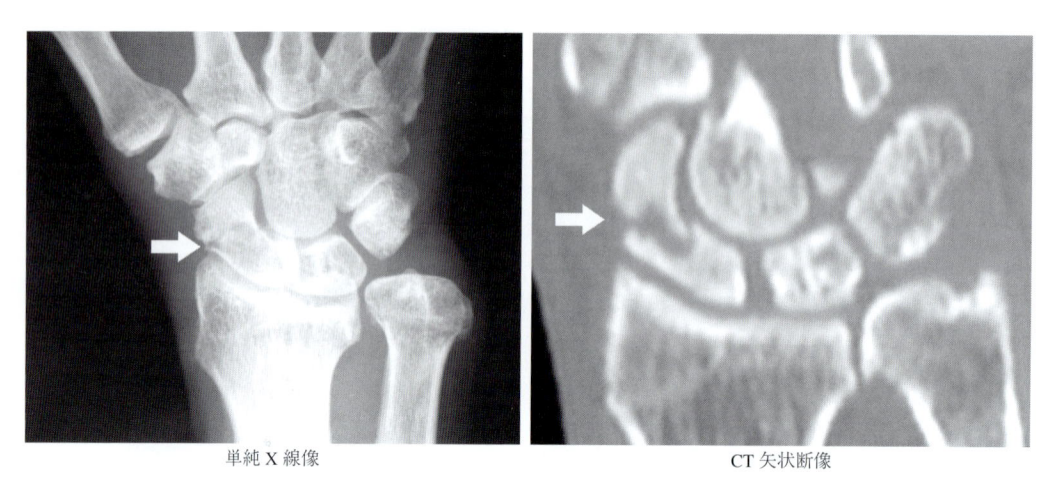

単純X線像　　　　　　　　　　　　CT矢状断像
図27　舟状骨骨折（偽関節）

b 急性反射性骨異栄養症〔ズーデック（Sudeck）骨萎縮〕 acute reflex dystrophy of bone

　1）外傷や炎症のあとに急速に発生する骨萎縮であり，複合性局所疼痛症候群タイプⅠ〔complex regional pain syndrome（CRPS）type Ⅰ〕とよばれる．上肢では手関節部の外傷やコレス（Colles）骨折などのあとに生じやすい．下肢では踵骨骨折の際に足根骨に生じることがある．自律神経を介して発生する反射性の血管運動神経の障害によって，骨の代謝や栄養が障害されるためと考えられている．

　2）局所の著しい疼痛，浮腫，腫脹，血行障害，発汗異常，関節拘縮などが認められる．X線上，著明な骨萎縮（ことに関節に接した部分に）を認め，不規則な斑状の骨吸収像，骨梁の粗鬆像などが認められる．

　3）患肢の挙上と自動運動，交感神経ブロック，損傷神経の修復などを行う．

c 月状骨軟化症，キーンベック（Kienböck）病 aseptic necrosis of the lunate

　1）月状骨に生じる無腐性壊死であり，月状骨への血行障害によると考えられる．手にたえず力の加わる大工などの職業の人に多い．

2）手関節の掌背屈制限，運動時痛があり，月状骨部の圧痛と腫脹を認める．X線所見としては，月状骨の硬化，扁平化，分裂像が認められる．

3）手関節装具などで固定する．手術療法としては，橈骨短縮術，有茎血管移植術などがある．

d ガングリオン ganglion

1）手関節背側に無痛性の硬い腫瘤を形成することが多く，MP関節掌側で屈筋腱鞘から生じることもある．超音波で診断可能である．

2）内容物は無色透明のゼリー状である．

3）穿刺排液，腫瘤摘出などが行われる．

6．手および手指の外傷と疾患

a 屈筋腱損傷 flexor tendon injury of the hand（図28）

1）no man's land（Zone Ⅱ，Verdan）は近位手掌皮膚線の橈側端と遠位手掌皮膚線の尺側端を結んだ直線と，中央掌側指皮膚線との間をいう．この部は屈筋腱が，腱鞘に被われている．腱鞘は硬く，狭いために，損傷された腱は血行障害を起こしやすく，癒着も生じて腱の滑動が失われる．腱修復の成績は不良である．

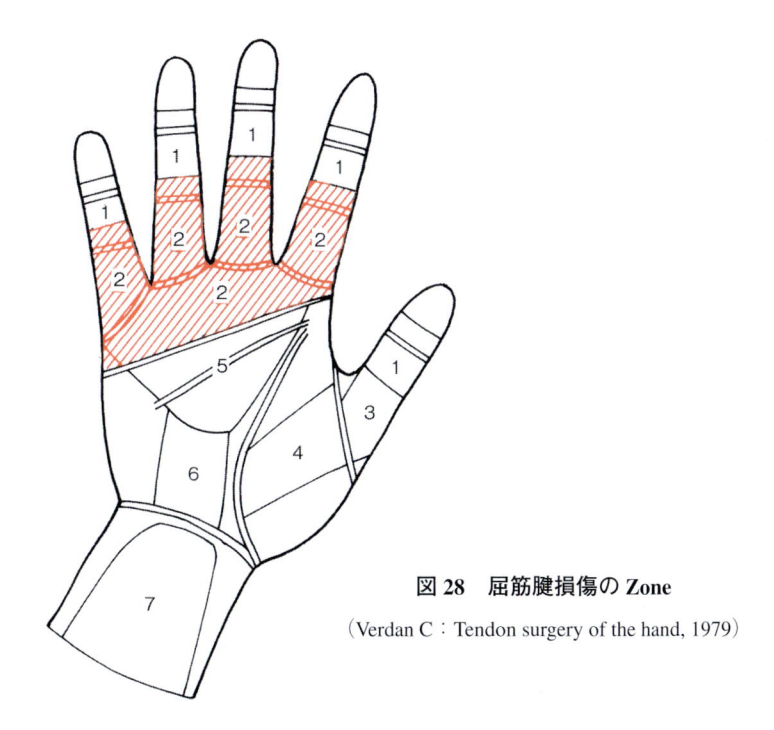

図28　屈筋腱損傷のZone

（Verdan C：Tendon surgery of the hand, 1979）

2）Zone Ⅰ（PIP より末梢部）では腱前進法（advancement）や腱固定術，DIP 関節固定術を行う．Zone Ⅱ（no man's land）では一般に二次的修復が原則とされる．しかし，汚染のない clean cut な創では一時的腱縫合が行われる．

3）no man's land（Zone Ⅱ）などにおける損傷は手の外科の専門医によって修復されるべきで，専門医のいない場合には，一次的に創の閉鎖を行う．腱修復における後療法は大切で Kleinert 法などを用いて十分の監視のもとに早期運動を行わせる必要がある．

b ばね指 trigger (snapping) finger

1）手指 MP 関節部掌側に発生する指屈筋腱腱鞘炎であり，手をよく使う中年婦人に多い．
2）乳幼児のばね母指は先天性の要因が考えられ，強剛母指 pollex rigidus といわれる．
3）MP 関節掌側に圧痛がある．腱性の腫瘤をふれる．患指の屈伸に際し疼痛を訴え，弾発現象を認める．指屈伸時の疼痛は PIP 関節付近に訴えることが多い．
4）指の屈伸をひかえ安静を保つ．ステロイドの腱鞘内注射．難治例には腱鞘切開を行う．

c ドゥケルヴァン（De Quervain）病

1）長母指外転筋と短母指伸筋の腱が橈骨茎状突起の上を通過するところで，慢性機械的刺激によって生じる滑膜性腱鞘炎．手をよく使う中年女性に好発する．
2）橈骨茎状突起部の圧痛．母指の屈伸による疼痛の増加．母指を屈曲し，他の 4 指を母指の上に重ねた状態で手関節を尺屈すると激痛を訴える．アイヒホッフ（Eichhoff）テスト（図 29）が陽性になる．
3）安静固定，ステロイドの局所注射．難治例では肥厚した靱帯腱鞘の切開．

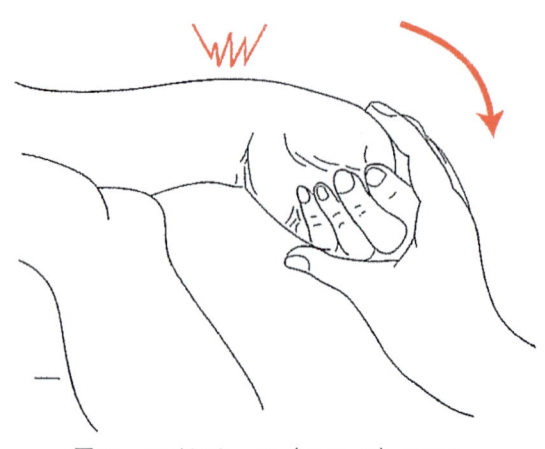

図 29 アイヒホッフ（Eichhoff）テスト

患者に母指を握り込ませ，検者が手関節を尺屈させる．この際，橈骨茎状突起部に疼痛が誘発される．さらに手関節を尺屈したまま患者の母指を伸展させると疼痛は消失する．疼痛誘発精度が鋭敏であることから十分愛護的に行う．

d レイノー (Raynaud) 病

1) 血管運動神経の異常によって生じる手指の血行障害である．若い女性に両側性に発生することが多い．原因不明の一次性のものと，膠原病，外傷性，神経疾患などに続発する二次性のものとがある．

2) 若い女性の上肢に両側性対称性に寒冷による手指の蒼白化を認める．交感神経ブロックによる攣縮（スパスム）の軽減を認める．血管閉塞性疾患，胸郭出口症候群などと鑑別する．

3) 生活指導による過労，精神不安の除去，末梢血管拡張剤，アドレナリン遮断などの薬物療法，星状神経節ブロック，交感神経節摘出術などが行われる．

e デュピュイトラン拘縮 Dupuytren contracture（図 30）

1) 手掌腱膜の瘢痕性肥厚収縮あるいは線維性増殖によるものであって，指の進行性屈曲拘縮をきたす．

2) 環・小指に多く，肥厚した線維束状の硬結を手掌から手指方向へとふれる．中年以後の男性に多い．両側罹患が多い．

3) 手指の機能障害があれば手掌腱膜切除術，皮膚のZ形成術を行う．

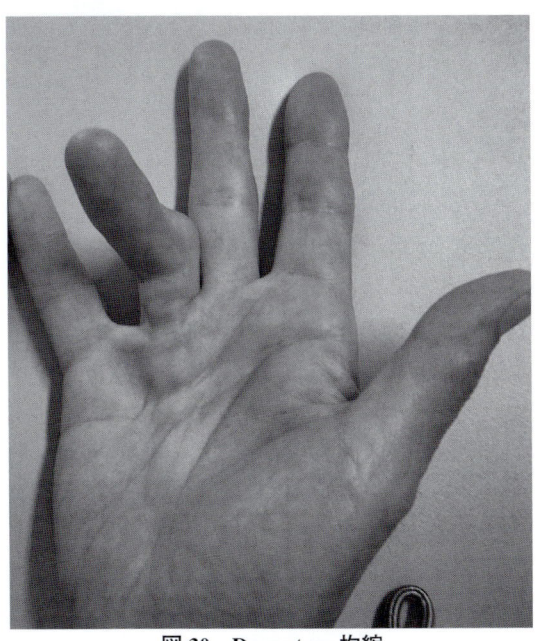

図 30　Dupuytren 拘縮

f 槌指 mallet finger（図 31）

1) 突き指などにより，DIP 関節背側での腱断裂または剥離骨折によって生じる DIP 関節

の屈曲変形である.

2）DIP関節は屈曲したままで, 自動伸展は不能である. PIP関節は過伸展する. 裂離骨折の場合は手術を行う.

3）皮下腱断裂の場合はDIP関節のみの過伸展保持のバネ装具がよく用いられる. 5, 6週間固定する.

g ヘバーデン(Heberden)結節（図32）

1）DIP関節の退行性変化による肥大と変形である. 中年以降の女性に多い.

2）指末節関節に両側性で多発性にみられる骨性の変形であり, 変形のみで疼痛のない場合や, 疼痛のはげしいこともある. 指末節関節の可動性は障害され, 骨の変形を皮膚を通してよくふれる.

3）X線所見としては指末節関節の関節裂隙の狭小化と骨棘形成が認められる.

4）経皮的消炎剤などを用いて様子をみるが, 鎮痛はなかなか困難で, 痛みが強いときには関節固定術を行うこともある.

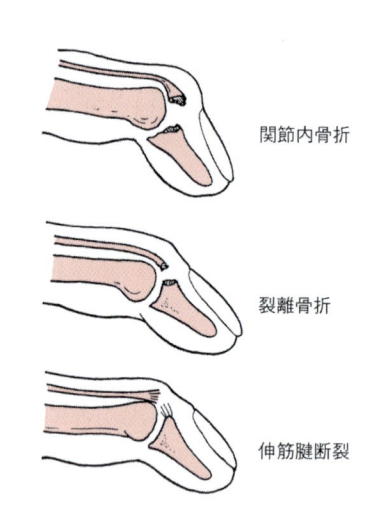

図31　槌指変形の原因と種類

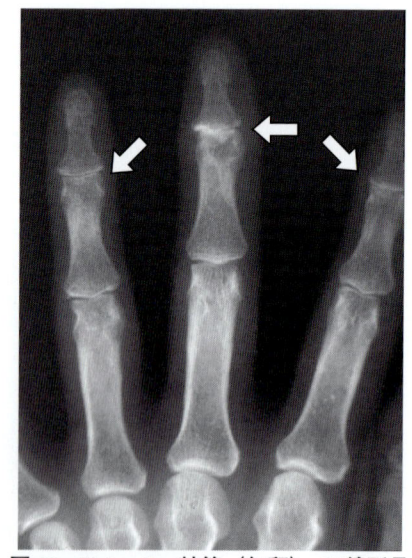

（関節内骨折／裂離骨折／伸筋腱断裂）

図32　Heberden結節（矢印）, X線所見

h 手指の先天性形態異常

1）**多指症** polydactyly（図33）

a）指の数が多いもので, 母指, 小指に多くみられる. 手指の先天異常の中で最も多い. 母指にみられるものは重複母指といわれる. 余剰指は中手骨から指節まで, 種々の程度がある.

b）治療としては余剰指切断にあたって腱・靱帯・関節包の処理を正しく行う.

2）**合指症** syndactyly

a）2指あるいはそれ以上の指が癒合したもの. 中, 環指に多い. 多指症の次に多く, 多指症を合併することが多い. 癒合に関与する組織によって皮膚性, 結合織性, 骨性合指に分けられる.

b）治療としては癒合部の分離と植皮を行う.

c）手術を行う時期の決定は重要であり, 2歳以後まで待機して行う場合が多い.

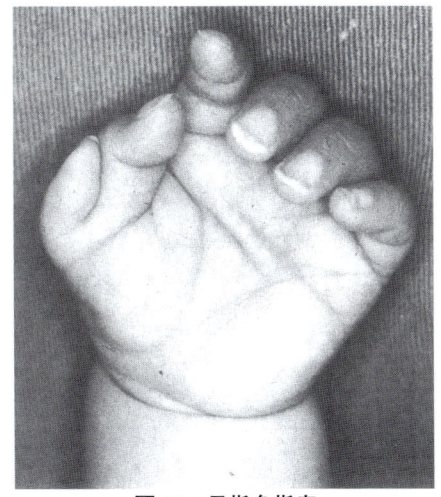

図 33　母指多指症

表4　Swanson による四肢先天異常の分類

カテゴリーI	部分形成障害
	形成不全による非定形的裂手
カテゴリーII	部分分離障害
	合指（趾）症，裂手，斜指（趾）など
カテゴリーIII	重複
	多指（趾）症，鏡像手・足など
カテゴリーIV	過成長
	巨指（趾）症，片側肥大症など
カテゴリーV	形成不全
	矮小手足，短指（趾）症など
カテゴリーVI	先天性絞扼輪症候群
	絞扼輪，先天性切断など
カテゴリーVII	先天性骨系統疾患

C　体幹および脊髄の外傷と疾患

1．脊柱・脊髄の外傷

a　外傷性頸部症候群 traumatic cervical syndrome

1) 追突事故あるいは他の外傷機転によって頸椎が過伸展後，過屈曲して生じる症状を総称したもので，頸椎捻挫（cervical sprain）ともよばれる．

「鞭打ち損傷」という病名は頸椎があたかもムチのようにしなることからつけられたもので非科学的である．これは誤解をまねきがちで患者に不安感をつのらせ，賠償問題などの社会問題を生じがちとなり，患者自身の症状をこじらせる原因となるので使用しない方がよい．

2) 診断としては，①自覚症状（めまい，頭痛，肩こりなど）のみのもの，自覚症状に局所的他覚症状（脊椎運動制限，項部筋の圧痛など）が加わったもの，さらに神経（感覚異常，自律神経障害など）および神経根症状の合併するものなどがある．しかし頸椎骨折を伴うものは少なく，脊髄症状をきたすものはさらに少ない．②精神的かつ感情的に不安定な場合が多い．③バレ－リエウ（Barré-Liéou 症候群（頸部交感神経症候群）により，頭痛，めまい，耳鳴り，吐き気，視力低下，聴力低下を訴えるものもある．④頸椎 X 線所見：筋緊張と疼痛により頸椎の生理的前弯の消失を認める例が最も多い．⑤頸椎 MRI 検査，脳波検査，筋電図検査，眼科や耳鼻科的検査などの補助診断も行われることがある．

3) 治療としては，①初期の安静が最も重要である．頸椎カラー固定，消炎鎮痛剤や精神安定剤投与などを行う．その後積極的な理学療法，特に項部筋，肩甲部筋のトレーニングを行う．②慢性期には賠償問題の調整や心理療法も必要なことが多い．

a. Jefferson 骨折

b ①軸椎歯突起骨折
　②hangman 骨折

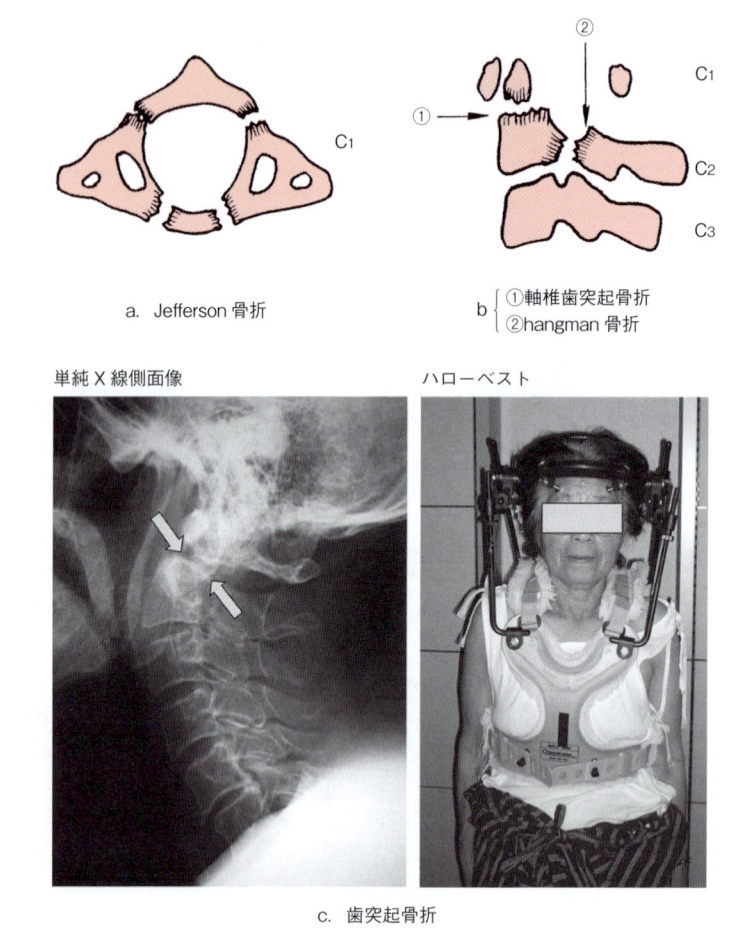

単純 X 線側面像　　ハローベスト

c. 歯突起骨折

図34　脊椎骨折（1）

b 脊椎の骨折・脱臼 fracture and dislocation of the vertebra

1）脊椎損傷は胸腰移行部（$T_{11}-L_1$）が最も多い．次いで下位頸椎（C_3-C_7），胸椎（T_1-T_{10}），腰椎（L_2-L_5），上位頸椎（C_1-C_2）の順となっている．原因をみると学童（10～15歳）ではスポーツ外傷によるものが多く，成人では交通事故，高所からの転落などが多い．高齢者では骨粗鬆症のため大きな外傷がなくても圧迫骨折が発症する（図35）．

　環椎の骨折：頭からの墜落による圧迫外力による骨折が多く，破裂骨折（Jefferson 骨折）や後弓骨折などが生じる．

　軸椎の骨折：歯突起骨折，hangman 骨折（軸椎の関節突起間骨折）などがある．前者は骨癒合しにくいことが多い．

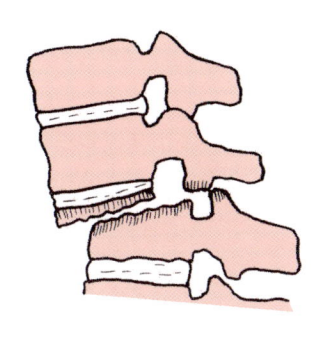

a. 脊椎脱臼骨折 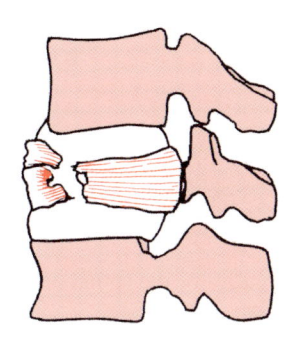　　b. 脊椎粉砕骨折

MRI T1W　　単純X線像

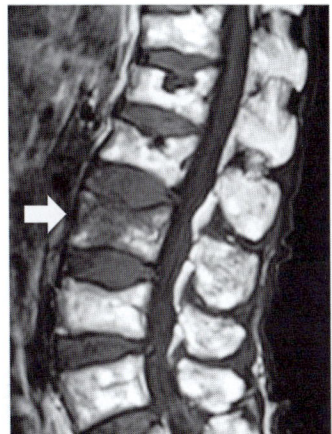

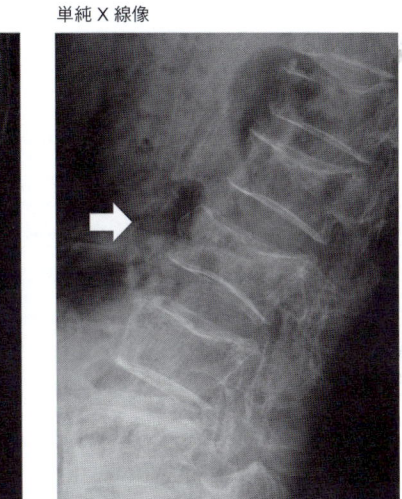

c. 第3腰椎圧迫骨折（骨粗鬆症による）

図35　脊椎骨折（2）

　第3頸椎以下の骨折：椎体部の骨折は，①圧迫骨折，②粉砕骨折，③脱臼骨折などがある．脊椎後部骨折としては，①棘突起骨折，②横突起骨折，③椎弓骨折などがある．

　2）診断としては，①受傷原因をよく問診し，損傷メカニズムを推定する．②擦過傷，血腫の存在は受傷機転の参考になるので頭部，顔面，背部などを調べる．③神経学的検査により脊髄損傷の有無，運動や感覚麻痺の高位と程度を調べておく．④X線撮影は正側の二方向撮影と斜位撮影を行う．脊椎のアライメント alignment と骨折のタイプを診断する．CT は椎体後壁や脊柱管の損傷状態の検索に役立つ．⑤MRI は脊椎骨折の新鮮度の判定および脊髄神経と骨片との関係を明らかにする．

　3）治療としては，①体位変換時や患者輸送のときに脊椎に屈曲や捻転が加わらないよう注意する．②可及的早期の整復と固定が重要である．③リハビリテーションプログラムは，

まず肺理学療法を行い，次いで体幹筋力ならびに四肢の可動性および筋力の維持と増強を行う．脊髄損傷を伴ったものでは，褥瘡，尿路感染，関節拘縮，痙直などの合併症対策を行いながら残存機能の強化に努める．

4）合併症としては，①脊髄損傷が最も重篤である．第4頸髄節以上の完全麻痺では横隔神経麻痺により，呼吸停止をきたす．②肋骨骨折や血・気胸なども生じることがある．

C 脊髄損傷 injuries of the spinal cord

1）脱臼骨折，粉砕骨折に合併することが多い．胸腰移行部（$T_{11}-L_1$）および下位頸椎（C_3-C_7）に多い．脊髄損傷は麻痺の程度によって完全麻痺と不全麻痺に分類される．（次ページ図参照）

2）診断としては，

a）全身症状：呼吸状態のチェック，横隔膜麻痺，肋間筋麻痺の有無，血・気胸の有無，循環状態を調べる．

b）局所症状：脊椎骨折の診断としてX線検査を行う．脱臼骨折，粉砕骨折の部位を調べる．下位頸椎損傷は側面像で肩と重なりみのがされやすいので注意が必要である．上記が疑われる場合は，CT検査および必要に応じてMRI検査を行う．

c）神経学的診断：受傷後48時間以内にいくらかでも回復の兆しのあるものは完全麻痺とはならない可能性が高い．感覚検査を入念に行う．sacral sparing，針で肛門皮膚を突いて肛門の収縮をみる．肛門反射：肛門に示指を挿入して粘膜を刺激して肛門括約筋の反射性収縮を確認する．

d）運動機能：徒手筋力テストを行う．損傷脊髄節以下の筋力はない．脊髄ショック期（1～4週）では損傷部以下の反射はすべて消失し，弛緩性麻痺である．この時期を過ぎれば頸・胸髄損傷例では痙性麻痺を呈してくる．

e）膀胱直腸機能：第11胸椎より頭側の損傷では痙性膀胱，第1腰椎より尾側の損傷では弛緩性膀胱となることが多い．

f）性機能：女性では一時的に無月経になることが多い．男性では勃起能力，射精能力が障害される．

3）治療としては，脊髄を除圧することが第一である．それには脊椎のアライメントを整復することである．まず姿勢による整復を試みる．脊髄浮腫に対する受傷後8時間以内のソルメドロール大量療法が行われる．脊髄には再生能力はないので合併症を予防し，リハビリテーションを積極的に行い残存能力を最大限に活用する．骨片の脊髄圧迫や脊髄の不安定性を認める場合は，手術適応である．

4）合併症としては，①呼吸麻痺，②過高熱，③褥瘡，④異所性骨化と関節拘縮，⑤尿路感染，⑥抑うつ状態（障害受容不適応など）などがある．

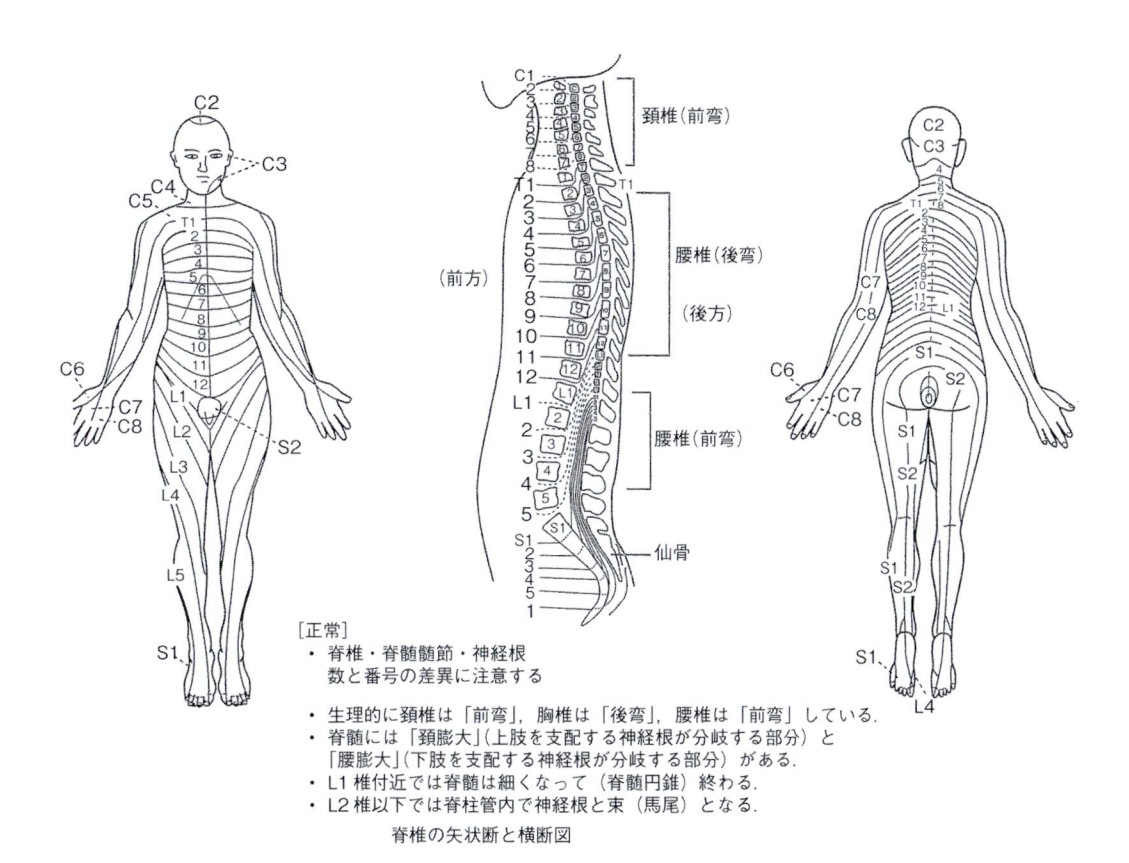

C　体幹および脊髄の外傷と疾患　73

[正常]
- 脊椎・脊髄髄節・神経根
  数と番号の差異に注意する
- 生理的に頸椎は「前弯」，胸椎は「後弯」，腰椎は「前弯」している．
- 脊髄には「頸膨大」（上肢を支配する神経根が分岐する部分）と「腰膨大」（下肢を支配する神経根が分岐する部分）がある．
- L1椎付近では脊髄は細くなって（脊髄円錐）終わる．
- L2椎以下では脊柱管内で神経根と束（馬尾）となる．

脊椎の矢状断と横断図

図36　皮膚の髄節神経支配（Keegan JJ & Garrett FD, 1984）

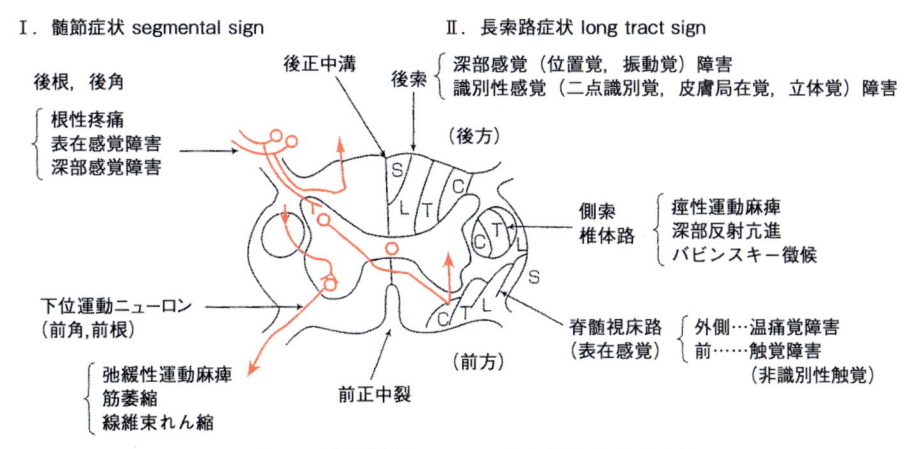

Ⅰ．髄節症状 segmental sign

後根，後角
- 根性疼痛
- 表在感覚障害
- 深部感覚障害

下位運動ニューロン
（前角，前根）
- 弛緩性運動麻痺
- 筋萎縮
- 線維束れん縮

後正中溝
（後方）
前正中裂
（前方）

Ⅱ．長索路症状 long tract sign

後索
- 深部感覚（位置覚，振動覚）障害
- 識別性感覚（二点識別覚，皮膚局在覚，立体覚）障害

側索
錐体路
- 痙性運動麻痺
- 深部反射亢進
- バビンスキー徴候

脊髄視床路
（表在感覚）
- 外側…温痛覚障害
- 前……触覚障害
  （非識別性触覚）

図37　脊髄横断における障害部位と臨床症候

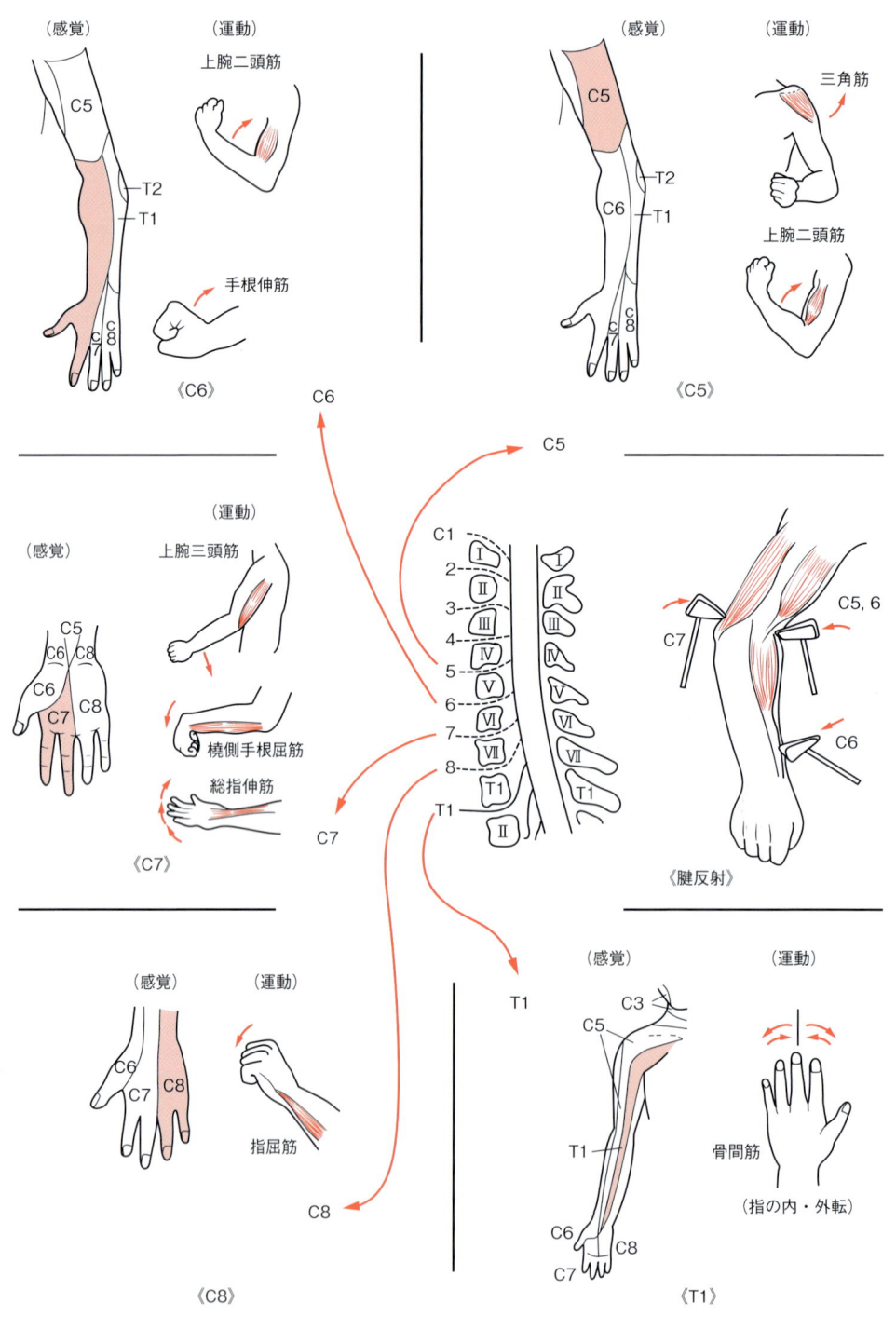

頚髄神経根障害と感覚・筋力および反射低下のまとめ
図 38　頚髄神経根障害と感覚・筋力および反射低下のまとめ
(Hoppenfeld S：Orthopaedic Neurology. JB Lippincott Co, 1977 より一部改変)

2. 脊柱の炎症性疾患

a 化膿性脊椎炎（椎間板炎）pyogenic spondylitis（図39）

1) ほとんどは血行性の化膿性骨髄炎である．
2) 急速に発症し高熱を伴う激しい疼痛を訴える．局所の自発痛，運動痛，および局所叩打痛さらには腰背筋の反射性緊張による各方向への脊柱運動制限が生じる．その他赤沈値の亢進，白血球増加を認め，CRPは陽性である．発症直後はMRI検査が有用である．MRIでは椎間板をはさんだ椎体の破壊と輝度変化を認める．X線では2～3週後に不整な骨破壊像，骨吸収像および椎間腔の狭小化を認める．3～4ヵ月後には骨新生像を認める．
3) 抗生物質の投与と胴ギプスもしくは硬性コルセットによる局所の安静が重要である．必要に応じて，針生検による起炎菌の同定を行う．脊髄の麻痺を認めた場合，難治性の場合は，脊椎固定術が適応である．

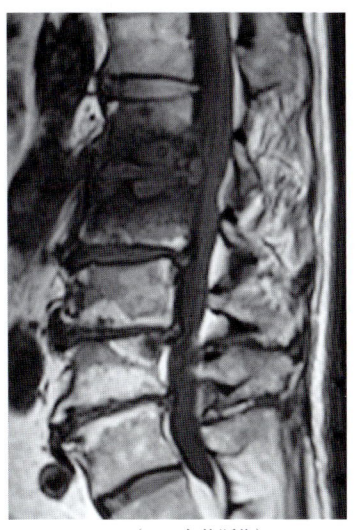

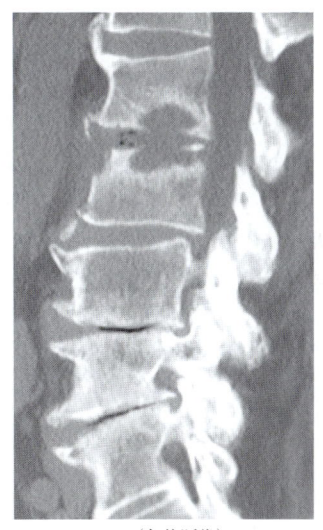

MRI（T1W矢状断像）　　CT（矢状断像）

図39　化膿性脊椎炎

b 結核性脊椎炎 spondylitis tuberculosa（図40）

1) 骨関節結核の約半数は結核性脊椎炎（脊椎カリエスともいわれる）である．わが国では結核は激減したが，最近では再び増加傾向といわれる．地球的規模では発展途上国にまだ多数の結核患者が存在している．脊椎カリエスでは主として椎体が侵され，椎弓など脊椎後部が侵されることは少ない．胸椎，腰椎に多い．椎体に達した結核菌は患部を侵し腐骨，膿瘍などを形成する．結核による膿瘍は冷膿瘍で発赤，熱感を欠いている．これらが脊柱管内におよんで脊髄圧迫症状〔ポット（Pott）麻痺〕をきたす．

2) 罹患椎棘突起の叩打痛，圧痛，脊柱の運動制限が三大特徴である．亀背，膿瘍，麻痺へと進んでゆく．赤沈値の亢進，クォンティフェロン陽性．X線所見として，①椎間腔の狭小化，骨の萎縮がみられる．②椎体破壊→楔状変形→亀背を生じる．③MRIでは椎体椎間板破壊および膿瘍をみとめる．④回復期はX線で骨硬化像から塊椎となり治癒する．

3) 治療は，保存療法として①栄養，②抗結核化学療法（ストレプトマイシン，カナマイシン，イソニアジド，リファンピシンなど），③安静，局所固定（亀背防止のための硬性コルセットの使用），④手術療法として，病巣郭清後脊椎固定術がある．

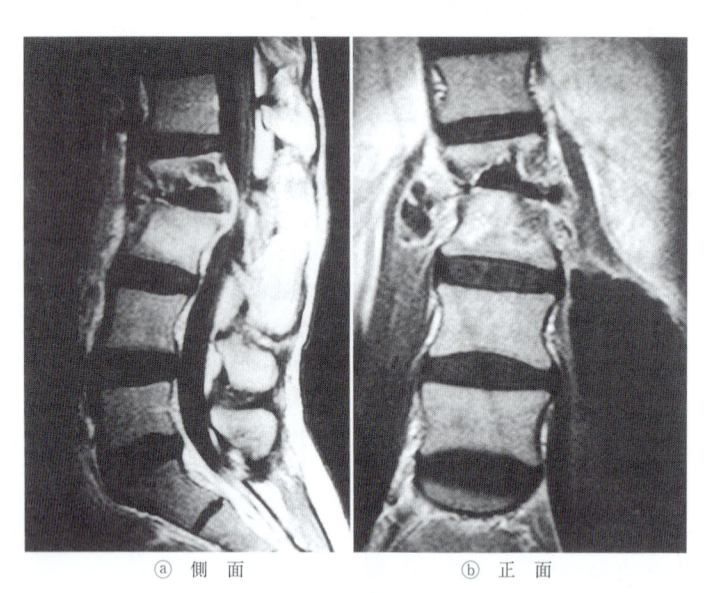

ⓐ 側面　　　　ⓑ 正面
図40　結核性脊椎炎のMRI

3. 脊椎の変性疾患など

ａ 椎間板ヘルニア

1) 頸椎椎間板ヘルニア herniated cervical disc（図41）

a) 椎間板の変性が基盤にあり，髄核が何らかの原因で脊柱管方向へ脱出し症状をきたす疾患である．$C_{5〜6}$次いで$C_{6〜7}$，$C_{4〜5}$の順で3椎間に好発する．後側方ヘルニアでは神経根症状を，中央部に生じれば脊髄症状，手指の巧緻運動障害，痙性歩行，排尿障害などを認める．

b) 神経学的所見としては，根症状は神経障害高位に一致して出現する．①感覚障害，②運動障害，③腱反射異常，局所所見としては頸椎運動制限，圧迫テスト〔スパーリング（Spurling）テスト，ジャクソン（Jackson）テスト〕陽性である．X線所見としては，初期には特有の変化が認められない．MRIではヘルニアの高位と大きさ，脊髄圧迫の程度が診

断できる．脊髄造影所見は，椎間板の突出に一致した圧排像が認められる．

　c）保存療法として頸椎カラー，頸椎牽引，薬物療法などで軽快することが多い．ヘルニアが大きく脊髄症状をきたしたものは早期に脊髄除圧固定手術を行う．

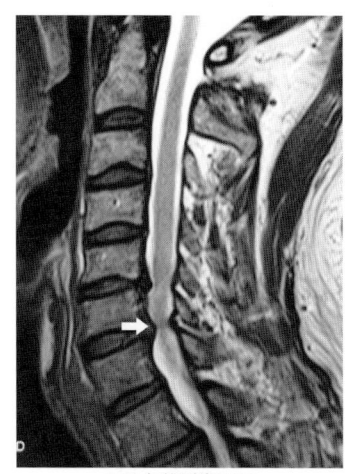

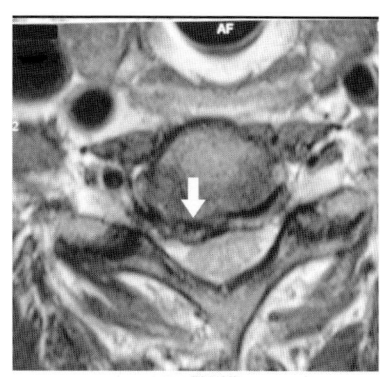

MRI 矢状断像 T2W　　　MRI 横断像
図 41　頸椎椎間板ヘルニア

2）腰椎椎間板ヘルニア herniated lumbar disc

　a）青壮年期の男子に多い．$L_{4\sim5}$ 間に好発し，次いで L_5-S_1 に発生する．ヘルニア脱出高位より一つ下位の椎間孔から出る神経根が障害を受けることが多い．すなわち，$L_{4\sim5}$ 間のヘルニアでは第 5 腰髄神経根，L_5-S_1 間のヘルニアでは第 1 仙髄神経根が障害される．

　b）症状は，腰痛，下肢痛，各神経根支配の筋力低下および感覚障害，時に膀胱直腸障害も発症する．しばしば疼痛性側弯，脊柱運動制限もみられる．大腿神経伸展テスト（femoral nerve stretch test：FNS）（L_2-L_4），下肢伸展挙上テスト〔ラセーグ（Lasègue）テストあるいは straight leg raising test：SLR〕（L_4-S_1）は椎間板ヘルニアの診断に役立つ（図 42）．

　MRI 検査（図 43）は椎間板の変性度やヘルニアの突出程度が描出でき，確定診断に最も有効である．造影 MRI で環状に造影されるとヘルニアが吸収されやすいといわれている．

　X 線所見としては，罹患部の椎間腔の狭小化がみられることが多い．脊髄造影では陰影欠損，神経根像の消失など，ミエロ CT では造影剤柱の前方よりの圧迫，神経根像の消失を認める．椎間板造影では疼痛の再現性，椎間板の変性，ヘルニアの突出像をみるが，MRI が普及してその診断的意義は低下した．筋電図検査では障害神経根に一致して，神経原性パターンの出現を認める．

　鑑別診断として脊椎・脊髄腫瘍，化膿性脊椎炎，脊椎カリエスなどがある．

　c）保存療法は，①急性期にはベッド上安静，②消炎・鎮痛・筋弛緩剤投与，③硬膜外ブロックなど．①ダーメンコルセット，腰痛が軽快してくれば腹筋強化の体操療法を行い腰椎前弯

を除いてゆく．手術療法は保存療法で無効な症例および症状が再発する症例に対して髄核摘出術が顕微鏡下もしくは内視鏡下に行われることが多い．

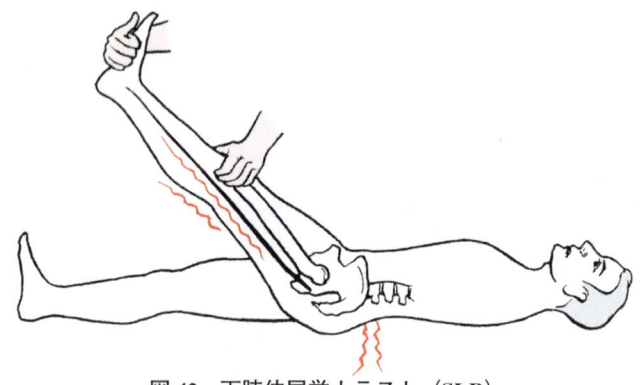

図42　下肢伸展挙上テスト（SLR）

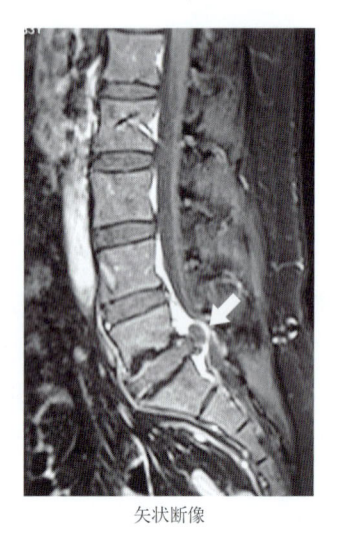

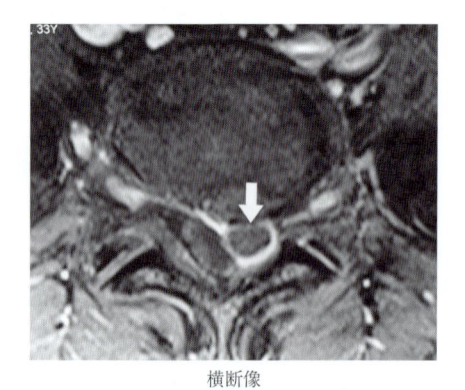

矢状断像　　　　　　　　横断像
図43　腰椎椎間板ヘルニア（左 L5/S1）の造影 MRI

b 変形性脊椎症 spondylosis deformans
1）頸椎症（変形性頸椎症）cervical spondylosis

a）頸椎椎間板の退行変性に基づき，椎体，Luschka 関節，椎間関節に反応性骨増殖を生じ，脊柱管や椎間孔の狭窄をきたし神経根症状（頸椎症性神経根症 radiculopathy）や脊髄圧迫症状（脊髄症 myelopathy）および両者の合併による症状を呈する．$C_{5～6}$ ついで $C_{6～7}$，$C_{4～5}$ の下位3椎間に生じることが多い．

b）診断としては，①頸椎症性神経根症（radiculopathy）の症状：後根刺激症状（上肢のしびれ，放散痛，感覚鈍麻など），前根障害（上肢筋力低下，筋萎縮など），腱反射異常，自律

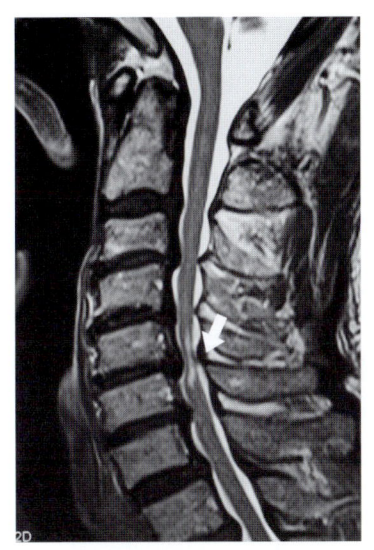

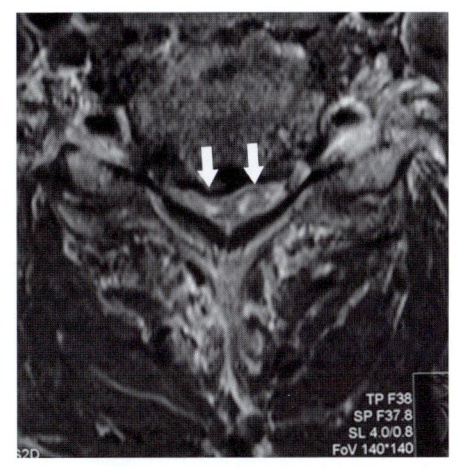

ⓐ　MRI 矢状断面，T2W　　　　　ⓑ　MRI 横断面，T2W（C5/6 強い狭窄を認める）

図 44　頚椎症の MRI

神経症状（手掌の発汗異常）など．②頚椎症性脊髄症（myelopathy）の症状：痙性歩行，感覚障害，膀胱直腸障害などがある．

　MRI（図 44）では脊髄および神経根の圧迫因子の検索と脊髄圧迫高位がわかる．脊髄内信号強度変化があれば神経細胞の変性を示し予後不良といわれる．

　X 線では，椎間板狭小，椎体辺縁骨棘形成，脊柱管前後径の狭小化（12mm 以下），椎体不安定性，椎間孔狭小，後縦靱帯骨化症の有無などを検索する．

　c）保存療法は，局所の安静，薬物療法，温熱療法，頚椎カラー，牽引療法などがある．痙性歩行などの脊髄症状や膀胱障害をきたしたものは手術療法の適応である．頚椎前方固定，椎弓形成による除圧術などが行われる．

2）変形性腰椎症 lumbar spondylosis, spondylosis deformans lumbaris

　a）中年以降の男性に多い．変形性脊椎症の X 線所見があっても無症状のことも多いので，腰痛疾患の除外診断を中心に検索する．

　b）診断としては，腰痛，経度の運動制限などの症状を認め，体動の初期に疼痛強く，安静により軽快する．X 線所見としては，椎体隅角部よりの骨棘形成，椎間腔の狭小化，上下骨棘間の架橋形成がときに認められる．

　c）安静，軟性コルセット，薬物療法，温熱療法，体操療法などを行う．

C **後縦靱帯骨化症** ossification of the posterior longitudinal ligament（OPLL）

　1）頚椎後縦靱帯の異所性骨化によって脊柱管が狭窄され脊髄圧迫症状も生じてくる．無症状のものを含めると成人の 1.6％にみられ，その 13％に脊髄症状を発生するといわれ

る（宮坂）．日本人や東南アジア系人種に多い．中年以降の男性に好発する．

2) 保存療法としては，安静，頚椎カラー固定などが行われる．手術療法としては，前方より骨化巣切除術，骨化巣浮上術，後方より椎弓形成術などが行われる．

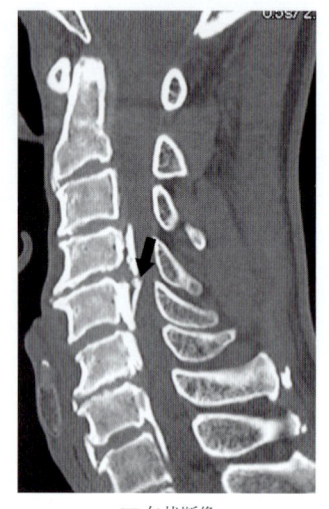

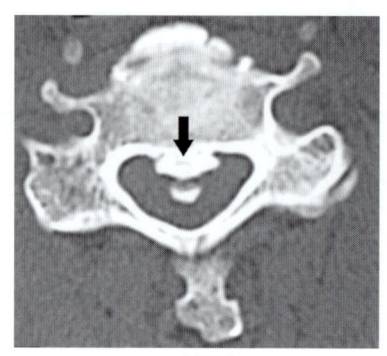

CT 矢状断像　　　　　　CT 横断像

図 45　頚椎後縦靭帯骨化症

d 脊柱管狭窄症 spinal canal stenosis

1) 多くは椎間板の変性から椎間関節が肥厚して脊柱管狭窄をきたし，脊髄神経や神経根が圧迫され神経症状が発現される．先天性，二次的（後天的）変化によるものとに分けられる．国際分類が用いられる．二次性のものは高齢者に多く発症する．

2) 腰部脊柱管狭窄症の診断としては，特有な病歴として，①腰痛，②馬尾性間欠跛行（歩行により両下肢後面のつっぱり感が出現，腰部前屈位安静により軽快）が参考となる．足背動脈拍動は正常である．X 線所見は椎間関節の硬化像と肥厚がある．MRI では硬膜管が狭小している．

脊髄造影所見では硬膜圧排像があり，ミエロ後 CT では狭窄状態をよく示す．すなわち椎間関節の肥厚が認められる．

3) 保存療法としては，局所の安静，腰椎前弯の軽減，体操療法があり，手術療法としては，各種の椎弓切除術で脊髄神経の除圧を行う．最近は内視鏡を利用して低侵襲手術が行われている．また，脊椎不安定性のある場合には脊椎固定術を併用し，インスツルメンテーションを用いると早期離床が可能である．

e 脊椎分離症 spondylolysis

1）椎間関節突起間部（上関節突起と下関節突起の中間部）の骨性連絡を欠くものをいう．第5腰椎に最も多い．成因は先天性，外傷，形成不全などがいわれている．しかし最近では思春期の激しいスポーツ活動により疲労骨折 stress fracture を生じたものと考えられている．

2）無症状も多い．主な症状は腰痛，殿部痛である．背屈時に腰痛は増悪する．X線所見では斜位撮影で上下関節突起間部の分離を認める．

3）保存療法が主である．16歳までの症例ではスポーツ活動を中止して軟性コルセットを約6ヵ月間着用する．

成人例では疼痛時は安静，温熱療法，薬物療法を行い，疼痛が軽快してきたら腰痛体操などにより腹筋，背筋の強化を行う．

f 脊椎すべり症 spondylolisthesis

1）ニューマン（Newman）の分類が用いられる．すなわち，①先天性すべり症，②分離すべり症，③外傷性脊椎すべり症，④偽性すべり症，無分離すべり症，⑤病的すべり症〔パジェット（Paget）病や脊椎固定術後など〕．すべりの程度の分類はマイヤーディング（Meyerding）のⅠ～Ⅳ度がよく用いられる（図46）．またすべり角も重要視されている（図47）．分離すべり症は脊椎分離症を伴ったすべり症で第5腰椎に最も多い．無分離すべり症は脊椎分離がなくすべっているもので，変性すべり症といわれる．椎間板や椎間関節の加齢的変化によることが多い．中年以後の女性に多く，第4腰椎に多い（図48）．

2）腰痛，殿部痛ときに下肢痛としびれ感を認める．他覚的に棘突起の階段状変形を認める．X線所見としては，斜位撮影に分離像，側面像ですべりの存在，程度，機能撮影による椎体の不安定性を検索する．

3）保存療法としては，疼痛時は局所の安静，軟性コルセットの装用，温熱療法，腹筋・背筋の強化のための体操療法などがある．手術療法としては，インスツルメンテーションを用いた後方除圧固定術や椎体間固定術が行われることが多い．

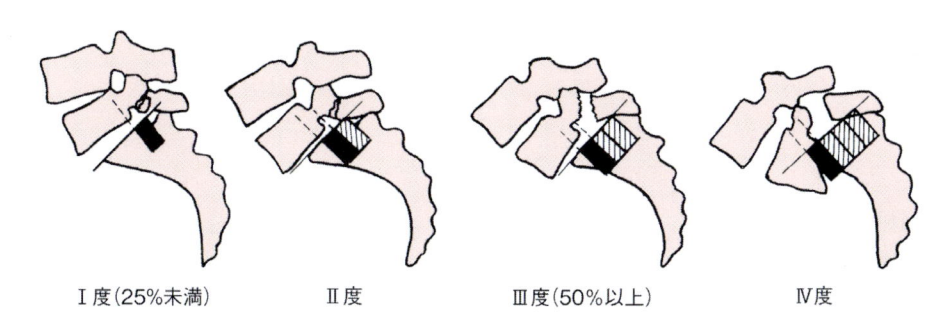

Ⅰ度（25%未満）　Ⅱ度　Ⅲ度（50%以上）　Ⅳ度

図46　Meyerding のすべり度の分類

図47　すべり角

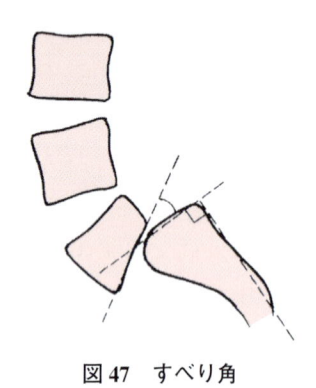

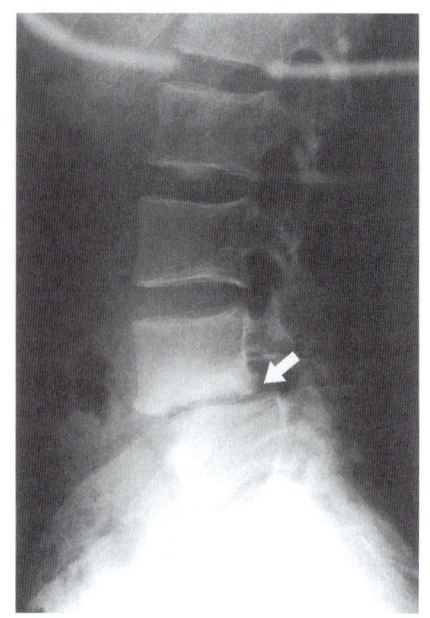

図48　腰椎変性すべり症

4. 脊柱の形態異常

a 斜頸 torticollis, wryneck

1）筋性斜頸が最も多い．新生児期に発見される．生後2～3週間で，胸鎖乳突筋の腫瘤を認め，索状化，特有の斜頸位（頭部は患側へ屈曲し，顔面は健側へ回旋），後頭部や顔面の変形や非対称をきたすことがある．

　治療としては，先天性筋性斜頸では自然治癒する傾向が大きいので斜頸枕を使用し，寝かせ方，抱き方の指導で経過観察する．マッサージはしない．手術は1歳以後，斜頸位，回旋制限残存例，頭部変形が出現した例に行う．手術法としては胸鎖乳突筋の部分切除を行う．術後はギプス固定を行うこともある．

2）炎症性斜頸では，小児の深頸部のリンパ節炎や咽頭炎などにより，頸部の疼痛性運動制限が特徴である．X線開口位正面像およびCT像における環軸関節の非対称性から診断できる．

b 脊柱側弯症 scoliosis

1）脊柱の側方弯曲と回旋による変形であり，以下のように分類される．①特発性側弯症（idiopathic）：乳幼児期，学童期，思春期，成人側弯症，②神経筋性側弯症（neuromuscular）：神経性，筋性，③先天性側弯症（congenital scoliosis）：形成異常，分化異常など，④神経線

維腫性側弯症（neurofibromatosis）：範囲の狭い後側弯が特徴，⑤系統疾患に伴う側弯症：マルファン（Marfan）症候群，エーレルス-ダンロス（Ehlers-Danlos）症候群など，⑥機能的側弯症：椎間板ヘルニアにおける疼痛性側弯，姿勢性，下肢長差性など，⑦その他：特発性側弯症が最も多く全体の70〜80％を占める．これは10歳以後すなわち思春期より始まり成長終了までの年齢に発症する側弯症であることが多い．85％が女子である．胸椎右側弯が多い．発症年齢が若いほど進行することが多い．

2）診断としては以下のものを参考にする．問診：家族歴（遺伝的背景），既往歴（先天性疾患，初潮の時期），現病歴（発症時期など），身長，体重．現症：①理学的所見；脊柱（肋骨隆起rib-hump，両肩高位の非対称，ウェストラインの非対称など），アームスパン（中指の指尖間距離），クモ指，皮膚（café-au-lait spotsなど），②神経学的所見（四肢の運動と感覚異常，徒手筋力テスト，腱反射，筋萎縮の有無など）．

検査としては，X線撮影（立位，腸骨翼を含めた全脊柱）：①先天異常の有無（半椎体，癒合椎など），②側弯度の計測（Cobb法），③腸骨骨端核による椎体成長度．心肺機能検査：コブ（Cobb）法60°以上では心肺機能低下が認められることがある．

3）Cobb法20°より50°のものに対して装具療法を行う．頂椎が第8胸椎以下の症例ではunderarm braceを用いる．機能訓練として治療体操が行われる．

50°以上の側弯症に脊椎矯正固定術（CD手術，Luque手術，インスツルメント手術など）が行われる．ギプス，Cotrel牽引などが弯曲の程度に応じて術前の矯正法として用いられる．

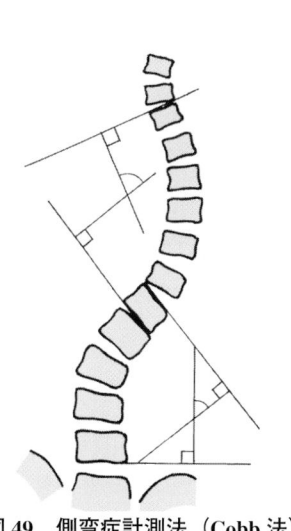

図49 側弯症計測法（Cobb法） 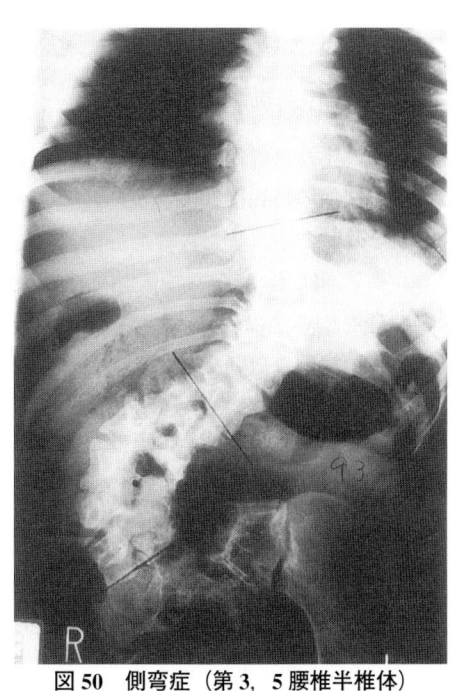　　　　**図50 側弯症（第3, 5腰椎半椎体）**

5. 脊柱・脊髄の腫瘍

a 脊椎腫瘍 tumor of the spine

1) 転移性脊椎腫瘍は比較的多い．X線よりもMRIで早期に診断できる．腎癌，乳癌，子宮癌，前立腺癌，肺癌，甲状腺癌などからの転移がある．乳癌，前立腺癌などからの転移では骨増殖性変化もあり，骨破壊性変化と骨形成性変化とが混在して認められる．脊椎の原発性腫瘍は少ない．良性腫瘍は若年者に多い．原発性悪性腫瘍としては，多発性骨髄腫があり，その他ユーイング肉腫，脊索腫などがある．

2) 臨床症状としては疼痛（この腰背部痛は安静によっても軽快しにくい），神経根刺激症状（帯状痛，坐骨神経痛），運動障害（筋力低下より次第に麻痺へと進行する），感覚障害（進行性である），亀背形成，さらに進めば膀胱直腸障害を認める．病的骨折により脊髄麻痺を生じることもある．

単純X線所見では骨破壊性または骨形成性の所見を，あるいは両者の混合した所見を認める．椎弓根像の消失は転移性腫瘍の特徴である．CT，MRIやPET検査により，原発巣や転移巣を検索する．骨シンチグラフィーにより骨転移を検索する．生検により診断を確定する．

3) 治療は症例によって異なるが，局所疼痛をやわらげるために，コルセットを用いる．

原発性腫瘍で摘出可能の場合には，腫瘍の摘出術を行い，骨移植あるいは人工椎体による欠損部の補填を行う．悪性腫瘍およびその転移に対しては放射線療法，化学療法などを行う．前立腺癌，乳癌などホルモン依存性腫瘍の転移に対しては卵巣摘出術，除睾術，副腎摘出術およびホルモン療法の適応となる．麻痺の進行する症例には，脊椎除圧固定術の適応である．

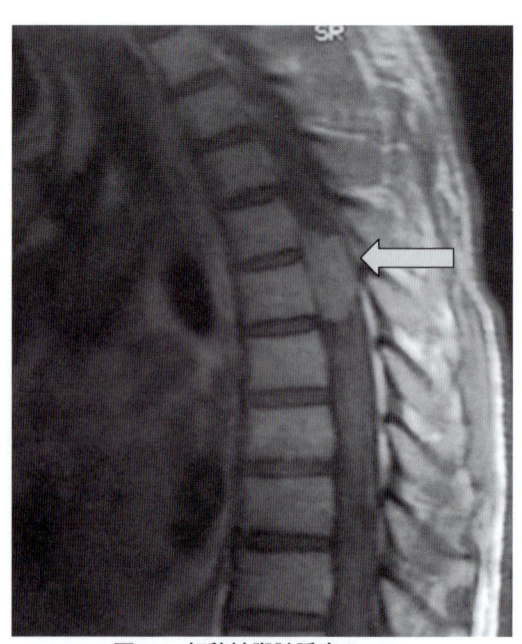

図51 転移性脊髄腫瘍のMRI

b 脊髄腫瘍 spinal cord tumor

1) 脊柱管内に発生した腫瘍であり，早期より脊髄や神経根の圧迫と脊髄の循環障害をきたす．髄内腫瘍，硬膜内髄外腫瘍，硬膜外腫瘍に分けられる．硬膜内髄外腫瘍が最も多く，硬膜外腫瘍，髄内腫瘍の順であり，部位別では，胸髄，腰髄，頚髄，腰仙髄の順に多い．髄

内腫瘍は glioma が多い．

2）診断としては進行性の疼痛（初期症状として疼痛があり，偏側性の帯状痛など）として認められる．

脊髄圧迫症状としては，①感覚障害： 感覚鈍麻から，感覚脱出へと進む．偏側性に始まり，両側性へと進むことが多い．髄内腫瘍では解離性感覚障害を認め，温・痛覚がおかされ，触覚・位置覚・振動覚が正常なことがある．感覚障害の上限は一般に腫瘍存在部位よりも1〜2髄節下に出現することが多い．②運動障害： 腫瘍存在側または両側の筋力低下，麻痺，筋萎縮を認める．胸腰移行部より頭側の腫瘍は痙性麻痺を，馬尾腫瘍は弛緩性麻痺をきたすことが多い．③腱反射異常： 腫瘍存在高位に中枢をもつ反射は減弱・消失し，病巣より末梢部に中枢を有する反射は亢進し，病的反射も現われる．④膀胱直腸障害： 一般に感覚障害，運動障害より遅れて出現するが，排尿困難，尿閉，そして尿失禁へと進行する．

3）単純X線所見としては脊柱管腔の拡大，椎体，椎弓，椎弓根部の破壊や侵蝕，椎弓根間距離の拡大，椎間孔の非対称性拡大（dumbbell tumor などの亜鈴状硬膜外腫瘍による）など．MRI，造影 MRI が有用である．

4）早期診断・早期手術療法が大切である．椎弓切除後，手術用顕微鏡を使用した微小手術手技を用いて腫瘍摘出術を行う．

6. 胸部の外傷

a 肋骨骨折 fracture of the rib

1）直達外力，介達外力，筋力などによって骨折する．直達外力によるものは，肋骨が胸郭内方に向かって屈曲して骨折するが，介達外力では外方凸の骨折を生じる．ゴルフなどの swing によっても骨折する．

2）せき，くしゃみの際の自発痛，骨折部の限局性圧痛，胸郭の圧迫による介達痛，転位の著しいものでは骨折片を触診することができ，軋轢音をきくことがある．肋軟骨骨折はX線像で骨折線がみられない．

3）バストバンド固定を3〜4週間行う（呼気時にしめる）．

4）合併症としては，胸膜損傷による無気肺，肺損傷による皮下気腫，血胸など．動揺胸郭（flail chest）は3本以上の相隣接する肋骨が2ヵ所以上で骨折をきたしたときにみられ，奇異呼吸（浮動状態になった骨片が，胸郭の呼吸に際して胸郭の動きと反対方向に移動して換気を妨げ，胸郭の拡張と収縮を周期的に行うことができなくなる）を起こす．強い前胸部打撲による広範囲の骨折によることが多い．CT検査が有用である．

7. 胸郭出口症候群 thoracic outlet syndrome

腕神経叢および鎖骨下動・静脈よりなる神経血管束は，斜角筋三角（前方に前斜角筋，後方に中・後斜角筋）を通り，肋鎖間隙（前方に鎖骨，下方に第1肋骨）を下降し，さらに小胸筋の下を通って上腕部に至る．この部で，先天性骨・筋先天異常，筋緊張異常，上腕過外転などによって神経，血管圧迫症状を生じる疾患をいう．

1）頸肋 cervical rib

第7頸椎以高の横突起が肋骨状に長く突出した先天異常である．頸肋の先端には線維性索状物がつき，第1肋骨に付着しているために生じる圧迫や斜角筋異常緊張を介して生じる神

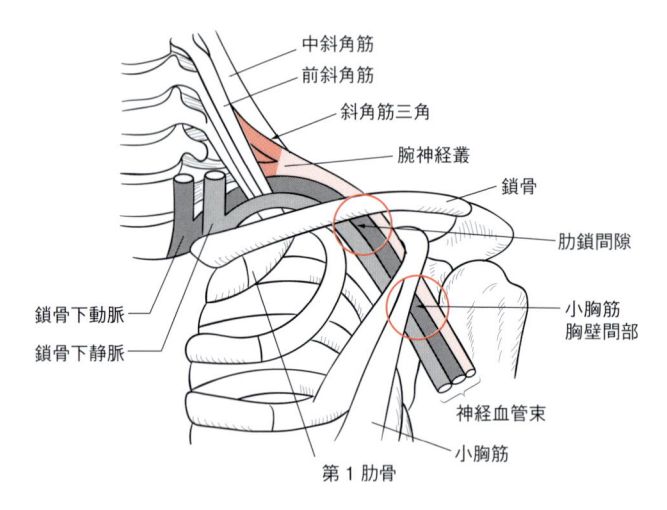

図52 胸郭出口症候群の症状発生部位

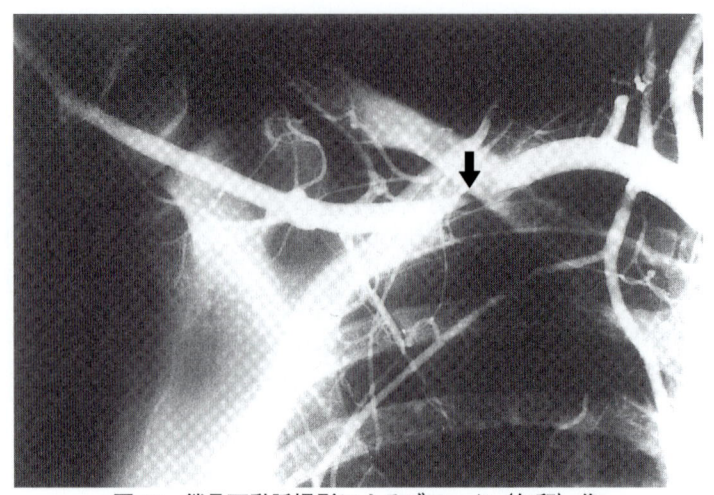

図53 鎖骨下動脈撮影によるブロック（矢印）像

経血管圧迫症状.

2) 斜角筋症候群 scalenus syndrome

若いなで肩の女性に多い．上肢帯支持筋の発育不全や頚肋，斜角筋付着部異常や筋過緊張などによって，斜角筋三角部での狭窄によるもの．

3) 肋鎖症候群 costoclavicular syndrome

胸を張り，肩を後下方に下げる姿勢（気をつけ姿勢）によって肋鎖間隙が狭くなり，神経血管束を圧迫するもの．

4) 過外転症候群 hyperabduction syndrome

上肢を挙上過外転によって小胸筋の烏口突起付着部が過緊張し，この部で神経血管束を圧迫するもの．

5) 胸郭出口症候群の鑑別診断と治療法

a) 鑑別診断としては，①頚椎椎間板ヘルニア，②頚部変形性脊椎症，③頚髄損傷，④Pancoast 症候群，⑤肩腱板損傷，⑥手根管症候群などがある．

b) 治療としては，上肢帯支持筋（肩挙上筋）の筋強化訓練を中心とした保存療法を行う．消炎鎮痛剤投与，温熱療法，日常生活で思いあたる原因の除去．重量物を下げることを避ける．保存療法に抵抗性でかつ高度の症状を伴うときには，斜角筋部分切除術などの手術を行うことがある．

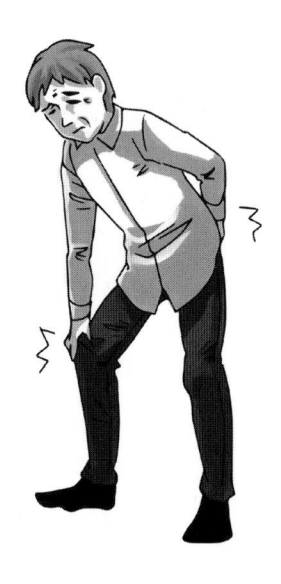

D 下肢の外傷と疾患

1. 下肢の末梢神経損傷

下肢の末梢神経は腰仙神経叢より由来し，その損傷部位によって特徴的な症状をきたす（図54〜60，表5）．

a 坐骨神経麻痺 sciatic nerve palsy

1）外傷性股関節脱臼またはその整復操作により，あるいは骨盤骨折，大腿骨折，また膝部損傷による牽引損傷などによって起こり，また刺創・挫創・銃創，注射，股関節手術ことに股関節全置換術による損傷，腫瘍，椎間板ヘルニアなどによる場合もある．

2）不完全損傷の場合には通常主として総腓骨神経麻痺症状がみられる．坐骨神経幹の切断により足関節機能の全廃が起こり，足は尖足位をとる．筋萎縮は高度である．アキレス腱反射，足底反射の消失が認められる．

3）感覚障害はスリッパ領域の部分に認められる．栄養神経障害によってしばしば潰瘍が発生する．ときに灼熱痛（causalgia）を伴う場合がある．

4）筋電図検査，徒手筋力テスト，感覚検査，腱反射検査などによって診断する．

b 脛骨神経麻痺 tibial nerve palsy

1）大腿骨骨幹部あるいは顆上骨折，脛骨中枢 1/3 部骨折などにより，また切・刺・挫創などによって損傷をきたすことがある．

2）足関節の底屈および足趾の底屈が不能となる．麻痺が持続すると拮抗筋のために鉤足を呈する．

3）感覚異常は足底部および第4趾外半および第5趾の背面にみられる．栄養障害を惹起することが多く，足部の感覚過敏，潰瘍を形成することがある．

c 総腓骨神経麻痺 common peroneal nerve palsy

1）腓骨小頭を回る部分において神経に圧迫（ギプス包帯，下肢架台など）や損傷をきたすことが多い．手術台による圧迫，長期就床による圧迫なども認められる．

2）足背屈曲ができず，足尖が下垂し（尖足 drop foot）かつ内反する．患者は大腿を過度に高く挙げて，足尖で地面を軽く叩くようにして歩く（steppage gait，鶏歩）．感覚脱出は足背および下腿外側に発生する．

3）深腓骨神経単独麻痺では足関節・足趾の背屈不能のため，下垂足変形をきたし，鶏状歩行を呈す．第1，2趾間背側の感覚脱失をきたす．

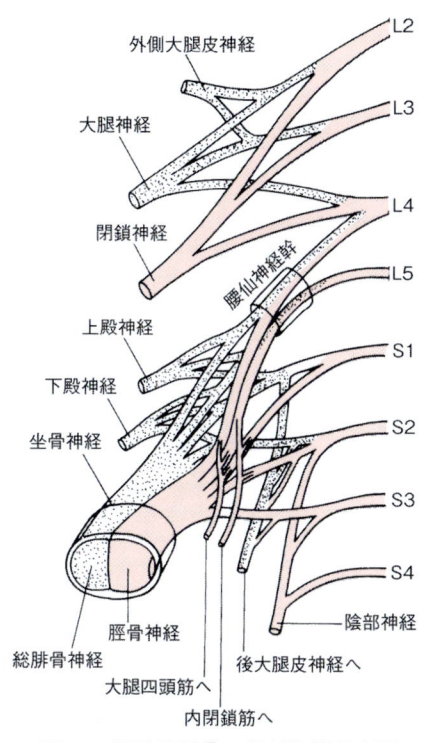

図54 腰仙神経叢の解剖と神経支配

網目の部分は posterior division，あるいはそれに由来する神経． (Hollinshead WH, 1969)

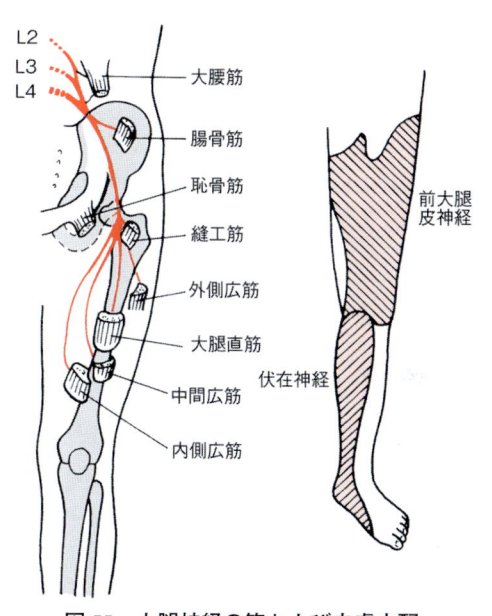

図55 大腿神経の筋および皮膚支配
(Hollinshead WH, 1969)

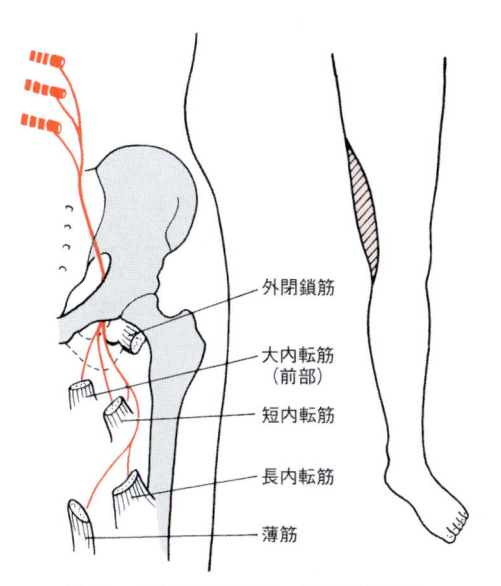

図56 閉鎖神経の筋および皮膚支配
(Hollinshead WH, 1969)

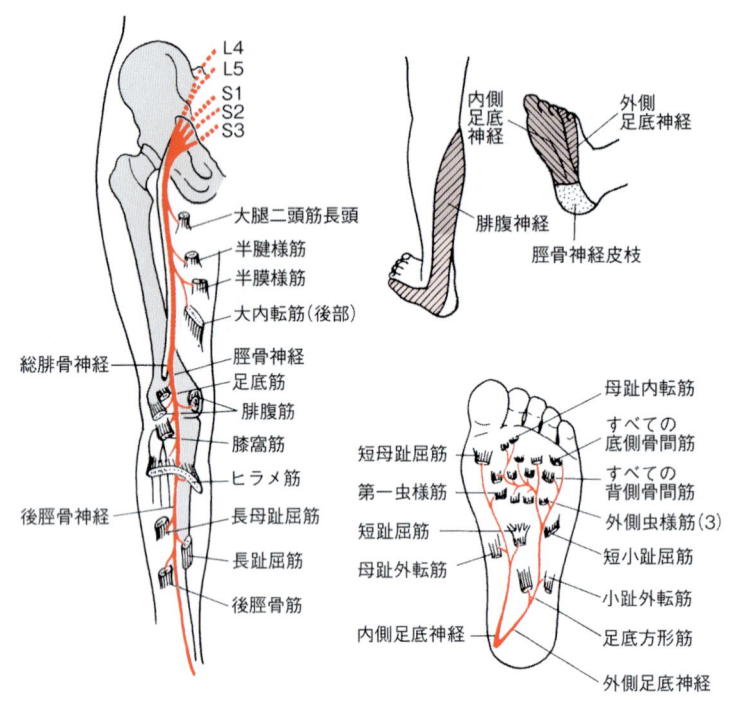

図57　脛骨神経の筋および皮膚支配
(Hollinshead WH, 1969)

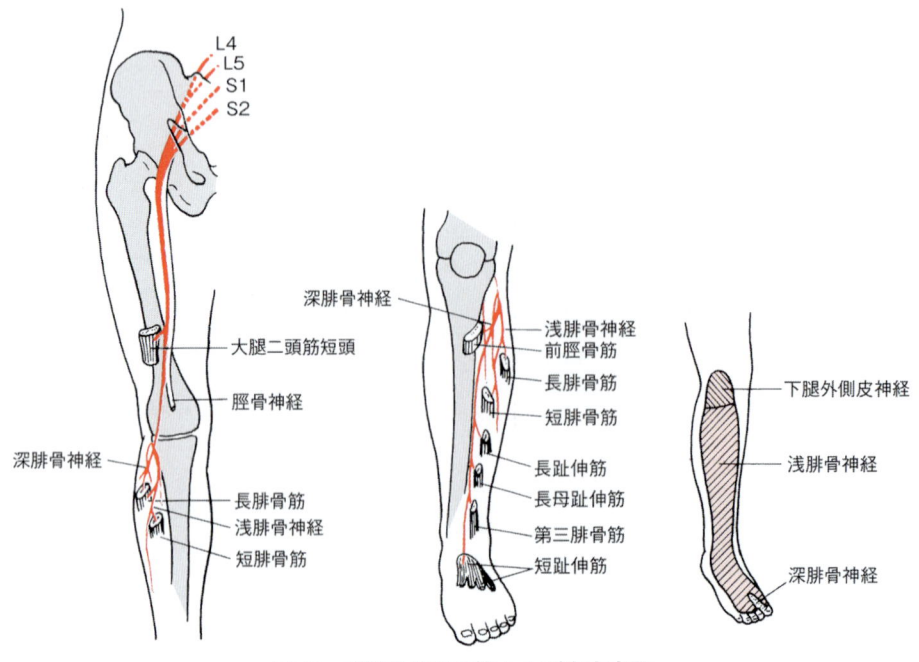

図58　総腓骨神経の筋および皮膚支配
(Hollinshead WH, 1969)

D 下肢の外傷と疾患　91

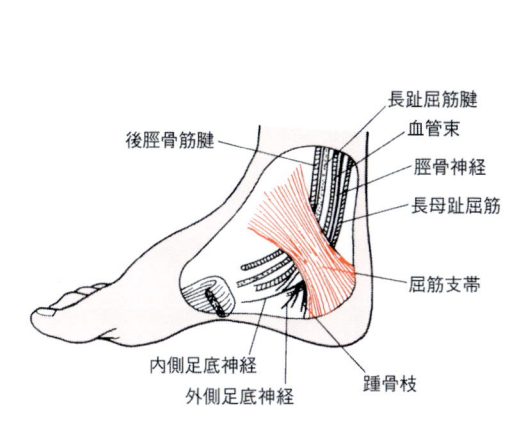

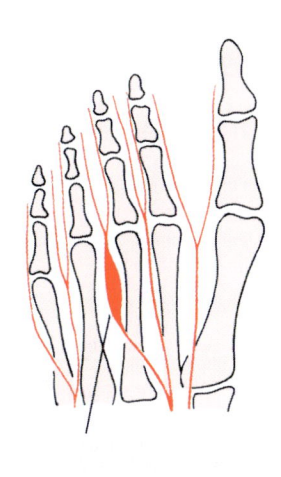

図59　足根管と脛骨神経

図60　Mortonのneuromaの好発部位

表5　下肢の絞扼性神経障害（entrapment neuropathy）

	病名	障害神経	entrapment point	症状	診断のポイント	治療
股関節周辺部	感覚異常性大腿痛症（meralgia paraesthetica）*△	外側大腿皮神経	鼠径部	・大腿外側の不快感，しびれ感，疼痛，灼熱感，感覚低下	・圧痛 ・叩打による放散痛 ・妊娠，肥満コルセットによる圧迫	保存療法
股関節周辺部	梨状筋症候群△（piriformis syndrome）	坐骨神経	梨状筋	・坐骨神経痛（殿部以下の疼痛）	・股関節内旋で症状憎悪（Bonnet's sign） ・EMG, NCV（殿筋群は正常）	保存療法
膝関節周辺部	総腓骨神経絞扼障害（fibular tunnel syndrome）*	総腓骨神経	腓骨小頭頸部	・下腿外側や足部背側に放散する疼痛 ・足の脱力，筋力低下（下垂足） ・長時間のしゃがみ姿勢 足関節内反強制，ギプスの圧迫	・足部の内反強制にて症状憎悪 ・腓骨小頭頸部の圧痛 ・叩打による放散痛 ・EMG, NCV	原因除去，下垂足矯正装具（足部外反位固定）
足関節周辺	足根管症候群**（tarsal tunnel syndrome）	脛骨神経	足根管部（足関節内果後方）	・足底の疼痛，しびれ感，灼熱感，捻挫，骨折，ガングリオン，靴の圧迫	・圧痛と叩打による放散痛 ・EMG, NCV ・足の内反位保持にて症状憎悪	内因性：足底板装用 外因性：足根管開放など
趾神経	モルトン病△（Morton's disease）	趾神経	第3，4趾間MP関節部（深足根横靱帯）	・第3，4趾の疼痛，放散痛 ・足趾背屈や歩行により増強，安静で消失 ・ジョギング，ハイヒールなど ・中年女性に多い	・圧痛，放散痛 ・NCV	足底板，靴，注射 中足骨間靱帯切離，神経腫摘出術

注）**よくみられる．　*比較的まれ．　△まれ　EMG：筋電図検査　NCV：神経伝導速度

2. 股関節および大腿部の外傷と疾患

a 大腿骨近位部骨折 hip fracture

大腿骨近位部の骨折は，骨頭骨折，頚部骨折，頚基部骨折，転子部骨折，転子下骨折に分けられる（日本整形外科診療ガイドライン）（図61）．頻度の高いのは，大腿骨頚部と転子部骨折である．高齢者が転倒して，股関節部に疼痛を訴え，立位，歩行困難になる．骨粗鬆症を基礎疾患としている．高齢者を長期臥床させておくと，褥瘡，肺炎，尿路感染，認知症などの合併症をきたしやすいので，出来るだけ早期に手術を行い，離床させることが主眼となっている．

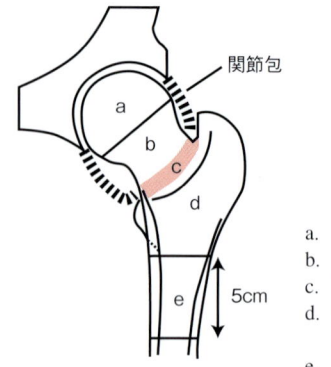

a. 骨頭骨折
b. 頚部骨折
c. 頚基部骨折
d. 転子部骨折および転子間骨折
e. 転子下骨折

図61 大腿骨近位部骨折の分類

1) 大腿骨頚部骨折（図62〜図64）

a) 高齢の女性に多い．
b) ガーデン（Garden）の分類を用いることが多い．
c) 難治性である．その理由は，①関節内骨折である．②内側大腿回旋動脈の分岐である大腿骨頭栄養動脈が遮断される．③仮骨形成が不良である．

触診にて，股関節前面に骨折部に相当して圧痛がある〔スカルパ（Scarpa）の三角〕．

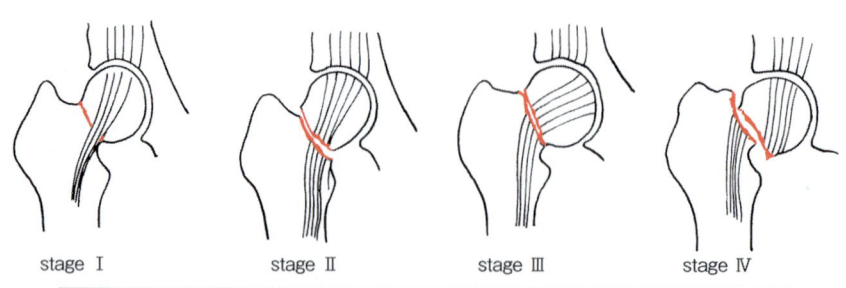

stage I　　stage II　　stage III　　stage IV

stage	骨折の状態
I	不完全骨折（外転・くいこみ骨折で骨性連絡が残存）
II	転位のない完全骨折（軟部組織の連絡が残存）
III	部分的転位をもつ完全骨折（骨頭回旋転位）（骨折部の後方のretinaculumの付着は残存し，後方の頭部皮質の破壊が起こっていない）
IV	完全転位骨折（骨折部すべての連続性なし）

図62　Gardenによる大腿骨頚部内側骨折の分類

（Garden RS：J Bone Joint Surg Br 43：647, 1961）

Garden stage Ⅰ, Ⅱは, ハンソンピンやスクリューによる骨接合術を行う. stage Ⅲ, Ⅳでは人工骨頭置換術の適応である. ただし, 若年者には骨接合術を行う. 骨接合術では骨折部の仮骨形成を認めるまで, 荷重制限に注意する.

人工骨頭は早期に荷重可能であるが, 脱臼防止に注意する必要がある.

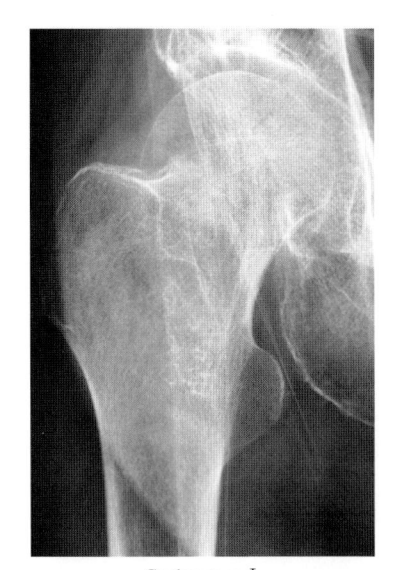

Garden stage Ⅰ　　　　　　　　　ハンソンピン術後

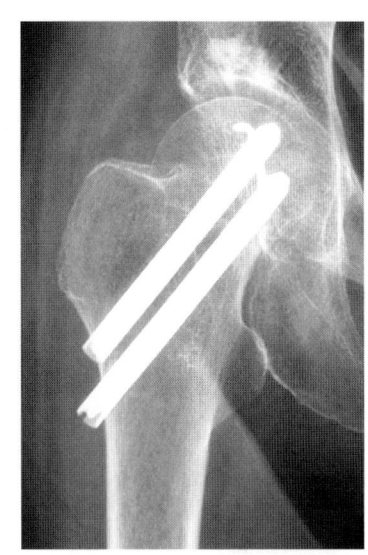

図63　大腿骨頚部骨折

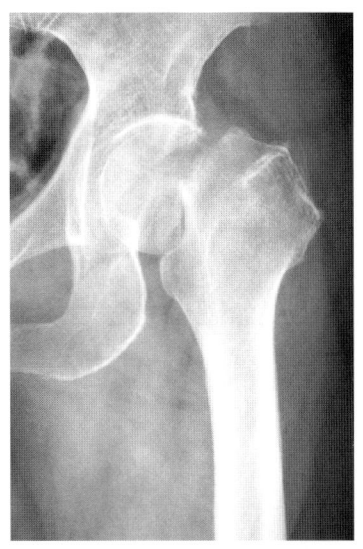

Garden stage Ⅳ　　　　　　　　　人工骨頭術後

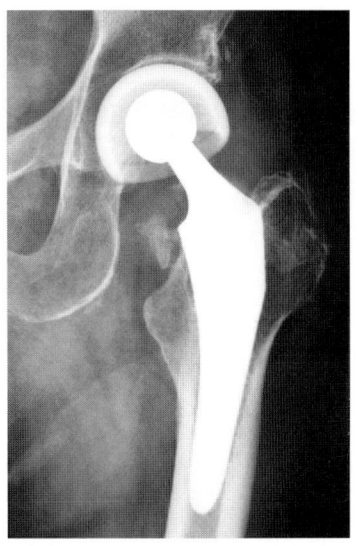

図64　大腿骨頚部骨折

2）大腿骨転子部骨折（図65）

　転子部骨折は骨折部からの出血が多いため，脱水や貧血に注意が必要である．十分な補液と輸血を考慮する．下肢は，短縮し，外旋位をとる．手術は髄内釘やコンプレッションヒップスクリューを用いる．

　術後，早朝から荷重可能であり，早期離床をはかる．骨癒合しやすく経過は良好である．手術前後の総腓骨神経麻痺に注意する．

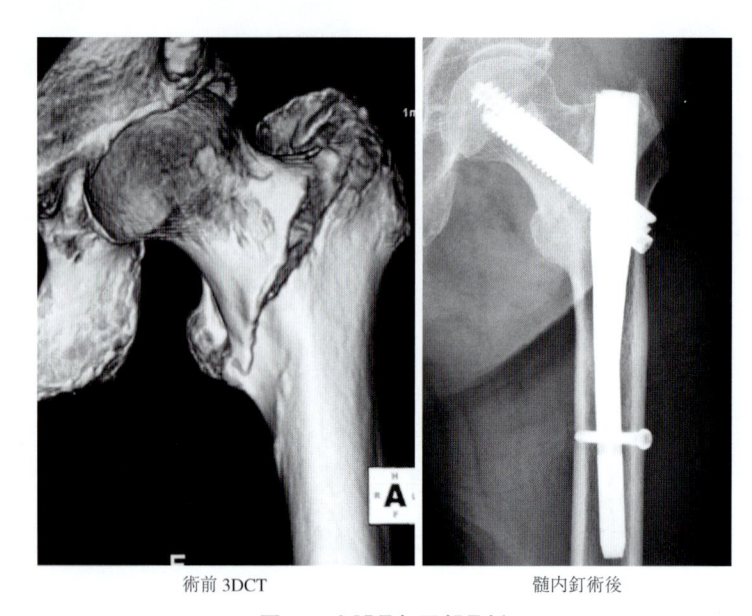

術前 3DCT　　　　　　髄内釘術後

図65　大腿骨転子部骨折

b 骨盤環の外傷・骨盤骨折 fracture of the pelvis（図66）

　a）骨盤骨折は頭部外傷についで死亡率の高い外傷である．

　b）骨盤骨折の約 2/3 は他の部分の骨折や軟部組織の外傷を伴う．30％という高い死亡率は骨盤内出血によるものと報告されている．

　c）骨盤や仙椎などの骨折は直達外力によるものか，大腿骨を介しての外力によるもの，ときに下肢筋の急激な収縮による裂離骨折によるものである．Duverney 骨折は腸骨翼の骨折であり，Malgaigne 骨折は前後骨盤環重複骨折をいう．X 線検査，CT，3D-CT が有用である．

　d）輸液や輸血により，ショックの治療を行う．血管造影により血管栓塞術を行う場合がある．内臓損傷に対する治療および尿路の確保を行う．骨盤骨折の治療は，保存的に骨盤部をキャンバス（もしくは骨盤ベルト）で吊り上げ，下肢牽引を行って骨癒合を保つことを原則とする．臼蓋の骨折があり股関節の不安定性を認める場合は手術適応である．

　e）合併症としては，出血によるショック（骨盤骨折の 40％はショック症状を呈する．主

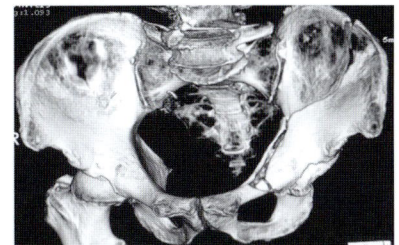

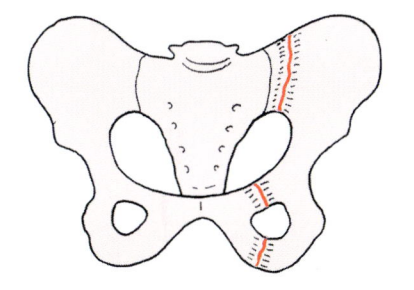

a. Malgaigne 骨盤重複垂直骨折

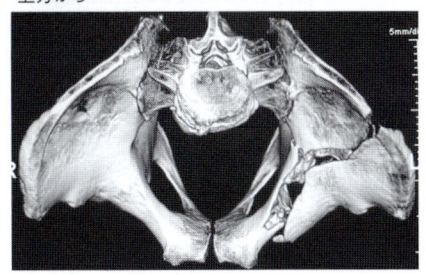

b. 骨盤骨折の画像所見

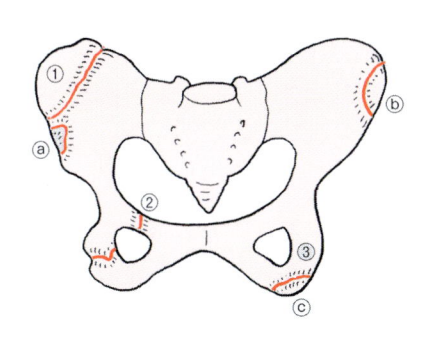

c. ①腸骨単独骨折（Duverney骨折）　②恥骨骨折
　③坐骨骨折　ⓐ-ⓒ裂離骨折

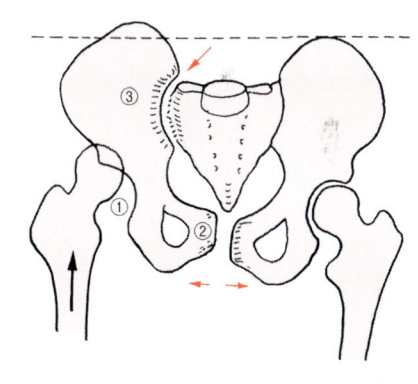

d. 右外傷性股関節脱臼①，恥骨結合離開②，
　仙腸関節脱臼③

図66　骨盤骨折の諸型模型図

に後腹膜腔出血による），尿路・性器・その他の内臓の損傷，腰仙神経叢・閉鎖神経などの損傷がある．

C 発育性股関節形成不全（先天性股関節脱臼）と臼蓋形成不全　developmental dysplasia of the hip（congenital dislocation of the hip）and the acetabular dysplasia

1）周産期および出生後の発育過程で大腿骨頭が関節包をつけたまま寛骨臼外に脱臼（関節包内脱臼）しているものをいう．発生率は出産1000に1の割合といわれ，女子に多い．

2）臼蓋形成不全とは寛骨臼が浅く，臼蓋が急峻なもので大腿骨頭の位置は正常であったり，亜脱臼位をとったりする．

3）病因としては遺伝的素因説（家族内発生），関節弛緩説（エストロゲン分泌亢進），子宮内肢位異常説（下肢伸展位の骨盤位分娩），出生後の環境説（下肢伸展オムツなど）などがいわれており，これらの諸因子が複雑に関連して発生するものと考えられる．

4）臨床所見としては，

 a）新生児期開排制限：オルトラーニ（Ortolani）テスト，バーロー（Barlow）テスト，telescoping テスト陽性．

 b）乳児期：①大腿内側皮膚溝の非対称，②下肢の短縮〔アリス（Allis）徴候〕，③開排制限，④肢位異常（内転外旋優位），⑤寛骨臼の空虚（大腿骨頭の外上方偏位と telescoping サイン陽性），⑥大転子高位〔ローザー・ネラトン（Roser-Nélaton）線より大転子が高位〕．

 c）幼児期：①処女歩行の遅延，②軟性墜下性跛行．両側性では腰椎前弯が増強しアヒル様歩行をみる．③トレンデレンブルク（Trendelenburg）徴候陽性（患肢で起立すると外転筋筋力低下のため健側骨盤が下降する）．

 d）X線所見，超音波，関節造影術，頸部前捻角・頸体角の測定などによって診断する．

 e）早期発見，早期治療が大切である．治療は年齢によって異なる．わが国では，パブリック（Pablik）法〔リーメンビューゲル Riemenbügel（ドイツ語，革のあぶみのこと）法〕が主流を占めている．この装具によって下肢の伸展運動を制限し，屈曲外転位での自動運動を許すことにより，脱臼を自然に整復することを目的としている．本法で整復不可能な場合に

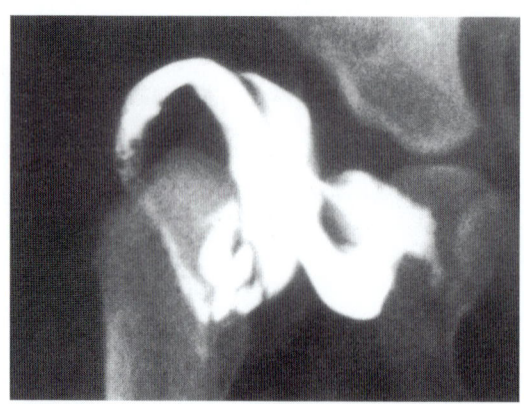

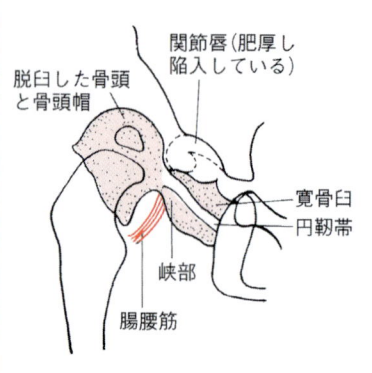

図67　先天性股関節脱臼例の造影所見

は，観血的整復術によって関節包の狭窄を切離したりする．年長児になっても，亜脱臼や変形が遺残している場合には大腿骨減捻骨切り術や骨盤骨切り術などを行う．近年は開排位オムツ指導，栄養の改善などにより著しく減少している．

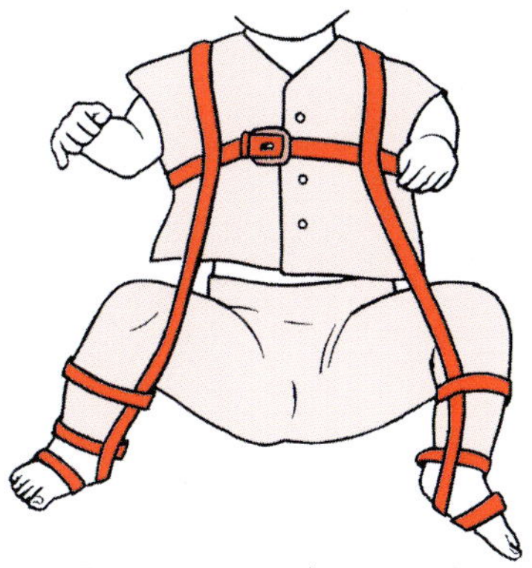

d 急性化膿性股関節炎 acute suppurative arthritis of the hip

1）生後 1 ヵ月以内の乳児に多く，血行性かあるいは大腿骨骨髄炎より続発する．頚部（metaphysis）に発生した血行性骨髄炎が直接関節腔に波及し，化膿性関節炎となることが多い．ブドウ球菌，連鎖球菌が起因菌であることが多い．

図 68　リーメンビューゲル法

2）膿貯留により関節包が拡張し，病的脱臼が生じる．また骨頭や寛骨臼の破壊も起こる．
3）大腿骨骨髄炎，リウマチ熱などと鑑別する．
4）できるだけ早く動脈血培養によって細菌感受性を調べ抗生物質投与，関節穿刺による除圧と起炎菌検出，脱臼防止に牽引を行う．症状が鎮静しなければ直ちに関節切開による排膿を行う．

e ペルテス病 Perthes disease, coxa plana

1）骨端症のなかで最も重要なものであり，栄養動脈遮断による阻血性壊死と考えられている（図 69）．
2）4〜10 歳の男児に多い．片側性が多く，両側性は約 10％である．
3）臨床症状は跛行が主で，疼痛は軽度である．跛行は随意性跛行を呈し，気をつけて歩くと跛行は矯正されるが普段は跛行している．内旋と外転や開排運動に制限がある．
4）X 線や MRI 所見が大切であり，病理的変化とよく相関した像を呈する．
5）発症年齢が低いと壊死に陥る骨端は小さく，remodeling（再構築能）の旺盛な軟骨が厚いので，発症年齢が低いほど予後は良好とされている．
6）修復完了まで，骨頭が寛骨臼に十分に覆われる（containment）ように注意することが大切で，免荷を中心とした保存療法を中心に行う．持続外転牽引療法，免荷装具使用（骨頭を十分に寛骨臼内に収めるために，外転位あるいは外転内旋位をとる）などが行われる（トロント装具など）（図 70）．

98　Ⅲ　主要な疾患

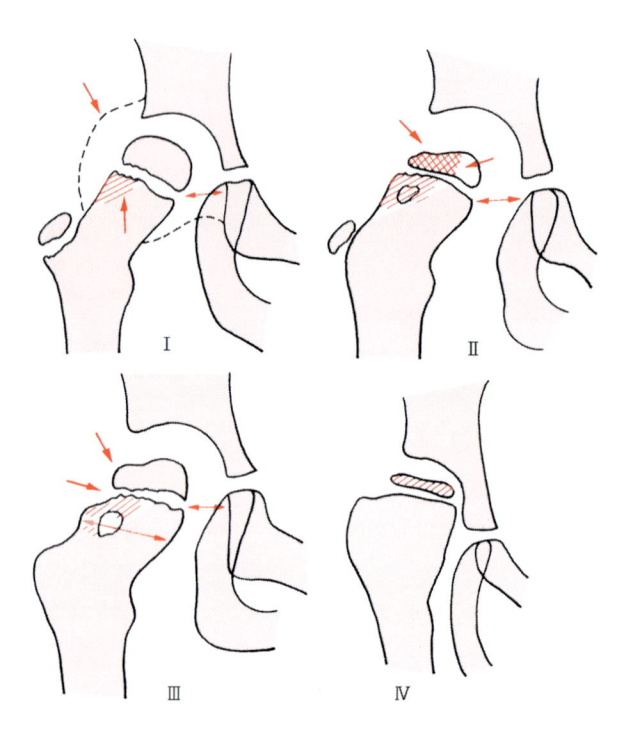

group	epiphysis の状態
Ⅰ	epiphysis（骨端）の前方部分のみの罹患
Ⅱ	前方部分を少し上まわる罹患
Ⅲ	小部分のみ壊死を免れる
Ⅳ	全部が壊死

図69　ペルテス病の Catterall の分類

（Catterall, A.：J Bone Joint Surg Br 53：37, 1971）

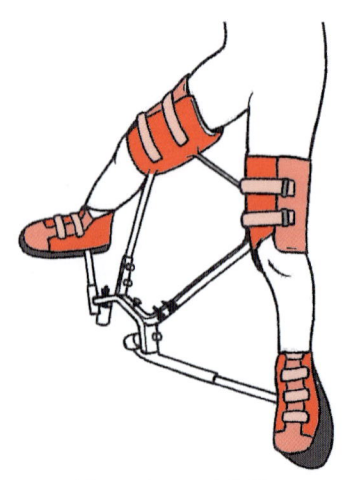

図70　トロント装具

f 変形性股関節症 osteoarthritis of the hip

1）特発性に退行性病変を中心として発症する関節症を一次性変形性股関節症といい，発育性股関節形性不全，ペルテス病，大腿骨頭壊死，外傷，関節リウマチなどに続発した関節症を二次性変形性関節症という．日本では発育性股関節形性不全などに続発する二次性のものが多く，欧米では一次性のものが多い．変形性関節症の中では膝関節に次いで多い．

2）臨床症状として股関節を中心に膝にかけての疼痛があり，運動時に増強し，安静にて軽快する．股関節や内転筋起始部に圧痛がある．

X線所見として関節裂隙の狭小化，軟骨下組織の硬化像，骨棘形成，骨囊胞形成などが認められる（図71）．

3）保存療法として安静，減量，杖使用，消炎・鎮痛薬投与，筋力トレーニングなどが適応となる．手術療法は，前股関節症に対して骨盤骨切り術，進行性関節症に対してボンベリ（Bombelli）の外反伸展骨切り術，末期関節症に対して人工関節置換術などが行われる．

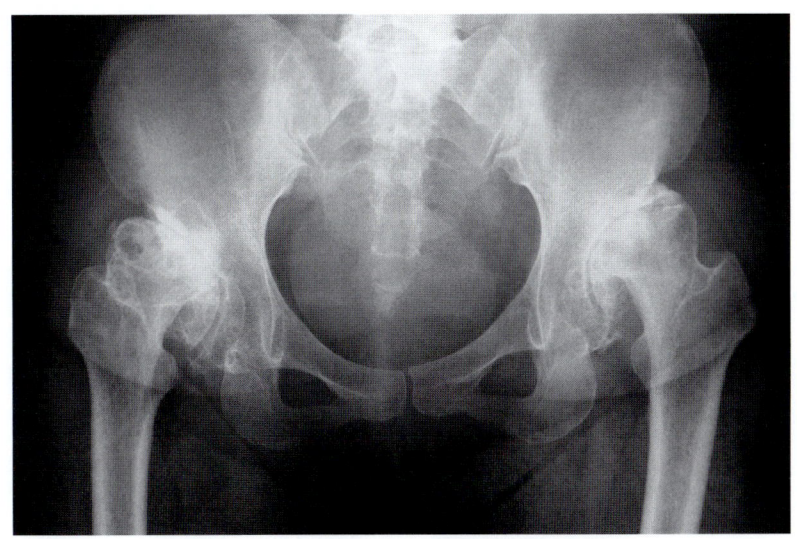

図71 変形性股関節症（単純X線正面像）

g 大腿骨頭壊死症 aseptic necrosis of the femoral head

1）特発性大腿骨頭壊死は病因不明のものをいうが，最近，副腎皮質ステロイド（以下ステロイド）投与，アルコール中毒などとの関係が注目されている．

2）続発性大腿骨頭壊死は外傷性（大腿骨頸部骨折，外傷性股関節脱臼），栓塞性〔減圧症，鎌状赤血球症，ゴーシェ（Gaucher）病〕，腎移植後，放射線照射後などによるものがある．

3）特発性大腿骨頭壊死は大腿骨頭の栄養動脈の狭窄あるいは閉塞によって発生すると考えられ，その原因は血管病変，脂肪栓塞，血液凝固異常，骨梁の微小骨折による二次的血行

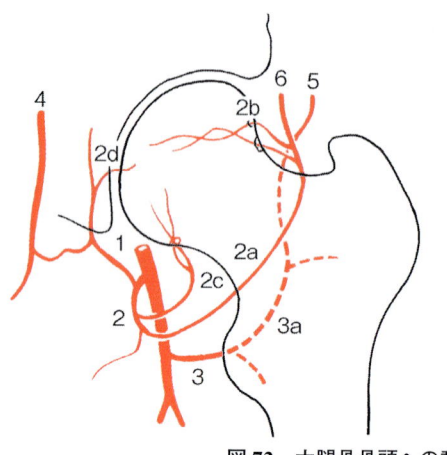

```
1：深大腿動脈
2：内側大腿回旋動脈
  2a：上行枝
  2b：上支帯動脈
  2c：下支帯動脈
  2d：円靱帯動脈
3：外側大腿回旋動脈
  3a：上行枝
4：閉鎖動脈
5：上殿動脈
6：下殿動脈
```

図72　大腿骨骨頭への動脈

障害など種々の因子が考えられている．

4）病巣は骨壊死層，その周囲の線維層，そして骨軟骨の新生による増殖層の3層によってなり，壊死層は体重負荷により陥凹し，その表面の関節軟骨は軟骨下骨梁の一部をつけて剥離する．

5）30〜50歳代で40歳代をピークとしており，男女比は2対1で男性に多い．ステロイド投与群は20歳代をピークとして，女性にやや多い．

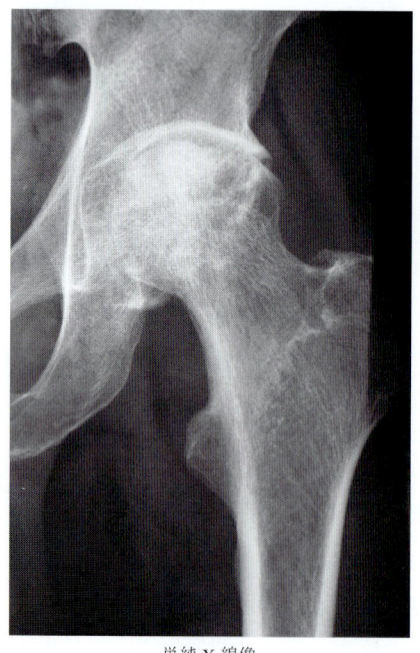

単純X線像 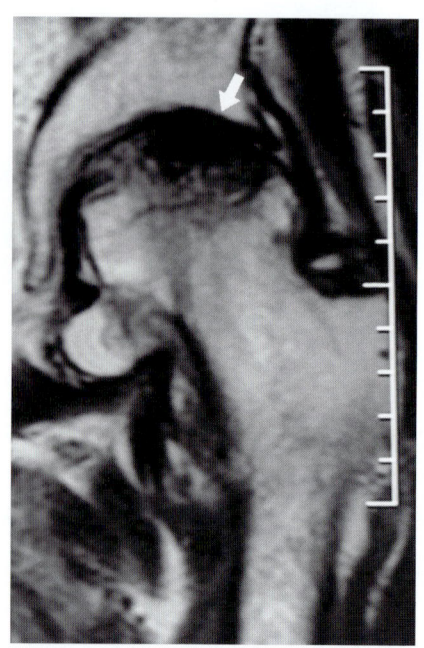　　　　　　　　　　　　　MRI T1W

図73　特発性大腿骨骨頭壊死

6）臨床症状として，疼痛（わずかな衝撃で股関節痛が発生し，進行すると安静時痛も生じる），および内・外旋の運動制限を認める．両側性発生率が高い．

7）X線所見，MRIにより診断を行う（図73）．脂質代謝や副腎機能などの異常について検索する必要がある．

8）手術療法を行うことが多い．壊死範囲を参考にして，荷重面を変更するための骨切り術（内反，外反，回転骨切り術など），人工骨頭置換術，人工関節置換術などが行われる．

h 大腿骨頭すべり症 slipped upper femoral spiphysis

1）股関節には他の関節に比較して，より大きな力学的負荷が加えられるうえに成長軟骨板が剪力に対して弱い解剖学的位置をとっている．成長の盛んな大腿骨近位骨端線が脆弱となり，骨端部が頚部に対して後下方へ転位する疾患である．成長ホルモンと，性ホルモンとの不均衡によるという説が強く，外傷は誘因となり得るとされている．

2）思春期（9〜17歳）の男児（肥満体，または背の高いやせ型）に，一側性に（約3割はのちに両側性に）出現する．股関節部に徐々に疼痛が発生することや，軽微な外傷ののちに急激に発症することがある．ときに膝部に疼痛を訴えることがある．軽度の跛行を認める．下肢は外旋位をとり，内旋・外転運動の制限を認め，股関節を他動的に屈曲すると大腿は外旋する．X線所見によってすべり像を確認する．

3）釘止め（再転位予防），骨切り術などを行う．

4）骨頭壊死，軟骨壊死の合併は予後を不良にする（暴力的な整復によって発生することがある）．関節不適合を起こせば，変形性関節症へと進行する．

i いわゆる肉ばなれ

1）スポーツなどで，筋肉自身の急激な瞬間的な収縮により，筋膜や筋線維束に断裂をきたすものである．下肢二関節筋である大腿四頭筋，半腱様筋，半膜様筋，下腿三頭筋などに多い．

2）病歴として，急激な動作とともに発生する激痛と断裂音の自覚がある．断裂部に一致する圧痛，運動痛，運動制限を認め，皮下に出血と陥凹を触れる場合が多い．

3）早期に患部を冷却し安静を保つ．局所の安静の目的でギプスなどによる外固定が行われる場合もある．再発することが多いので，完全な回復が得られるまでスポーツを禁止する．

j 大腿四頭筋拘縮症

1）大腿四頭筋が線維組織に置換され，瘢痕性に短縮するものであり，筋肉内注射のくり返しによる場合が多く，まれに先天性のものもある（この他，三角筋，殿筋，上腕三頭筋などにも発生をみる）．歩行開始期から，学童期に発症する．

2）跛行（症状の程度によるが，患肢を外側にふりまわして歩く）と正座困難（下肢は外

転する）を認める．正座時に腰椎前弯増強あり．大腿直筋に索状を触知する．尻上がり現象（患児を腹臥位で股関節を0°として，膝関節を他動的に屈曲させると制限が生じ，これを無理に屈曲させてゆくと殿部が浮き上ってくる現象）陽性．

　3）軽症例ではADL障害度，自覚症状などを考慮して理学療法をおすすめる．重症例では筋切り術，瘢痕切除術などが行われるが，再発例も少なくない．安易な手術で医原性障害を進行させないように，手術適応には注意を要す．

3．膝関節および下腿部の外傷と疾患

a 半月(板)損傷 meniscus injury

　a）スポーツ外傷によって発生することが多く，わが国では欧米とは反対に外側半月損傷が多い．

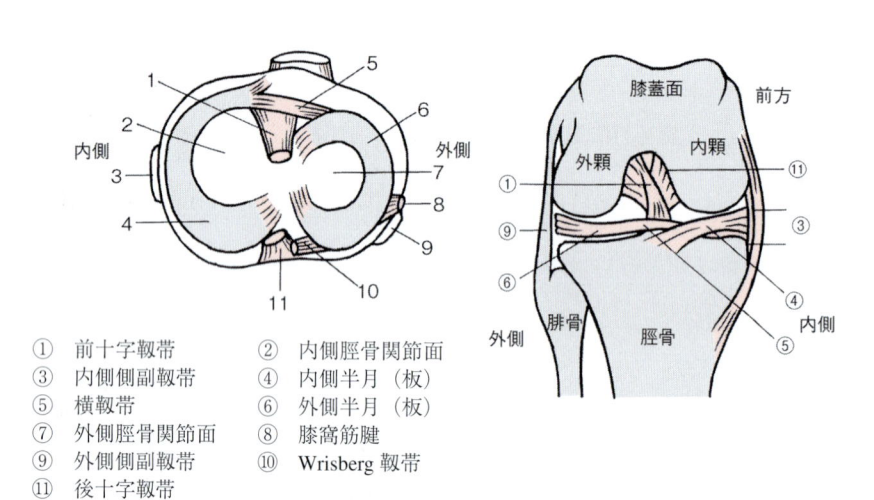

① 前十字靱帯　　② 内側脛骨関節面
③ 内側側副靱帯　④ 内側半月（板）
⑤ 横靱帯　　　　⑥ 外側半月（板）
⑦ 外側脛骨関節面 ⑧ 膝窩筋腱
⑨ 外側側副靱帯　⑩ Wrisberg 靱帯
⑪ 後十字靱帯

図74　膝関節支持機構（右膝）

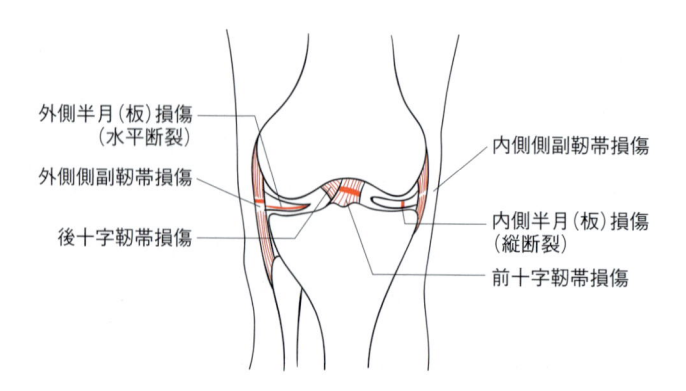

図75　膝半月（板）および靱帯損傷（右膝）

b）加わる外力によって縦断裂，バケツ柄状断裂，横断裂，水平断裂さらに半月付着部の剥離などが生じる．

c）膝関節痛，運動障害，嵌頓症状（locking）は三大主徴といわれる．他覚的所見として大腿四頭筋萎縮，関節裂隙圧痛，弾発現象，嵌頓症状，雑音，運動障害，giving way（膝くずれ）などをみとめる．マクマレー（McMurray）テスト，アプレー（Apley）テストなどが診断に用いられる．MRI検査で多くは描出されるが，関節鏡で確定診断する（図76）．

d）鏡視下手術での部分切除，縫合術を行う．

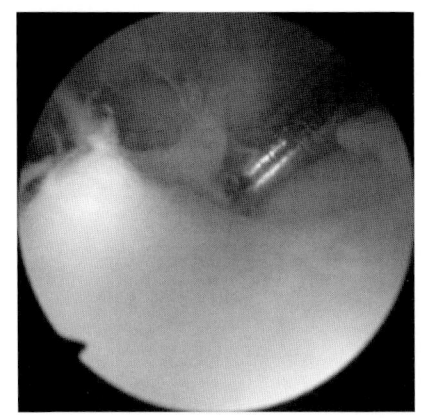

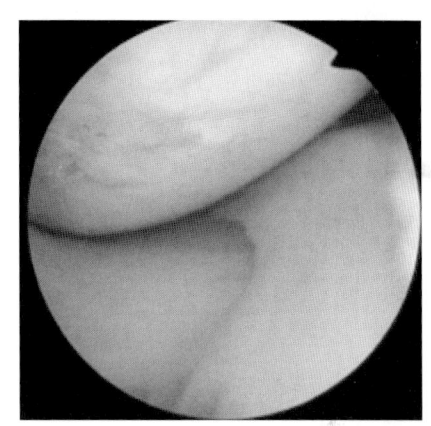

外側半月板：水平断裂　　　内側半月板：正常

図 76　膝関節鏡

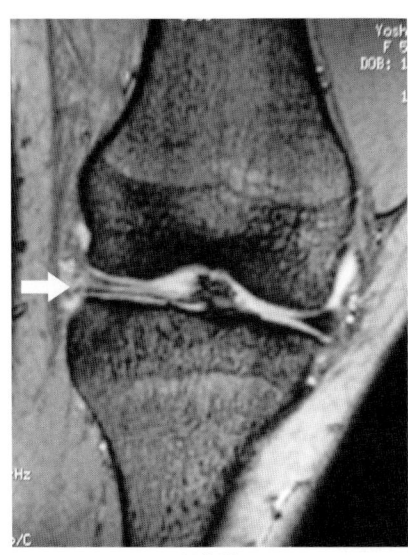

MRI 冠状断 T2W　　　MRI 矢状断 T2W

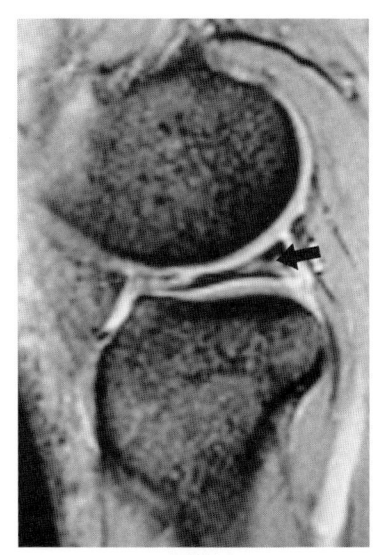

図 77　半月板損傷（外側半月板水平断裂）
断裂部（矢印）に高輝度変化を認める．

(付) 円板状メニスクス discoid meniscus

a) 半月 (板) が幅広い円板状を呈する先天性の形態異常である．外側に多く，左右両側性のことが多い．

b) 外傷機転で損傷することもあるが，外傷の既往なく特発性に摩耗，穿孔することも多い．半月損傷と同じような症状，すなわち膝関節の弾発現象などを呈する．

c) 治療としては半月 (板) 部分切除術もしくは縫合術が行われる．

b 膝関節靱帯損傷 ligamentous injury of the knee

a) 内外側副靱帯や前後十字靱帯の損傷がある．

b) 局部の圧痛，内外反強制による疼痛増強，動揺性の出現をみる．

c) 内側側副靱帯損傷では 30°屈曲位では外反動揺性が増強するが，伸展位ではみられない（前十字靱帯緊張のため）．前十字靱帯損傷では前方引き出し症状が陽性である（図 78）．ダッシュボード（dashboard）損傷の代表的なものである後十字靱帯断裂では後方引き出し現象（sagging test）が陽性となる．内側側副靱帯損傷の合併により，引き出し症状は増強する．回旋不安定性テストも大切である．前十字靱帯損傷では関節内血腫を認める．ラックマン（Lachman）テスト，ジャーク（jerk）テスト陽性となる．

d) MRI や動揺性を最大限に強制した位置でのストレス（stress）X線撮影が診断に用いられる．関節鏡で確定診断を行う．

e) 内側側副靱帯損傷の新鮮例では，ギプス固定を行う．動揺性や回旋不安定性のあるものは手術的に一次修復を行う．

f) 前十字靱帯損傷では若年者やスポーツ選手には関節鏡下に靱帯再建術を行う（図 79）．

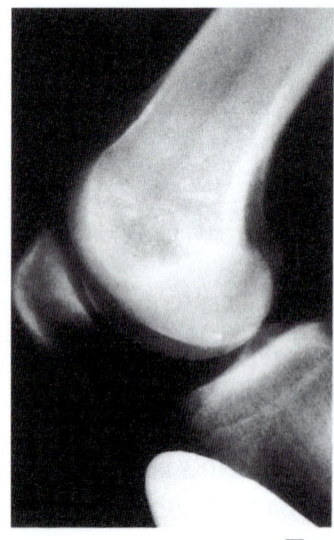

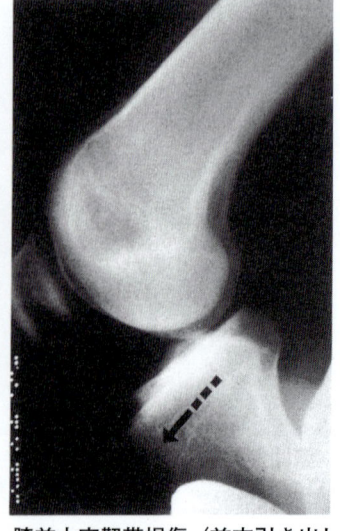

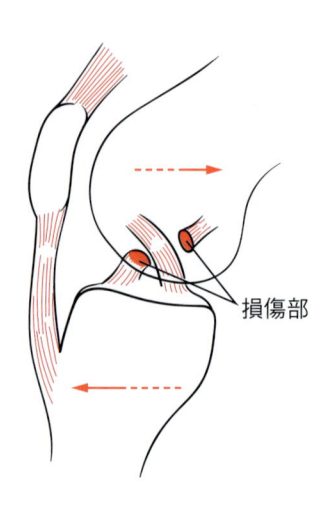

図 78 膝前十字靱帯損傷（前方引き出し症状）

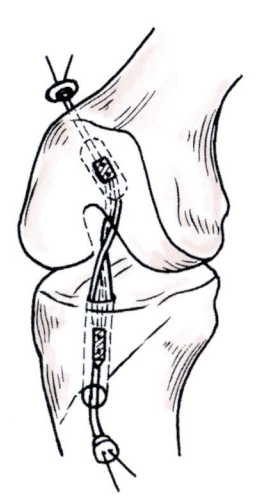

図79 前十字靱帯再建術（Clancy 法）
Clancy 法は膝蓋腱を用いた再建術で，右膝では末梢骨片を反時計方向に90°ねじって固定する．
最近は半腱様筋を用いる再建術も多い．

C 変形性膝関節症 osteoarthritis of the knee

1）膝は変形性関節症の最も多く発生する部位である．関節の老化現象に機械的な影響が加わって生じる一次性関節症と，先天的なあるいは後天的な関節疾患や外傷に続発する二次性関節症とに分けられる．半月板損傷，靱帯損傷，関節内骨折，化膿性関節炎，関節リウマチなどに続発する二次的関節症が多い．

2）関節症変化は最初に関節軟骨に始まる．膝蓋骨軟骨病変の頻度が最も高く，次いで大腿骨内側の屈曲 30°～60°の負荷域に多い．高齢者ことに肥満した女性に罹患率が高い．

3）運動開始時の疼痛，階段昇降時の疼痛，関節裂隙の圧痛，運動制限を認める．病状が進めば関節液が増量し，膝蓋跳動，内外反不安定性などを示す．

4）X 線所見としては，関節裂隙狭小化，骨棘形成，骨硬化像などがある（図80）．MRIは半月，靱帯，関節軟骨などの状態を把握するために有用である．

5）体重調整，安静，杖使用，四頭筋訓練，装具として楔状足底板（外側1cm高），膝用簡易装具などがある．保存療法に抵抗を示すものや骨性変化の著しい症例に対しては，脛骨高位骨切り術，さらには人工膝関節置換術などが行われる．人工関節は全置換術が一般的であるが，内側のみの片置換術もある．

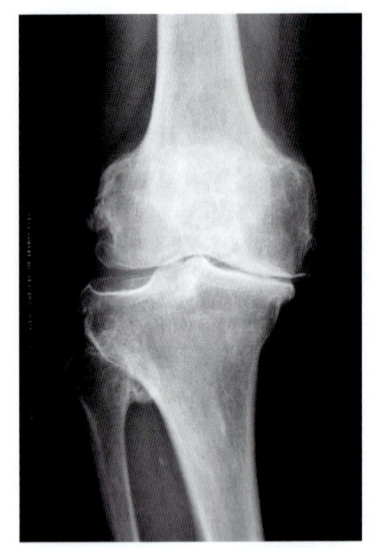

106　Ⅲ　主要な疾患

単純X線正面像　内側関節裂隙狭小化 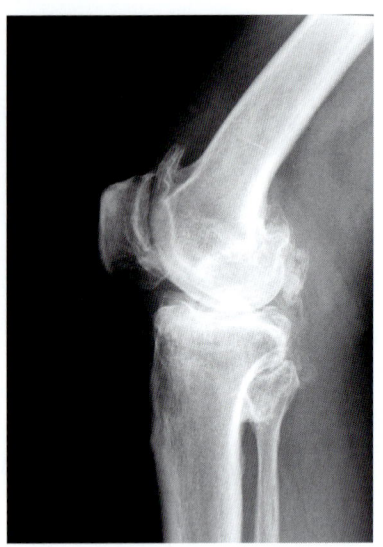　　　側面像　骨棘形成

a. 変形性膝関節症

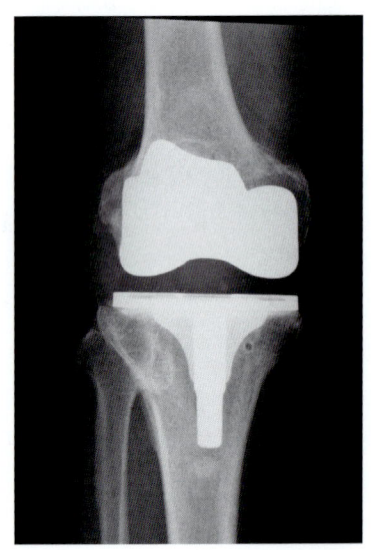

正面像 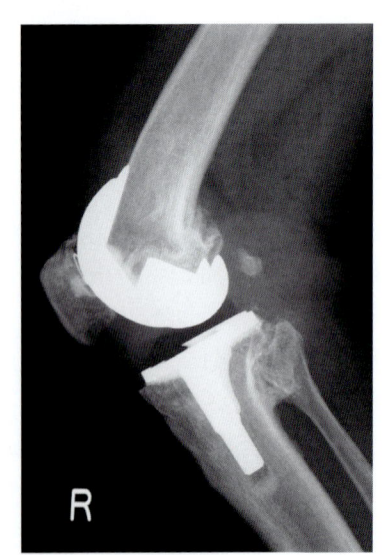　　　　　　　　　　　側面像

b. 人工膝関節置換術後

図 80　変形性膝関節症

d オスグッド・シュラッター（Osgood-Schlatter）病

1）骨発育期に，何らかの素因によって生じる脛骨結節部の骨化および癒合異常であり，膝蓋腱付着部に加わる慢性の機械刺激，牽引力などが誘因となる（図81）．バレーボールやサッカーなど膝の伸展機構をくりかえし使うスポーツ活動をしている中高生に多く発症する．

2）10～15歳の男子に多い．片側性ないし両側性．脛骨結節部の限局性の運動痛，圧痛，膨隆を認める．X線所見としては発育中の脛骨結節の嘴状突起部に骨化障害，隆起，分裂，遊離骨片などを認める．

3）安静，湿布などによって疼痛は15，6歳で自然に消失するが膨隆は存続する．サポーターによる固定が有用である．

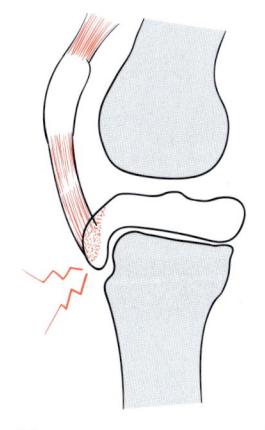

図81 Osgood-Schlatter病

e 離断性骨軟骨炎 osteochondritis dissecans

1）関節軟骨下骨質の一部が，局所の血行障害により壊死に陥り，表面の軟骨とともに周囲より分離するものであり，進行すると遊離体となる．繰り返される微小外傷により局所の血行障害が発生し，限局性壊死をきたすものと考えられる．

2）15～20歳の男子に多く，膝および肘関節に好発する．まれに足関節にも生じることがある．

3）膝関節の鈍痛，運動痛，腫脹を訴える．完全に剥離して遊離体となれば，嵌頓症状として激痛，関節水腫，lockingなどを生じる．

4）X線検査，CT，MRI，関節鏡検査は，病像の把握に有用である．鑑別診断として骨軟骨骨折，特発性骨壊死，骨軟骨腫症などが重要である．

5）骨端線残存例では遊離体とならない限り保存療法（ギプス固定による安静など）を行う．手術療法としては，軟骨残存例では骨移植，軟骨の再固定を行い，欠損例では非荷重部よりの骨軟骨移植を行う．

f 膝蓋骨脱臼

1）膝蓋骨が外力や大腿四頭筋力で外側に脱臼する状態．

2）反復脱臼することが多く，女性に多い．

3）膝蓋骨と大腿骨関節面の適合性の悪い例や，膝蓋腱付着部の外側偏位例に多くみられる．全身関節弛緩，膝蓋骨高位が関与することも少なくない．

4）脱臼時は疼痛とlockingを生じるが，整復されると症状は消失する．

5）整復時に骨折を生じ関節内出血を伴うことがある．

6）初回脱臼ではギプス固定するが，反復例では手術で膝蓋骨を安定させる．

g 骨端軟骨板損傷 epiphyseal plate injury

1) 骨端軟骨板損傷に対してはソルター・ハリス（Salter-Harris）の分類が用いられる．
2) 小児においてみられ，成長障害やそれに続発する変形などがみられる特殊な損傷である．
3) 骨端軟骨板の中で，石灰化軟骨細胞層が脆弱であり，この部で離解が生じる．
4) Salter-Harris の分類で五つの型に分けられ，それぞれの型により，治療および予後が異なる（図82）．

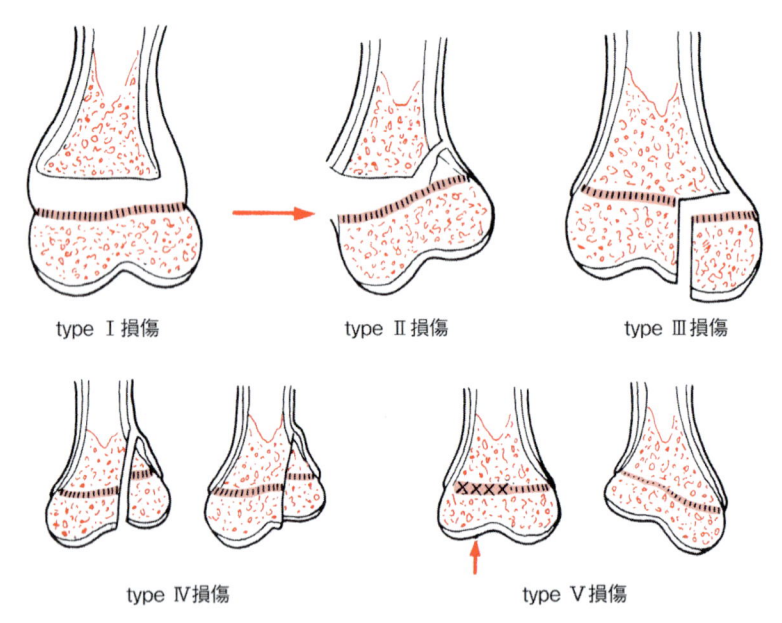

図82 ソルターハリス（Salter-Harris）による小児骨端軟骨板損傷の分類

type Ⅰ：骨端離解．type Ⅱ：骨端線部の骨折と離解．type Ⅲ：骨端部部分骨折
type Ⅳ：骨端部骨端線を含む骨折・骨癒合後の骨端線早期閉鎖．
type Ⅴ：骨端線圧挫傷．
Ⅰ，Ⅱ型は予後良好．Ⅲ，Ⅳ型は手術により解剖学的整復．Ⅴ型は変形発生し，予後は不良．

（Salter RB & Harris WR：J Bone Joint Surg Am 45, 587, 1963）

4. 足関節および足部の外傷と疾患

a 足関節捻挫，靱帯損傷 sprain, ligamentous injury

1) 外力が加わって関節に非生理的な運動を強制したときに，関節包や靱帯などの関節支持組織に断裂などが生じる．関節相互の間に乱れのないものを捻挫という．
2) いわゆる捻挫は第1度（靱帯の少数線維のみの伸長または断裂，疼痛や腫脹は軽度）より第3度（靱帯の断裂が大きく，関節は不安定となる．腫脹は第2度より著明）に分けられる．

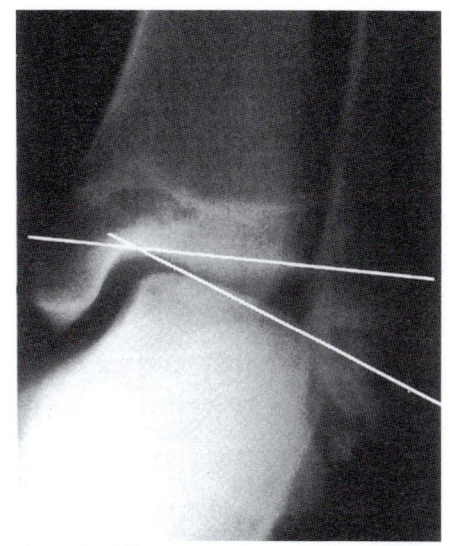

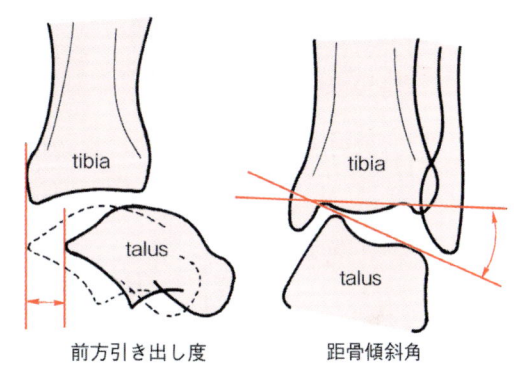

前距腓靱帯性裂離骨折（左足関節）（12歳女）　　ストレスX線撮影による計測

図83　ストレスX線像（距骨傾斜 talar tilt 12度）

3）局所に腫脹・運動痛・圧痛を認め，歩行障害を認める．関節の他動運動にて疼痛が増強する．単なる捻挫（第1度）では，単純X線およびストレスX線上異常を認めない．完全断裂（第3度）においては関節の動揺性が出現する．すなわち，外側の前距腓靱帯の断裂では足関節の内反強制により距骨の異常傾斜がX線上に認められ，距骨以下の前方引き出し徴候が陽性となる．内側の三角靱帯損傷では，足関節の外反強制で距骨の異常傾斜が認められ，外方動揺性が現れる（図83）．

4）第1度および第2度においては2〜3週間のギプス固定あるいは装具療法，第3度では早期靱帯縫合術が行われる．反復性の陳旧例に対しては，短腓骨筋腱による再建術などが行われる．

b 足関節脱臼骨折（図84）

頻度の高い骨折である．

ラウゲ-ハンセン（Lauge-Hansen）分類を用いることが多い．

骨折の転位がある場合は，解剖学的整復と早期可動域運動を目的として，手術療法を行う．

腓骨はプレートとスクリュー，内果はスクリューやテンションバンドワイヤリングを用いることが多い．

下肢の挙上と足趾の運動を行う．術後は必要により荷重制限を行う．

c アキレス腱断裂 rupture of Achilles tendon

1）疾走や跳躍の際に，腓腹筋の緊張下で，足関節の急激な背屈が加わって発生する．

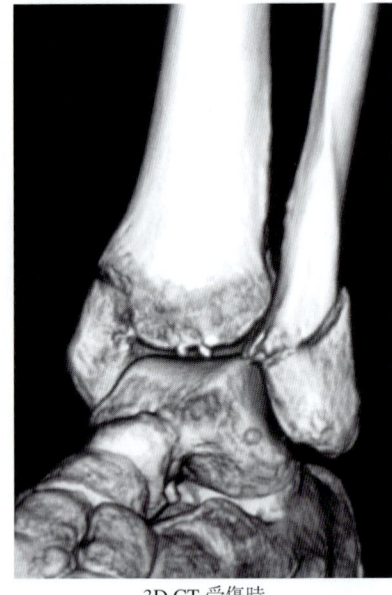

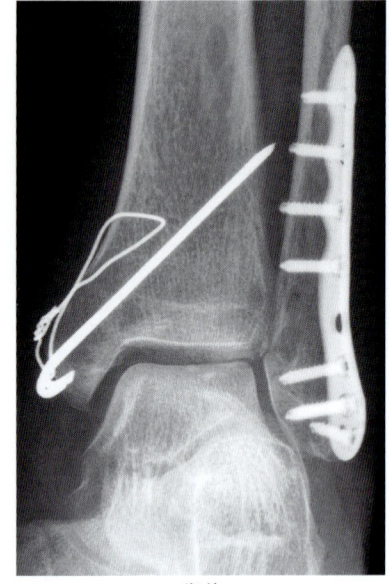

3D CT 受傷時　　　　　　　　　術後

図 84　足関節脱臼骨折

2）アキレス腱の踵骨付着部より 2 〜 3cm 近位で断裂することが多い．断裂とともに強打された感じや断裂音をきくことがある．歩行は困難なことが多い．断裂部に陥凹を触れ圧痛，腫脹，皮下出血を超音波，MRI にて確認できる．トンプソン（Thompson）あるいはシモンズ（Simmonds）テスト（腹臥位で腓腹筋を握ると，正常時にみられる足関節の底屈が断裂時にはみられない）が陽性となる．

3）新鮮時には約 4 週間のギプス固定や短下肢装具による保存療法，あるいはアキレス腱縫合術，陳旧例では腱再建術が行われる．

d 踵骨骨折 fractures of the calcaneus

1）高所から墜落して踵をついたときに発生することが多い圧迫骨折で，ときに両側性のこともある．しばしば胸腰椎移行部などに圧迫骨折を合併することがある（図 85）．

2）受傷直後より，踵部への荷重が不能となる．皮下出血，腫脹，自発痛，圧痛，足関節運動時痛を認める．足は扁平外反変形を呈す．

3）X 線像では側面像におけるベーラー（Böhler）角（図 88）の減少，軸射像における外反の存在，斜位撮影による距骨下関節の転位を認める．CT も距骨下関節面をみるのに有用である．

4）ギプス固定は約 4 週間行い，初期は免荷歩行を行い，次第に荷重をかけていく．骨萎縮防止のため早期離床が大切である．手術療法としてはウェスチウス法（Kirschner 鋼線固定），プレート固定，骨移植術を行う．術後免荷を行う．

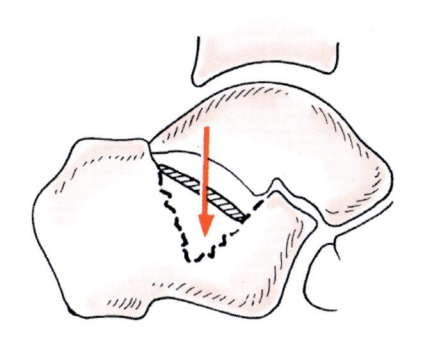

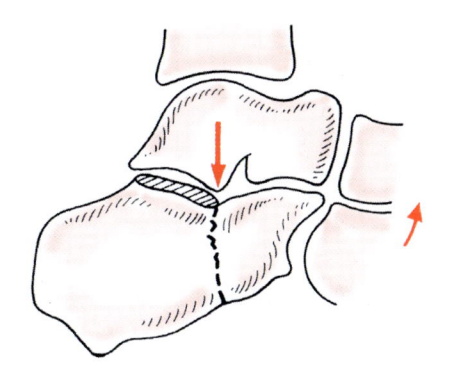

a. 圧迫骨折による　　　　　　b. first degree（剪断力のみによる）

図85　踵骨骨折の発生機転（Soeur）

（Soeur P & Remy R：J Bone Joint Surg Br 57：413, 1975）

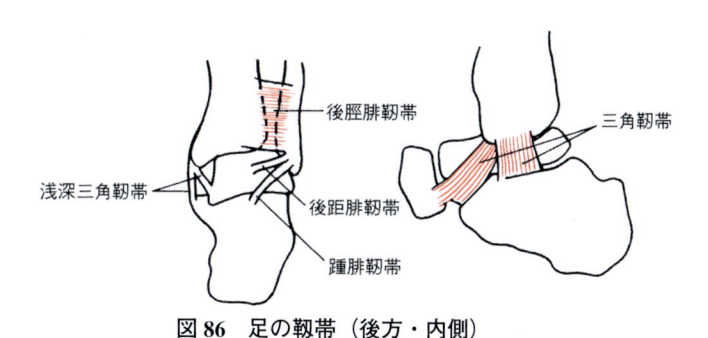

図86　足の靱帯（後方・内側）

図87　足の靱帯（外側）

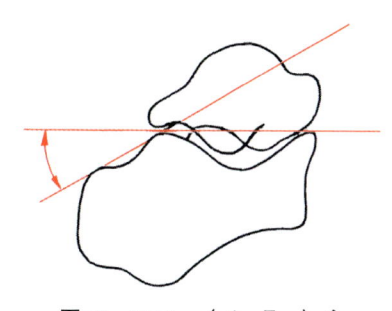

図88　Böhler（ベーラー）角

踵骨隆起と後関節裂隙後縁とを結ぶ線と踵骨前関節先端と後関節裂隙後縁とを結ぶ線とのなす角．

e 痛風 gouty arthritis

1）痛風の典型像として，母趾MP関節が侵されることが多い．中年以後の男性に多く，関節周囲の尿酸の蓄積が関節内に波及して，尿酸の結晶の刺激で急性関節炎を生じるもので

ある．
　2）血清尿酸値の上昇を認め，関節液から尿酸結晶を証明する．X線所見として，進行すると侵食（浸蝕）像を認める．ときに関節リウマチ，結核性関節炎などと鑑別を要す．
　3）安静，冷湿布，消炎鎮痛薬，尿酸排泄剤，尿酸生成阻害薬投与などが行われる．プリン体を含む食事をさける食餌調節．重炭酸ナトリウムなどにて尿をアルカリ性に保ち，適度に水分を摂取させて尿路結石の発生を予防することも大切である．

f 閉塞性血栓性血管炎（バージャー（Bürger's）disease, thromboangitis obliterans）と閉塞性動脈硬化症 arteriosclerosis obliterans

　1）Bürger 病は 20〜40 歳の男性に，閉塞性動脈硬化症は高齢者に多い．原因は不明であるが，前者は喫煙と，後者は糖尿病との関係が深い．
　2）間歇跛行，阻血による疼痛と感覚異常，寒冷による蒼白とチアノーゼなどを訴える．理学的診断により，足背動脈や後脛骨動脈の拍動欠如，患肢の挙上による蒼白と冷感，潰瘍と壊疽の形成，浮腫，爪の変形や皮膚の萎縮，表在性の血栓性静脈炎などを認める．
　3）①MRA による動脈の閉塞像の証明，②皮膚温測定による患肢温度の異常低下，③その他，交感神経ブロックによる反応，脈波検査，間歇性跛行の誘発時間の測定，血液凝固傾向の検査，血清 lipoid や糖尿病検査などは鑑別診断として必要である．
　4）安静，保温，禁煙，圧迫や緊縛因子の除去，血管拡張を助けるための無理のない理学療法を行う．プロスタグランディンE製剤および血管拡張剤投与，交感神経ブロック，抗凝固剤投与，潰瘍などの治療と感染防止，低脂肪・低コレステロール食による動脈硬化予防と糖尿病の治療など種々の症状に合わせて行う．足末端の壊死のために切断せざるを得なくなる症例が多い．

g 内反足 clubfoot
1）先天性内反足 congenital clubfoot
　a）新生児 1,000 人に 1 人の割で発生し，男は女の約 2 倍，半数は両側性である（図 89）．先天性股関節脱臼，先天性筋性斜頸とともに重要な整形外科領域の先天性変形に含まれる．遺伝的素因とともに，胚種異常，形成抑制，子宮内圧迫などの諸説がある．
　b）変形は生下時より認められ，足は全体が内反し，その変形は五つの因子，すなわち踵骨の内反，中足部の内転，尖足，凹足，下腿内捻よりなっている．可動域制限は強く，正常位への矯正に抵抗する．X線所見として，足根骨相互の位置異常，骨核の出現の遅れがある．前後および側面像で，距骨と踵骨の骨軸のなす角が減少して平行に近づく．
　c）できるだけ早期の治療を開始する．出生後ただちに徒手矯正および矯正位のギプス固定を行う．一般的に，矯正ギプスは 1 週間毎 4 回更新し，その後 2〜3 週毎，計 2〜4 ヵ月間つづける．内反と内転の矯正を行い，これが除去できたのちに尖足の矯正を行う．矯正の

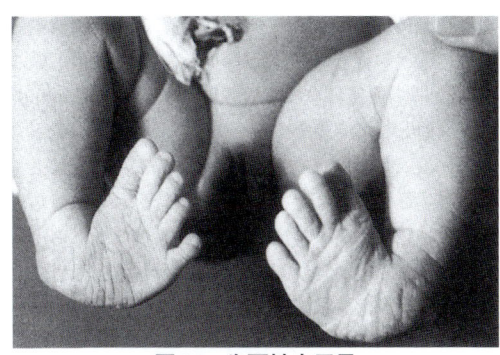

図 89 先天性内反足

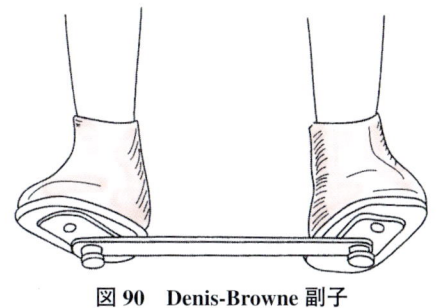

図 90 Denis-Browne 副子
先天性内反足の矯正に用いる.

不十分なものに対しては，後方解離術，後内方関節包解離術などを行う．その後 functional brace を使用し，歩行開始後は矯正靴，night splint（夜間装具）などを使用する．デニス-ブラウン（Denis-Browne）副子が矯正に用いられる（図 90）.

h 外反母趾 hallux valgus（図 91）

1）母趾が中足趾（MTP）関節で外方へ屈曲したものである．欧米人に比較的多く，先天素因や家族内発生をみるものもあり，扁平外反足，第 1 趾過長発育，先の狭い靴の着用などが誘因とされている．女性に多い．

2）第 1 趾が MTP 関節で外転して亜脱臼位となり，第 1 中足骨は内反変形する．前足部は開張足を呈す．母趾外転筋は足底に転位して外転能力を失う．内側に突出した中足骨頭は靴で圧迫されて粘液包炎（バニオン bunion）を生じ，この部に疼痛や圧痛を認める．

3）可及的に保存療法を行い，足底板による開張足に対する横アーチ保持，圧迫部に対するフェルトの使用，母趾と第二趾間の楔状 foam（趾間用スプレッダー），夜間の矯正保持装具の使用などを行う．重度の症例に対しては中足骨骨切り術，粘膜包切除などを行う．

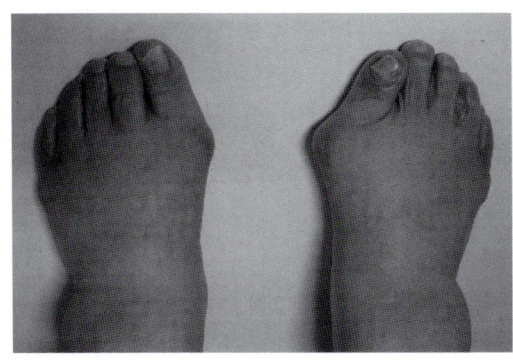

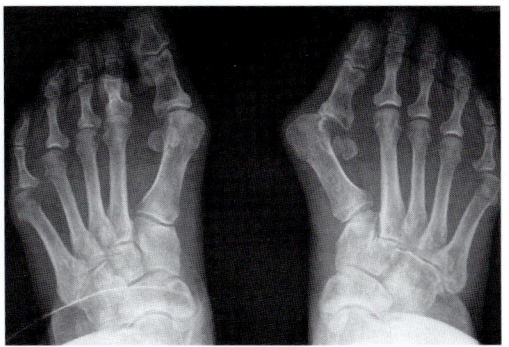

マクロ　　　　　　　　　　単純 X 線像

図 91 外反母趾

114　Ⅲ　主要な疾患

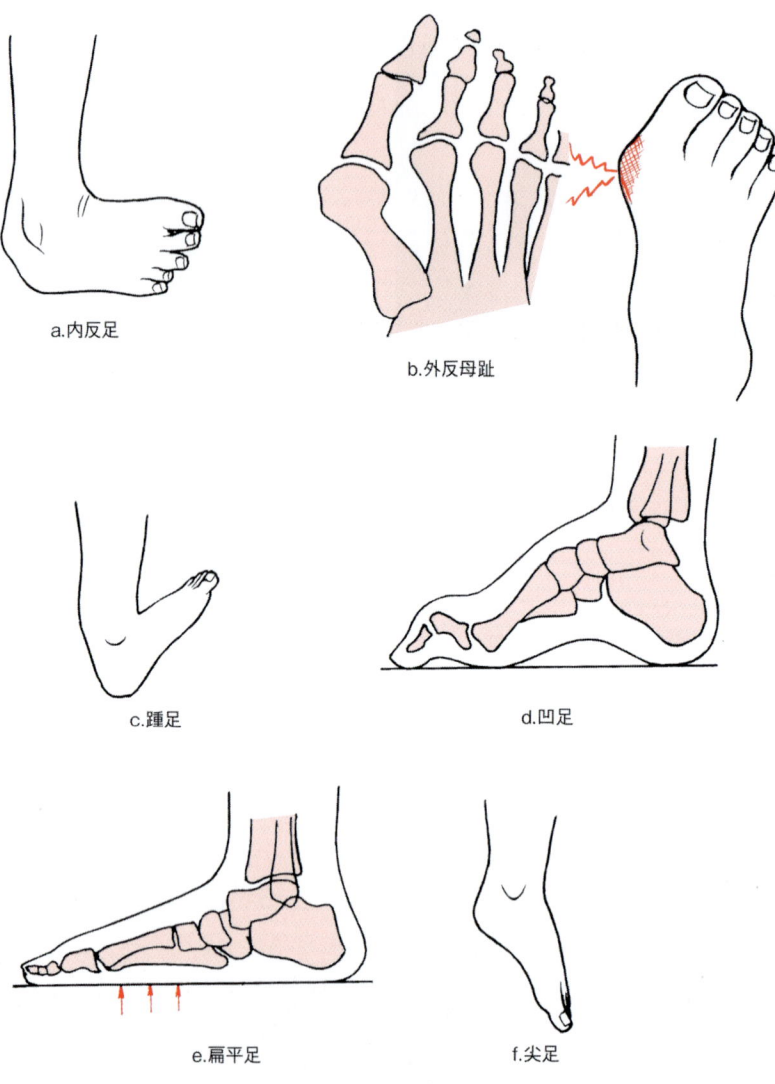

a. 内反足

b. 外反母趾

c. 踵足

d. 凹足

e. 扁平足

f. 尖足

図 92　足部の変形

E 関節リウマチ Rheumatoid Arthritis（RA）

1. 概　念

　関節リウマチは，多発性の関節炎を主症状とする進行性炎症性疾患である．関節の滑膜の炎症から始まり，多彩な細胞から細胞間伝達物質であるサイトカインが産生され，炎症反応および関節破壊に関与する．徐々に軟骨，骨を破壊し，関節の変形をきたす．自己免疫疾患の一つであり，原因は不明である．遺伝的素因に感染などの後天的因子が関与すると考えられている．日本で約70万人（有病率約0.5％）が罹患し，80％が女性である．発病は40～50歳代が多い．

　また，血管炎を主体として関節外症状を認め，難治性もしくは重篤な臨床病態を伴う場合を悪性関節リウマチ（malignant rhumatoido arthritis：MRA）と定義する．

2. 症　状

　朝の手指のこわばりや，関節の腫脹・疼痛からはじまる．手関節やMCP（指節中手間）またはPIP（近位指節間）関節や，膝関節，足趾（MTP）に好発する．症状が進行すると，関節が変形し，関節の不安定性や可動域制限，強直を生じる．手指ではスワンネック変形，ボタン穴変形，尺側偏位，足趾では外反母趾，槌指変形が典型的である（図93）．

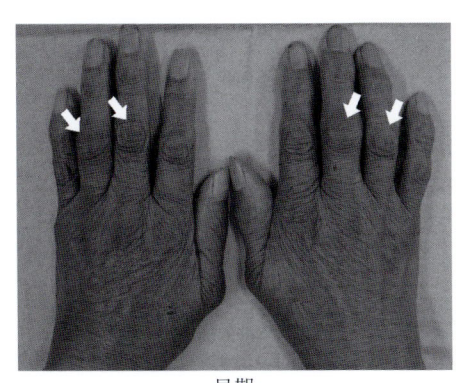

早期
両中指・環指PIP関節の対称性腫脹（紡錘状）

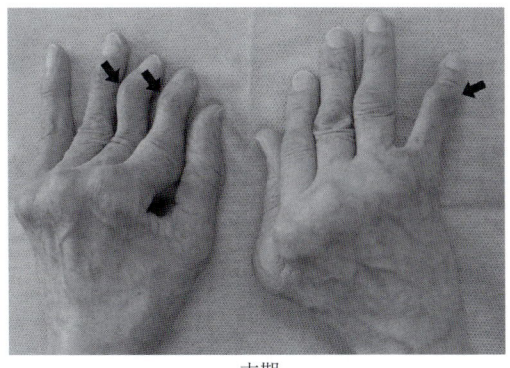

末期
左示指・中指スワンネック変形，右手尺側偏位，右小指ボタンホール変形

図93　RAの手

3. 診断

a 診断基準

RA の診断基準として"アメリカリウマチ学会（ACR）1987 年"（表 6）が用いられてきた.

表 6　アメリカリウマチ学会（ACR）1987 年

以下の 7 項目中 4 項目以上満たすものを関節リウマチと診断
① 朝のこわばり（1 時間以上）
② 3 つ以上の関節の腫脹
③ 手関節または MCP（指節中手間）または PIP（近位指節間）関節の腫脹
④ 対称性関節腫脹
⑤ 皮下結節（リウマトイド結節）
⑥ リウマチ因子陽性
⑦ 手指あるいは手関節の X 線像変化
（1 から 4 は 6 週間以上認められること）

表 7　ACR/EULAR2010 RA 分類基準

腫脹関節数	点数
1	0
＞1　大関節	1
1-3　小関節	2
4-10　小関節	3
＞10　大小問わず	5
リウマトイド因子 or 抗 CCP 抗体	
陰性	0
低値陽性	2
高値陽性	3
罹病期間	
＜6　週間	0
＞＝6　週間	1
急性炎症蛋白（CRP or ESR）	
正常	0
異常	1

ただし，DIP，CMC，第 1MTP 関節は腫脹関節数から除く

　この診断基準は非常に優れているが，症状がそろうのに時間がかかるため，早期診断には適さない．RA は発症から 2 年以内に関節破壊の進行が著しいため，早期に診断し，積極的な薬物治療を開始する目的で，ACR/EULAR2010 分類基準（表 7）が用いられるようになった．この新基準では，1 つ以上の関節の腫脹が認められ，他の疾患が除外される場合，以下の合計点数が 6 点以上を関節リウマチと診断する．

b 血液検査

　血清学的検査としてリウマチ因子（RF）と，抗 CCP 抗体（抗シトルリン化ペプチド抗体：ACPA）を用いる．RF は，RA 患者の約 8 割で陽性となる．抗 CCP 抗体は，特異度が高く，早期診断に重要である．

　炎症マーカーとして，赤沈（ESR）と C 反応性蛋白（CRP）を用いる．血清メタロプロテアーゼ（MMP-3）や血清アミロイド A 蛋白（SAA）も RA の活動性の指標として用いられる．

　血液検査は，貧血，肝臓・腎臓機能障害，薬の副作用のチェックとしても重要である．

E 関節リウマチ（RA） 117

C 画像診断

①単純X線像では，はじめは骨萎縮のみで，炎症が続くと骨びらん（虫食い状に欠損）がおこり，さらに進行すると関節の隙間が狭くなり（関節軟骨の消失），骨同士が融合する（骨強直）などの所見が見られる（図94）．

②MRIでは，単純X線像に変化が現れる以前から関節の滑膜炎，骨の変化あるいは骨びらんが確認できる（図95）．また超音波でも早期の滑膜炎症をとらえることができる．

③定期的な胸部X線像およびCTは，肺炎や結核などの感染症の有無，および間質性肺炎や薬の副作用をみるためにも大切である．

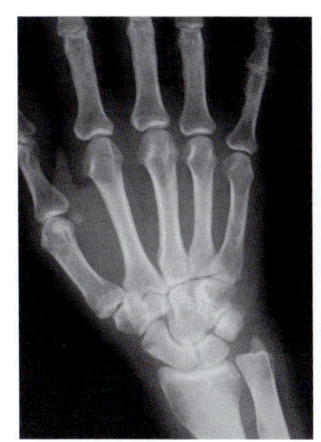

早期　正常

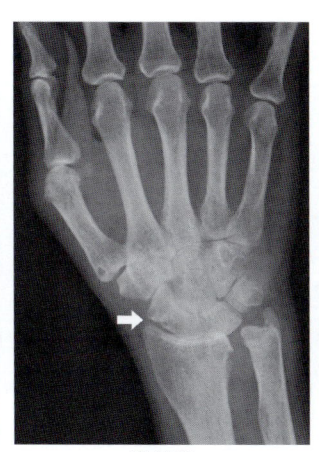

進行期
関節裂隙の狭小化骨萎縮

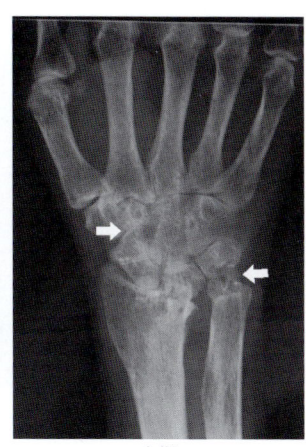

末期
尺骨遠位端の変形
手根骨の骨癒合

図94　手関節のX線像の変化

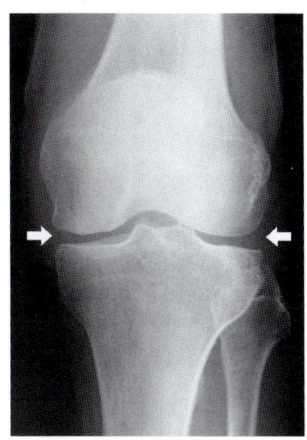

左膝単純X線像
関節裂隙狭小化のみ認める

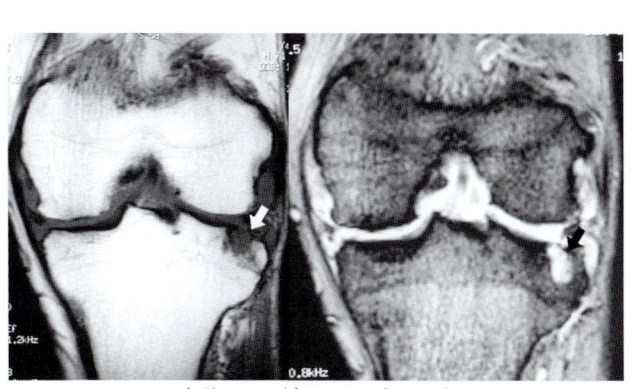

左膝MRI（左T1W，右T2W）
滑膜の増殖，脛骨外顆に骨変化を認める

図95　膝関節のX線像とMRI

4. 治療

関節リウマチ治療として，基礎療法，薬物療法，手術療法，リハビリテーションが重要である．最近，薬物療法が生物学的製剤の導入によりめざましく進歩した．治療目標は，関節の疼痛や腫脹の軽減など症状の改善のみならず，関節破壊の進行をX線学的に防止し，寛解（remission）に導くことである．

a 薬物療法

治療薬は大きく次の4種類に分けられる．

①抗リウマチ薬（disease modifying anti-rheumatic drug：DMARD）

RAの免疫異常を是正し，RAの活動性をコントロールする重要な薬剤である．メトトレキサート（MTX）は，基準薬として推奨されている．MTXは少量の内服で強い抗リウマチ作用があり，関節破壊を防止する効果がある．副作用として，肝機能障害，間質性肺炎，骨髄障害，感染の悪化に注意を要する．ほかに，ブシラミン，サラゾスルファピリジン，タクロリムスなど多くの種類がある．

②生物学的製剤（biologics）

RAの関節の炎症に重要な役割をするサイトカインを選択的に抑制する．生物学的製剤の最大の利点は，関節破壊抑制効果にある．ただし，重篤な副作用として結核・肺炎や他の感染症の合併症には注意が必要である．

腫瘍壊死因子（tumor necrotizing factor：TNF）阻害薬としてインフリキシマブ，エタネルセプト，アダリムマブ，ゴリムマブ，セルトリズマブペゴルの5種類，他に抗IL-6受容体抗体であるトシリズマブ，T細胞の活性化を抑制するアバタセプトが承認・販売されている．

③非ステロイド性抗炎症薬（non-steroidal anti-inflammatory drug：NSAID）

炎症を抑え，痛みを和らげる作用を持つ薬で多くの種類がある．副作用として胃潰瘍や腎機能障害に注意する．

④副腎皮質ホルモン（ステロイド）

少量の内服で強力な抗炎症効果がある．副作用として胃潰瘍，感染の悪化，糖尿病の誘発，骨粗鬆症などがある．急速な減量や休薬で離脱症状をおこすので注意を要する．

関節炎が著しい場合，少量のステロイドを，ヒアルロン酸や局所麻酔剤とともに関節内注射としても用いる．

薬物療法の評価

RAの活動性の評価として，ACR，DAS28（Disease Activity Score，図96）が用いられることが多い．

DAS28（Disease Activity Score）は28関節中の，疼痛関節数・腫脹関節数・患者の疼痛評

図96 RAの関節炎の評価

1 疼痛関節痛
2 腫脹関節数
3 患者の疼痛評価
4 血沈（もしくはCRP）を計算式に入れる

> 5.1　　高い
3.2～5.1　中等度
3.2未満　低い
2.6未満　臨床的寛解

DAS28（Disease Activity Score）

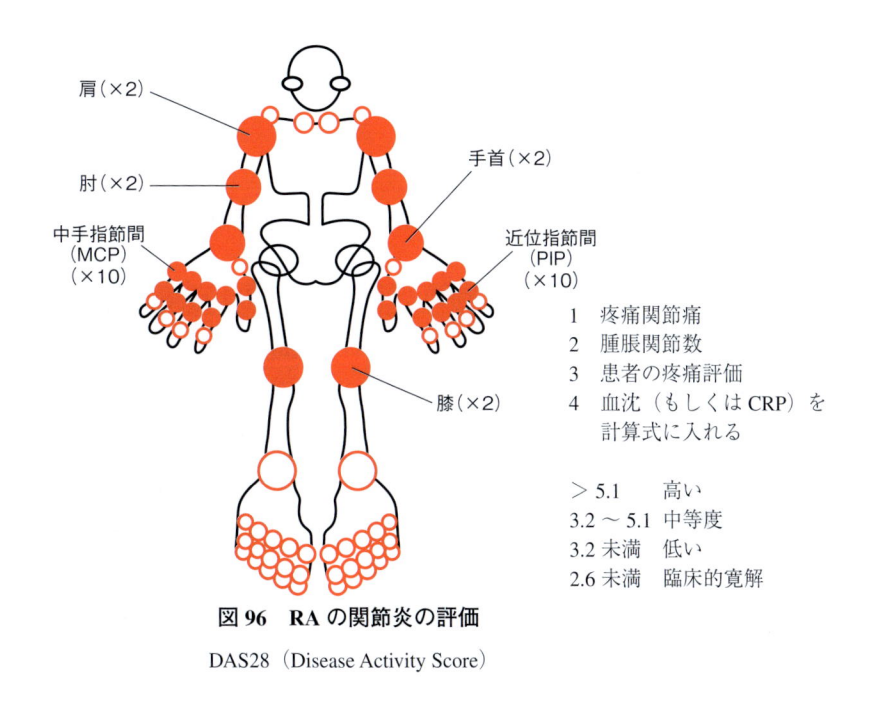

価（100点満点）・血沈（もしくはCRP）を計算式に入れて，＞5.1　高い，3.2～5.1　中等度，3.2未満　低い，2.6未満　臨床的寛解と評価する．

b 手術療法

RAが進行し，関節の変形をきたし，日常生活が不自由な場合には手術療法の適応である．
①滑膜切除術：おもに早期に，炎症を起こしている関節の滑膜を取り除く手術で，手指，肘，膝関節などに多い．軟骨や骨の侵食を防ぎ，変形を防止するが，生物学的製剤の使用により減少した．
②人工関節置換術：関節破壊が進行した場合に，人工の関節に取り替える手術である．膝関節，股関節に多くおこなわれている．関節の疼痛がとれ支持性が得られるため，歩行やADLの改善が期待できる．近年，材質や技術の進歩により，比較的若年者にも使用可能になった．肘，手指，足趾などの人工関節も増加している．
③他に，変形のために不安定になった関節を固定する関節固定術や，脊椎の手術，変性断裂した腱の移行術なども行われる．

c リハビリテーション

基礎療法としては，十分な睡眠とバランスのよい食事，心身の安静と適切な運動などが挙げられる．さらにリハビリテーションも関節の拘縮を予防し，筋肉がやせるのを防ぐために大切である．

5. 予 後

　以前は"不治の病"と呼ばれていたが，最近の治療法の進歩により，RA は"寛解"を目指す時代になり，予後は大きく改善している．ただし，RA の病因はいまだ不明であり，今後の研究による解明と，より有効で安全な治療法の開発が期待される．

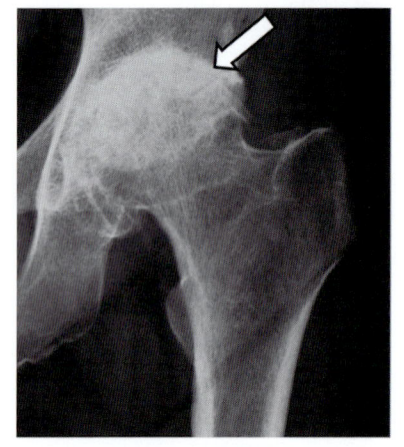

RA　左股関節 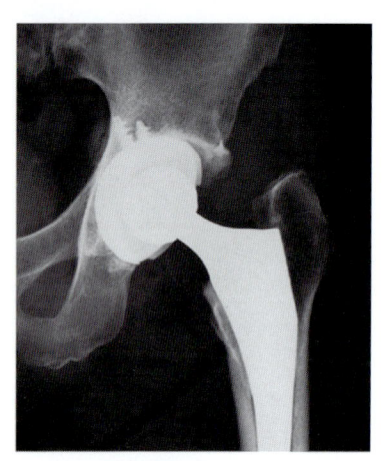　　　　　　　　　　　人工股関節全置換術後

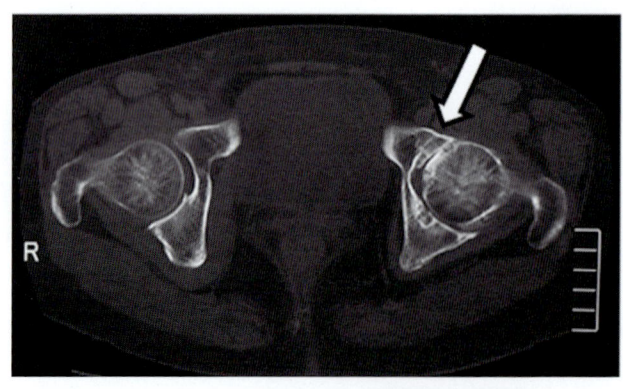

左上：単純 X 線正面像，左下：CT
股関節の変性（裂隙狭小化と骨萎縮）を認める．

RA：人工股関節全置換術

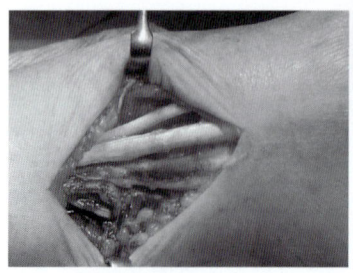

滑膜の増殖と伸筋腱の断裂（環・小指） 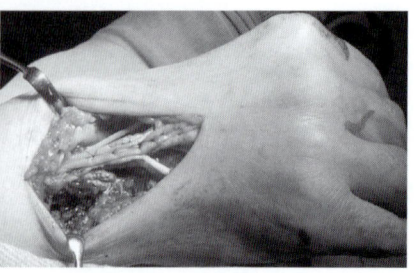　　　腱移植および腱移行術後

RA：伸筋腱断裂

F 骨粗鬆症

1）定義
骨の構成成分である基質と骨塩との比率が一定のまま骨量が減少し，かつ骨組織の微細構造が変化し，そのために骨が脆くなり骨折しやすくなった病態．
女性の閉経，加齢，ステロイド剤の長期使用などが原因となる．

2）分類
原発性と続発性に分類される（図97）．

3）症状
転倒や軽度の外力によって椎体の圧迫骨折が生じると，腰背部痛が生じる．慢性腰背部痛に移行したり，円背へと進行する．圧潰した椎体が後方の脊髄を圧迫すると脊髄麻痺などの神経障害が生ずることがある．

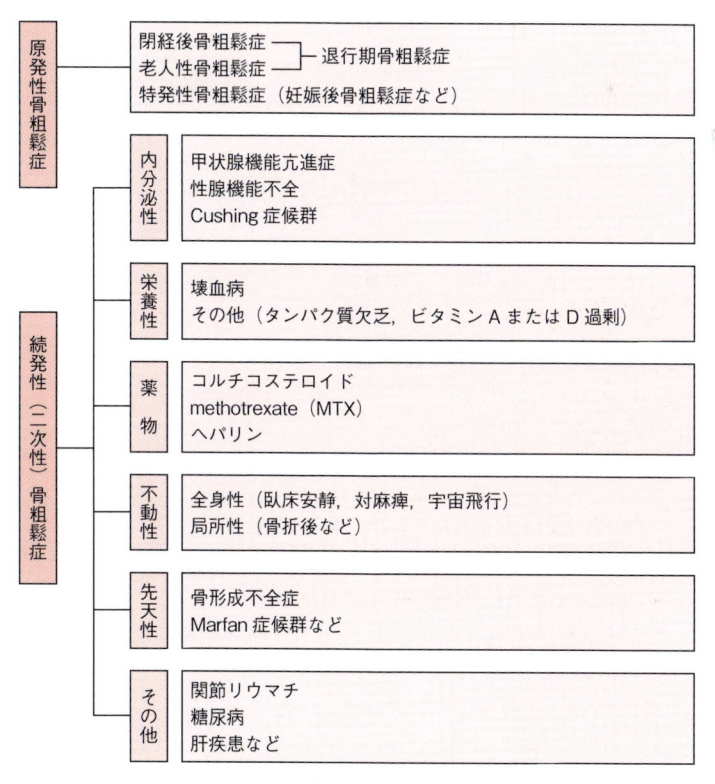

原発性骨粗鬆症
- 閉経後骨粗鬆症 ─┐
- 老人性骨粗鬆症 ─┴─ 退行期骨粗鬆症
- 特発性骨粗鬆症（妊娠後骨粗鬆症など）

続発性（二次性）骨粗鬆症
- 内分泌性：甲状腺機能亢進症／性腺機能不全／Cushing症候群
- 栄養性：壊血病／その他（タンパク質欠乏，ビタミンAまたはD過剰）
- 薬物：コルチコステロイド／methotrexate（MTX）／ヘパリン
- 不動性：全身性（臥床安静，対麻痺，宇宙飛行）／局所性（骨折後など）
- 先天性：骨形成不全症／Marfan症候群など
- その他：関節リウマチ／糖尿病／肝疾患など

（平澤泰介・北出利勝：運動器疾患の治療：医歯薬出版，東京：2012.）

図97 原発性および続発性骨粗鬆症の分類

4) **原発性骨粗鬆症の診断基準**（表8参照）（2012年度改訂版，日本骨代謝学会，日本骨粗鬆症学会合同）
5) **骨粗鬆症で生じやすい骨折**
   脊椎椎体の圧迫骨折
   大腿骨頚部骨折
   上腕骨の近位部骨折
   橈骨遠位端骨折

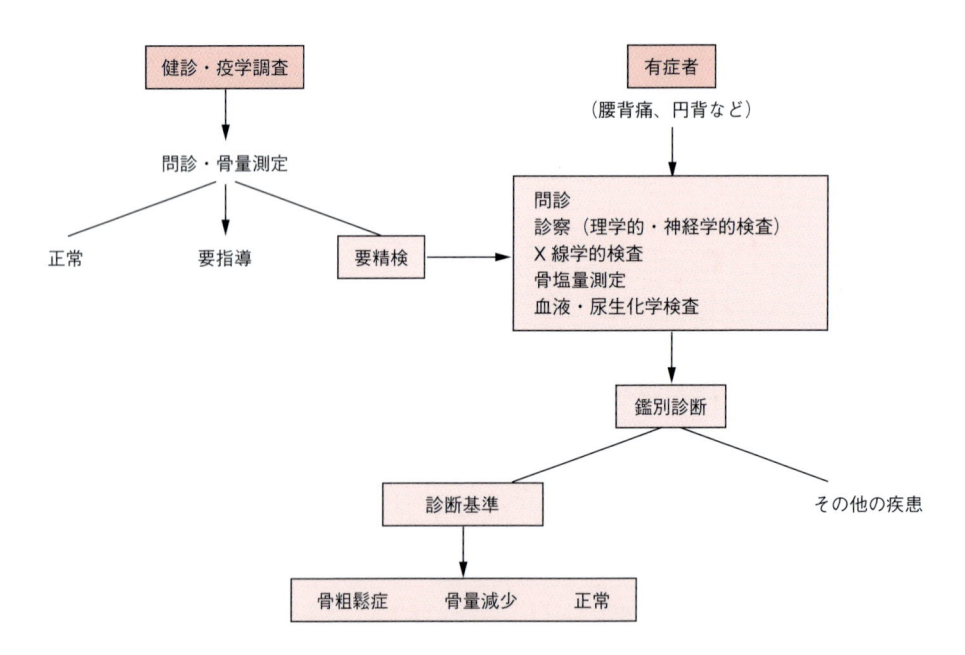

図98 原発性骨粗鬆症の診断マニュアル

表8 原発性骨粗鬆症の診断基準（2012年度改訂版）

低骨量をきたす骨粗鬆症以外の疾患または続発性骨粗鬆症を認めず，骨評価の結果が下記の条件を満たす場合，原発性骨粗鬆症と診断する．

Ⅰ．脆弱性骨折あり
1. 椎体骨折または大腿骨近位部骨折あり
2. その他の脆弱性骨折があり，骨密度がYAMの80％未満
Ⅱ．脆弱性骨折なし
骨密度がYAMの70％以下または－2.5SD以下

YAM：若年成人平均値（腰椎では20〜44歳，大腿骨近位部では20〜29歳）

6）治療

大腿骨頸部骨折は頻度が高く早期に適切な対応を行う．急性腰痛に対しては短期間の安静ののちコルセット装用などを行う．

a）骨量減少改善治療
1. 薬物療法：カルシウム剤，活性型ビタミン D_3，カルシトニン，エストロゲン，ビスホスフォネート製剤，カルシトニン，選択的エストロゲン受容体モジュレータ（SERM），テリパラチド（副甲状腺ホルモン PTH とその誘導体）など．
2. 運動療法：適度な運動により骨量減少を予防し，筋力も増強維持する．

b）骨折治療（骨折の項目参照）
1. 保存的治療：
2. 観血的治療

骨塩定量法（二重エネルギーX線吸収法：dual energy X-ray absorptiometry：DEXA）

1）2種類のX線を腰椎や大腿骨近位ないしは全身に照射し，その吸収率から骨塩含量や骨密度を測定する．現時点で最も正確な骨密度測定法である．

2）他の測定法に比べ誤差が少なく，解像力，再現性が優れている．

3）骨粗鬆症の診断や治療効果の判定に有用である．

4）骨密度測定法としてはDEXA法の他，マイクロデンシトメトリー法（microdensitometry：MD法：手のX線写真を標準となるアルミニウム板で定量），単一ガンマ線吸収法（single photon absorptiometry 法：ガンマ線でその吸収量を測定），超音波法（踵骨の超音波伝導度を測定）など種々の骨量測定機器が開発されている．

Column
骨量測定の各々の方法の長所，短所，精度

代表的な骨量測定法	主な測定部位	長所	短所	精度（CV；変動係数）
MD法	第2中手骨	・再現性が比較的良好 ・撮影が容易	・海綿骨はあまり反映しない	2〜3%
QCT法	第3腰椎	・海綿骨の骨密度を反映している ・解剖学的な構造がわかる	・X線の被爆量が多い ・脂肪髄では値が負になることがある ・再現性におとる	5%前後
DEXA法	全身骨	・再現性に優れている ・一般に全身の骨量の測定が可能である	・高価である ・軟部組織の石灰化の影響を受けやすい	1〜2%
超音波法	踵骨（かかと）	・再現性が比較的よい ・非侵襲的で，妊婦でも可能である	・保険がきかない	3%前後

G 骨軟部腫瘍

1. 骨腫瘍および腫瘍類似疾患の分類

I. 原発性骨腫瘍			
発生母地組織	良　性		悪　性
骨形成性組織	骨腫 類骨骨腫 骨芽細胞腫		骨肉腫
軟骨形成性組織	骨軟骨腫（外骨腫） 内軟骨腫 軟骨芽細胞腫		軟骨肉腫
線維形成性組織 （組織球を含む）	類腱線維腫 骨良性線維性組織球腫		線維肉腫 骨悪性線維性組織球腫 / 未分化高悪性多形肉腫
造血性組織			骨髄腫（単発，多発） 悪性リンパ腫
脊索			脊索腫
非特異的組織 （血管腫 末梢神経など）	血管腫 神経鞘腫 神経線維腫		血管肉腫 悪性神経鞘腫
起源不明	骨巨細胞腫		Ewing 肉腫 悪性骨巨細胞腫
II. 続発性骨腫瘍		III. 腫瘍類似疾患	
転移性骨腫瘍 浸潤性骨腫瘍		非骨化性線維腫 単発性骨嚢腫 動脈瘤様骨嚢腫 線維性骨異形成（単骨性，多骨性） osteofibrous dysplasia（骨線維性異形成症） 好酸球性肉芽腫症（ランゲルハンス細胞組織球症）	

（平澤泰介・楠崎克之編：わかりやすい骨腫瘍の診断と治療・南江堂，2000．より一部改変）

a 代表的な良性骨腫瘍

1) 骨軟骨腫 osteochondroma

代表的な良性骨腫瘍で最も発生頻度が高い．

成長板軟骨に由来し軟骨腫瘍を形成するだけでなく内軟骨性の骨形成を誘導するため骨外に骨性硬の腫瘤を形成する．

腫瘍の表面は軟骨帽で覆われている．

多発するものがあり，常染色体優性遺伝と突然変異がある．

好発年齢：10 歳代．

好発部位：長管骨の骨幹端に発生する．大腿骨遠位，脛骨近位に好発する．

症状：腫瘤触知だけのことが多い．大きくなると神経，筋肉などを圧迫し疼痛を生じる．

画像所見：単純 X 線画像……骨幹端骨皮質よりきのこ状ないし広基状に伸びる骨性隆起を

認める．MRI……T_2強調で軟骨帽が高い信号強度で描出される．
　治療：疼痛の強い例や巨大な腫瘍で悪性化の疑われる例は腫瘍を骨膜を含めて切除する．

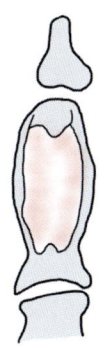

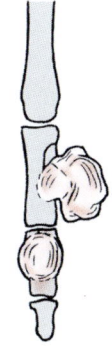

軟骨腫 chondroma
指の基節骨から生ずる外軟骨腫（図a）と中節骨内に生ずる内軟骨腫（骨皮質の膨隆と菲薄化：図b）を示す．

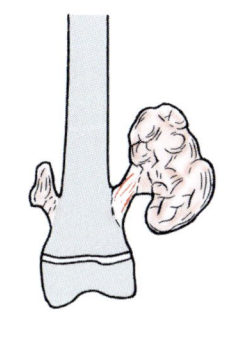

骨軟骨腫
osteochondroma
種々の大きさのものがある．始め成長軟骨に生ずるが，骨の成長につれて移動する．それぞれ軟骨帽をかぶっている．

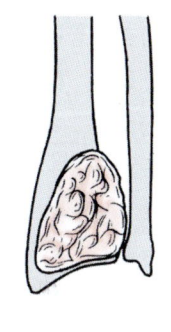

骨巨細胞腫
giantcell tumor of bone
骨皮質の拡大と腫瘍内部では貧弱な骨梁を有す．腫瘍は関節表面に向かい広がる．

図99　良性骨腫瘍（Adams）

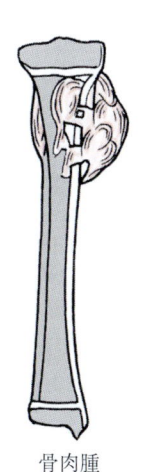

骨肉腫
osteosarcoma
骨幹端に発生する．骨新生により骨腫が膨隆して，髄質が破壊される．

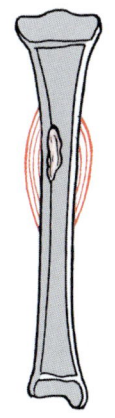

Ewing 肉腫
骨幹に発生する．中心部の破壊と骨膜下新生骨の求心性層状形成により玉ネギ状外観を呈する．

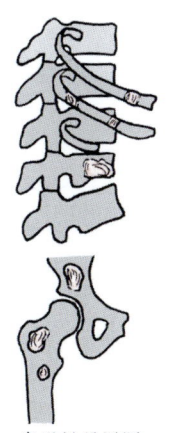

多発性骨髄腫
multiple myeloma
小さな打ち抜き状骨溶解性腫瘍が骨全体に散在している．ことに赤色骨髄を多くもつ骨に生ずる．

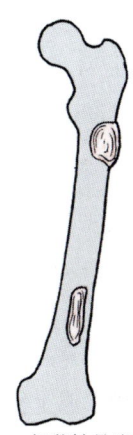

転移性骨癌
metastatic tumors
円型の骨破壊（骨膜反応なし）．

図100　悪性骨腫瘍（Adams）

予後：多発性のものは続発性軟骨肉腫になる率が単発性のものより高い.

2) 内軟骨腫 enchondroma

指骨, 中手骨に好発する代表的な良性骨腫瘍である.

骨軟骨腫に次いで発生頻度が高い.

片側性の多発性内軟骨腫を Ollier 病, これに血管腫を合併したものを Maffucci 症候群という. 両者とも遺伝性はない.

好発年齢：発見される年齢は 10 歳代から 40 歳代と幅広い.

好発部位：指骨, 中手骨だけで 2/3 を占める. 長管骨発生例は軟骨肉腫との鑑別が問題になる.

症状：無症状で偶然発見されることが多いが, 病的骨折でみつかることも少なくない.

画像所見：単純 X 線画像……骨端から骨幹端の骨髄が融解し, 骨皮質の膨隆と菲薄化を伴う. 内部に斑点状の石灰化陰影を認める. MRI……T_2 強調で病巣は高い信号強度で描出される.

治療：手術は必ずしも全症例に必要ではなく, 病的骨折を繰り返すものに病巣掻爬骨移植を行う.

予後：多発性のものから続発性軟骨肉腫が発生することがある.

3) 骨巨細胞腫 giant cell tumor of bone

破骨細胞に類似する多核巨細胞が多数出現する骨腫瘍である.

以前は単なる病巣掻爬骨移植では再発率が高く, 中に肺転移を生じるものもあったため, 良性と悪性の中間と考えられていたが, 基本的には良性と考えられる.

好発年齢：20 歳代から 50 歳代に多い.

好発部位：長管骨の骨端に発生する. 大腿骨遠位, 脛骨近位, 橈骨遠位に好発する.

症状：疼痛, 腫脹を訴える. 病的骨折を伴っていることが少なくない.

画像所見：単純 X 線画像……骨端から骨幹端の骨髄が偏在性に融解し, 骨皮質の膨隆と菲薄化を伴う. 境界は比較的明瞭で反応性の骨硬化がみられる. 内部に soap bubble (石鹸泡) 様の骨梁が認められる. 骨膜反応は認めない.

治療：病巣掻爬骨移植を行う. 骨端に発生するために骨の破壊が高度な場合は広範囲切除と患肢再建が必要なこともあるが, 多くの例では拡大病巣掻爬を行い, 骨移植や骨セメント, 人工骨を充填する.

予後：広範囲切除例は再発はほとんどないが患肢機能は不良である. 拡大病巣掻爬例の再発率はかなり低く, 機能的に全く問題がない. ただし, 再発しなくても遠隔転移する例はあるので, 慎重な経過観察が必要である.

b 代表的な悪性骨腫瘍

1）骨肉腫 osteosarcoma

10歳代の男性に好発する最も発生頻度の高い原発性悪性骨腫瘍である.

骨肉腫は近年化学療法の導入と手術術式の進歩により生存率が飛躍的に改善された.

術前化学療法広範囲腫瘍切除術と患肢再建術による患肢温存療法が確立され，切・離断例は減少した.

好発年齢：10歳代に多い．平均年齢はユーイング肉腫よりやや高い．

好発部位：長管骨の骨幹端に発生する．大腿骨遠位と脛骨近位の骨幹端から75％と多い．

症状：疼痛，腫脹を訴える．

画像所見：単純X線画像……骨幹端の骨髄に不規則な骨硬化像と骨融解像が混在する混合型が多い．骨膜にはコッドマン（Codman）三角，spicula形成，sun burst appearanceなどの反応がみられる．MRI……T_1強調で等信号均一，T_2強調で高信号不均一に描出される．血管造影……新生血管の強い増生，腫瘍濃染，A-Vシャントなどを認める．

臨床検査：ALPの高値を示す例があるが，全例ではない．

治療：多くの施設では生検で診断が確定した後直ちに術前化学療法を施行する．これは原発病巣の縮小と遠隔転移巣の撲滅を目的としている．その後広範囲腫瘍切除術と患肢再建術による患肢温存ないしは切離断術を行い，術後も化学療法を続ける．よく使用する抗癌剤はアドリアマイシン，シスプラチン，メトトレキサート（大量）である．患肢再建はわが国では人工骨，人工関節と処理骨・自家骨移植によることが多い．欧米では同種骨移植が盛んに行われている．

予後：診断時に遠隔転移のない症例の累積5年生存率は現在60〜70％であるが，さらに改善されつつある．

2）ユーイング肉腫 Ewing sarcoma

5歳〜25歳までの男性に好発する，きわめて悪性度の高い悪性骨腫瘍である．

原発生悪性骨腫瘍では軟骨肉腫に次いで頻度が高い．

小型円形細胞からなり由来細胞は不明である．

好発年齢：10歳代に多い．骨肉腫と異なり10歳以下にも多い．

好発部位：大腿骨骨幹，骨盤に多い．脛骨，上腕骨にも好発する．

症　状：疼痛，腫脹を訴える．発熱を伴うことがあり骨髄炎の症状に似る．

画像所見：単純X線画像……骨幹発生例では骨髄に汚い虫食い様の骨融解像がみられ，骨膜にonion skinkingとよばれる骨膜反応は認められる．大きくなるとCodman三角，spicula（骨棘状）形成，sun burst appearanceなどの骨肉腫と同じ反応がみられる．MRI……T_1強調で等信号均一，T_2強調で高信号不均一に描出される．骨外病変の把握に有用である．CT……骨盤発生例では骨膜反応や骨の破壊の程度を知る上で有用である．

臨床検査：血沈の亢進，CRPの上昇，白血球数の増加などの炎症所見を示す例があり骨

髄炎との鑑別が問題になる．

治療：骨肉腫と同様に生検で診断が確定した後直ちに術前化学療法および放射線療法を施行し，広範囲切除が可能な領域では病巣が縮小した時点で腫瘍を切除する．その後強力な化学療法を続ける．脊椎発生例などで切除が困難な場合は化学療法と放射線療法を継続する．

予後：放射線治療の感受性は骨肉腫より高いが，5年生存率は骨肉腫よりやや低い．

3）転移性骨腫瘍 metastatic tumor of bone

転移性骨腫瘍は悪性骨腫瘍の中で最も発生頻度が高い．近年，癌治療の進歩により原発病巣はコントロールされているにもかかわらず，骨に転移を生じる例が増加している．以前は骨転移例は癌末期と考えられており，その治療はきわめて姑息的であった．しかし，骨転移だけでは致命的になることが少なく，癌の種類によっては骨転移を生じても数年間も生存する例もあることから，最近では局所的な根治性を目指す積極的な外科的治療も行われている．

原発癌：肺癌，乳癌，子宮癌，腎癌，前立腺癌，胃癌などが多い．

好発部位：脊椎，骨盤，大腿骨，上腕骨，肋骨，肩甲骨に多い．

症状：疼痛，病的骨折で発見されることが多い．

画像所見：単純X線画像……原発癌の種類により骨吸収型，骨硬化型，混合型がある．前立腺癌，乳癌は骨硬化型を示すことが多い．骨吸収型は骨髄に汚い虫食い様の骨融解像がみられ，病的骨折を生じやすい．MRI……X線像より早期に病巣が描出される．骨シンチグラフィー……強い集積を認める．全身の骨転移巣を検索できる．PET……全身の転移もしくは源発巣を検索できる．

臨床検査：原発癌に特異的な腫瘍マーカーが上昇することがある．

治療：保存的には原発癌に対する化学療法，ホルモン療法および放射線療法を行う．転位癌に対しては，ビスフォスフォネートの投与などを行う．外科的治療は姑息的なものと局所的な根治性を目指すものがある．前者は病巣を残して病的骨折の予防を行い疼痛を抑制する．後者は原発巣がコントロールされていて大きな機能障害を生じることなく切除可能な病巣であれば骨肉腫と同様な広範囲切除と患肢再建により局所的に根治を図る．

2. 主な軟部腫瘍の分類

発生母地組織	良性	悪性
線維性組織 （組織球を含む）	線維腫， 線維腫症， 　類腱腫など	線維肉腫， 悪性線維性組織球腫／ 未分化高悪性多形肉腫
脂肪組織	脂肪腫	脂肪肉腫
筋肉組織		
平滑筋	平滑筋腫	平滑筋肉腫
横紋筋	横紋筋腫	横紋筋肉腫
血管組織	血管腫 グロームス腫瘍	血管肉腫
リンパ管組織	リンパ管腫	リンパ管肉腫
末梢神経	神経鞘腫， 神経線維腫	悪性神経鞘腫
滑膜組織		
関節滑膜	PVNS，滑膜腫	滑膜肉腫
腱鞘	腱鞘性巨細胞腫	悪性腱鞘性巨細胞腫

a 代表的な良性軟部腫瘍

1） 脂肪腫 lipoma
- 40～50歳代に多い．
- 皮下に好発するが後腹膜，縦隔，筋間，筋肉内などの深部にも発生する．皮下のものは肩甲部，背部に好発する．
- 腫瘍は黄色で被膜に包まれ分葉化しており比較的容易に摘出できる．筋間のものは神経圧迫症状をきたすことがある．
- MRIは術前診断に有用であり，T_1，T_2強調画像でともに高信号強度均一に描出される．

2） 血管腫 hemangioma
- 過誤腫の一種で，いろいろな症候群の一分症として表れることが知られている．
- 組織学的には動脈型，毛細血管型，静脈型に分類されるが後二者の混合型が多い．
- 小児，若年層にみつかることが多い．
- 表層から深部まで全身どこにでもできる．強い疼痛を生じることがある．
- 日によって腫瘍の大きさが変化したり，赤紫の色調を帯びたりする．
- 放置しても悪性化することはなく，完全に摘出することが困難で再発する可能性が高いので手術適応になる例は比較的少ない．

3） 神経鞘腫および神経線維腫 schwannoma and neurofibroma
- どちらもシュワン細胞由来の良性腫瘍である．
- 神経根，太い神経幹，腕神経叢などに発生する．

- ほとんどは単発性であるが，両者とも多発例がある．
- 特に多発性の神経線維腫は von Recklinghausen 病と関連する．
- 神経鞘腫は組織学的に palisading パレード様配列を示す．
- 単発性のものは境界明瞭で神経上膜に覆われて神経束を圧排性に増殖するので神経を損傷することなく摘出可能である．
- von Recklinghausen 病に生じる神経線維腫で plexiform 蔓（つる）状 type のものは神経線維を巻き込んでいるために神経を切断しないと摘出できない．
- von Recklinghausen 病の神経線維腫は悪性化することがある．

b 代表的な悪性軟部腫瘍

1) 悪性線維性組織球腫 malignant fibrous histiocytoma（MFH）／未分化高悪性多形肉腫 undifferentiated high grade pleomorphic sarcoma
- 悪性軟部腫瘍の中で最も発生頻度が高い．
- 高齢者に多く，大腿部に好発する．
- 筋間，筋肉内などの深部に発生することが多いため，大腿や殿部発生例はかなり大きくなるまで気付かない．
- 組織学的には storiform（花むしろ状）patten の配列を示す多形性の紡錘形腫瘍細胞から成る storiform（花むしろ状）pleomorphic（多形性）type が最も多い．
- 化学療法，放射線療法の有効性については未だ一定の見解は得られていない．
- 外科的な広範囲切除が原則である．

2) 脂肪肉腫 liposarcoma
- MFH に次いで発生頻度の高い悪性軟部腫瘍である．
- 組織学的に高分化型，粘液型，小型円形細胞型，多形型に分類される．わが国では粘液型が多い．
- 後腹部，大腿部に好発する．
- 20 歳代から発生するが 30～60 歳代に多い．
- MFH と同様に広範囲切除が原則であるが，化学療法によく反応する例もある．
- 高分化型の生命予後は良好であるが，多形型の予後は悪い．
- 脂肪肉腫は肺外転移が比較的多い．

3. 骨軟部腫瘍の手術療法

1) 腫瘍切除縁（範囲）

　　治癒切除……腫瘍から 5cm 以上はなして切除（バリアーがあるときは長さに換算する）
　　広範囲切除……反応層から 5cm 以内で切除

辺縁切除……反応層で切除
　　病巣内切除……反応層内で切除

2) 悪性腫瘍に対する手術

a) 患肢骨再建術：患肢温存手術としては以下のような手術が行われる．
　　人工骨，人工関節
　　処理骨（温熱処理，放射線処理，液体窒素処理）
　　自家骨（遊離および遊離血管柄付き）
　　同種骨

b) 患肢温存手術の適応としては，主に（1）腫瘍病変の範囲が小さく，周囲の軟部組織への浸潤が少ない，（2）主要な神経・血管に接していない，（3）患肢温存によってある程度の機能の獲得ができる，などがあげられる．

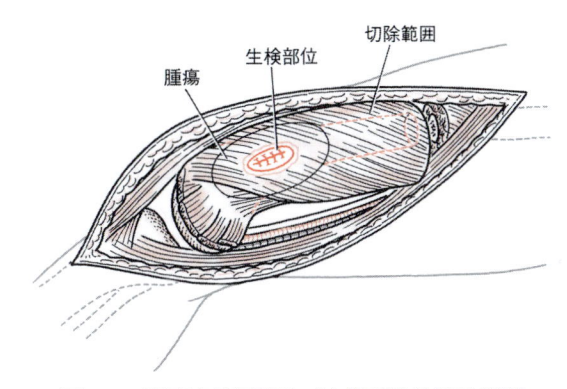

図 101　腫瘍広範囲切除（大腿骨遠位部腫瘍例）

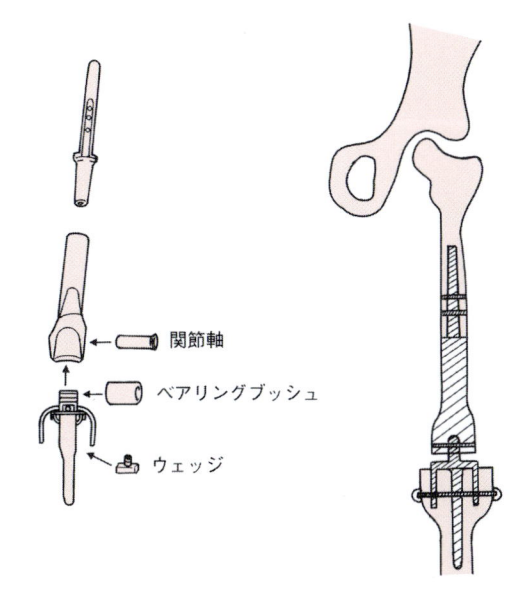

図 102　大腿骨遠位骨肉腫に対する人工骨を用いた患肢温存手術の 1 例

4. 骨肉腫の化学療法

1）代表的薬剤
アドリアマイシン（ADM），シスプラチン（CDDP），メトトレキサート（MTX），イホスファミド（IFO）．

2）副作用と対策
顆粒球減少による敗血症：清潔操作，抗生剤と抗真菌剤投与，G-CSF投与，免疫グロブリン投与

腎機能低下：利尿（輸液負荷，利尿剤投与）

血小板減少：血小板輸血

出血性膀胱炎：メスナ投与

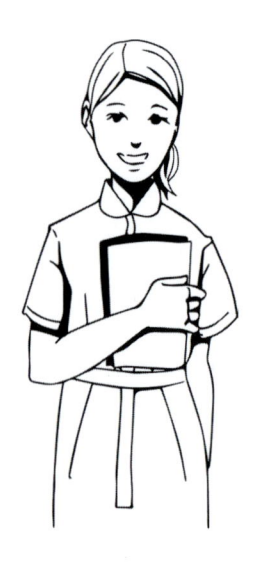

H 代表的な系統疾患

1. 先天性骨系統疾患

疾患	素因または本態	臨床所見など
軟骨無形成症 achondroplasia	常染色体性優性遺伝，四肢長管骨の骨端軟骨の内軟骨性骨化障害による長軸成長の低下	肢短縮型低身長，鞍鼻，O脚，腰部前屈増強による殿部突出．頻度は高い．（図92）
ムコ多糖異常症 Morquio 病	常染色体劣性遺伝，ムコ多糖症 骨端部の軟骨全体の内軟骨性骨化障害	体幹短縮型低身長．3〜4歳以後に発病し，X脚を呈す胸腰移行部の後弯，鳩胸，知能正常，ムコ多糖症として最も多い．
ムコ多糖異常症 Hurler 症候群	常染色体性劣性遺伝，ムコ多糖症の典型	特有な顔貌，知能低下，肝脾腫を伴ったこびと．
骨形成不全症 osteogenesis imperfecta	常染色体性優性遺伝 造骨細胞の機能不全による骨膜性骨形成障害．長径発育は正常，横径発育が少なく，骨は細長くなる．	青色強膜，難聴，頻回の骨折治癒は速やか，過剰仮骨形成あり．骨の脆弱性：思春期以後は骨折しにくくなる（図93）

先天性結合組織病

疾患	素因または本態	臨床所見など
Marfan 症候群	常染色体優性遺伝．先天性中胚葉形成不全，骨格・眼・心血管の異常が特徴	四肢は細く長い（くも状指）全身の結合組織異常のために関節の異常可動性あり．脊柱側弯症，心奇形や解離性大動脈瘤（図94）
Ehlers-Danlos 症候群	遺伝性疾患 全身性結合組織疾患	皮膚の異常な伸展性，脊柱後側弯症，関節の異常可動性．出血性素因有り（図95）．

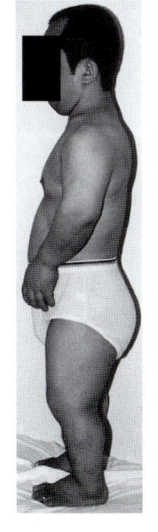

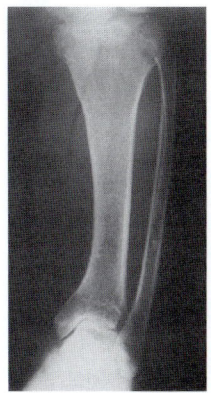

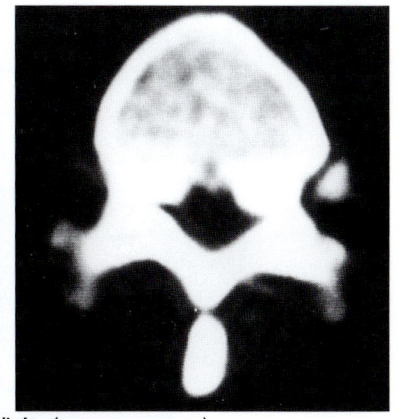

図 103 軟骨無形成症（achondroplasia）
骨端成長軟骨板の障害により長軸方向の成長が障害されている

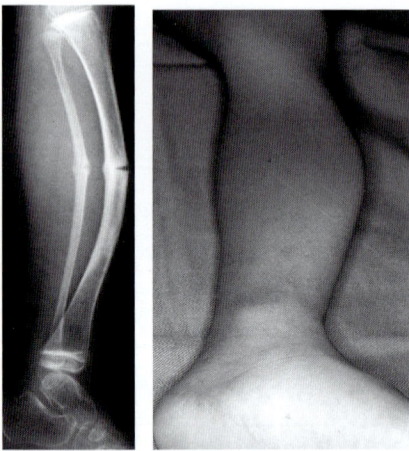

図 104　骨形成不全症
下腿骨折による変形

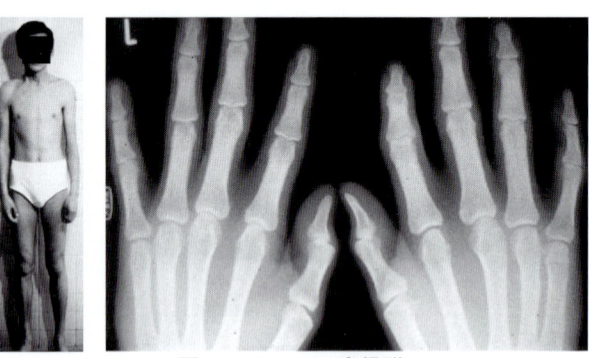

図 105　Marfan 症候群
四肢は長く，細い．くも状指を認める．

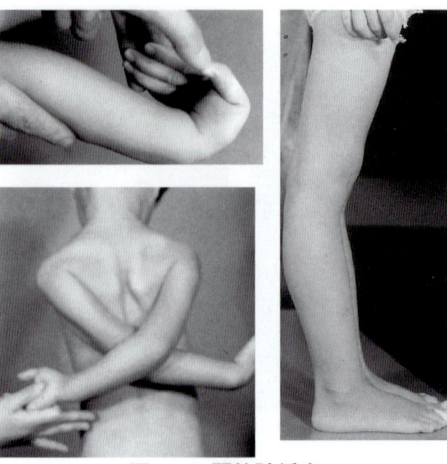

図 106　関節弛緩症

2. 内分泌異常による骨疾患

疾患	素因または本態	診断 臨床症状	診断 X線所見
一次性（原発性）上皮小体（副甲状腺）機能亢進症 primary hyperparathyroidism	上皮小体の腺腫によるものが多い．進行性の骨吸収と骨の線維化が主な変化．骨の弯曲を生じる．	高Ca血症（腎結石など）骨の圧痛，病的骨折	全身の骨萎縮 骨膜下骨吸収像 歯槽硬線消失
二次性（続発性）上皮小体（副甲状腺）機能亢進症 secondary hyperparathyroidism	慢性腎不全など低Ca血症をきたす疾患	骨の変化は小児期ではくる病に類似し，成人では骨軟化症性変化が加わり，脊柱の変化などが現れる．	くる病，または骨軟化症と同様の所見．ときに繊維性骨炎の所見を呈する（図Ⅲ-96）．
成長ホルモン過剰症 巨人症 gi〔g〕antism	骨端線閉鎖以前に下垂体成長ホルモンが過剰生産されたときに生じる．	骨格はすべて巨大で身長は異常に高く，とくに手足や下顎が巨大となる．筋力低下を示す．	全骨格が長さと厚さが大である．
成長ホルモン過剰症 末端肥大症 acromegaly	成長完了後の成長ホルモン過剰症．骨膜下の骨芽細胞が刺激され，骨膜性骨化による骨肥大が生じる．	手指末端，下顎，手足，耳，鼻などが肥大延長する．舌および内臓肥大なども起こる．	頭蓋骨の内層が肥厚し，トルコ鞍は拡大する．下顎や指末節の肥大もみる．関節部軟骨下の骨肥厚および硬化，変形性関節症の像を呈す．ときに骨粗鬆症

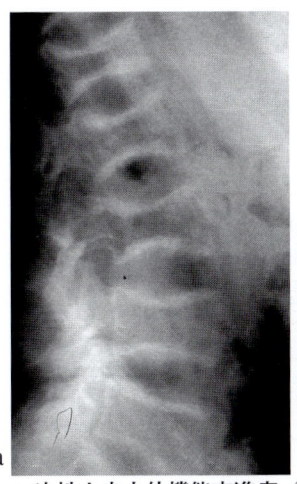

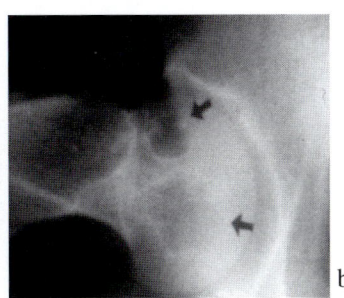

図107　二次性上皮小体機能亢進症（慢性腎不全による長期透析例：40歳女性）

a. 脊椎病変の所見
b. 股関節病変（硬化症の辺縁を有する骨透亮像）

3. いわゆる代謝性骨疾患

疾患	素因または本態	臨床所見			備考
くる病・骨軟化症 rickets, osteomalacia	Ca, P, vit.-D の代謝異常, 軟骨・骨基質への石灰化障害	発育期	くる病	泉門閉鎖遅延, 肋骨念珠, 漏斗胸, 骨端部肥厚, O脚, X脚	骨端線拡大, 骨幹端幅広く, 予備石灰化層は毛筆様不鮮明で中央部は盃状に凹む.
		成人病	骨軟化症	骨軟化症, 骨関節痛, 胸郭変形, 病的骨折	骨軸に直角に走る透明帯, 骨改変層あり (Looser 改構層)
変形性骨炎 骨 Paget (パジェット)病, osteitis deformans	骨吸収と形成とが異常に亢進し, 骨の肥厚と変形をきたす. 欧米人に多発 40歳以後の男性に好発	骨関節痛, 骨肥厚と変形 (大腿骨, 脛骨の前外方凸の弯曲, 脊椎後弯など) 病的骨折			血清: ALP の著明な上昇. Ca, P 正常 カルシトニンが有効
透析による骨・関節症 dialysis osteoarthropathy	透析療法に伴う腎性骨異栄養症 (二次性上皮小体機能亢進症, アルミニウム骨症), アミロイドーシスによる骨・関節障害	腎性骨異栄養症では, 歩行あるいは安静時の下肢痛, 脊柱 (図Ⅲ-97), 胸郭変形, 比較的軽微な外傷によって発生する骨折を認める.			アミロイドの構成タンパクである β2-m (ミクログロブリン) 除去を目的にハイパフォーマンス膜透析器, β2-m 吸着療法が最近行われている

4. 系統的脊髄変性疾患

疾患	性・年齢など	遺伝性	筋萎縮他	備考
筋萎縮性側索硬化症 amyotrophic lateral sclerosis (ALS)	男性に多い 20〜60歳	±	手内在筋または肩甲帯の筋萎縮に始まる. 脊髄前角細胞の脱落と錐体路変性による.	病的反射(+) 線維束れん縮(+) 構語障害, 嚥下障害
脊髄性進行性筋萎縮症 spinal progressive muscular atrophy	中年男性に多い. 常染色体劣性遺伝	+	手内在筋に発生. 鷲手変形など脊髄前角細胞の変性による対称性筋萎縮と筋力低下	繊維束れん縮(+)
脊髄空洞症 syringomyelia	男女差なし (図Ⅲ-98)	±	手内在筋に始まる. 痛覚障害などによる破壊性関節疾患 (Charcot 関節) も生じる.	解離性感覚障害 (温・痛覚低下, 触覚・位置覚: 正常). MRI 所見が大切

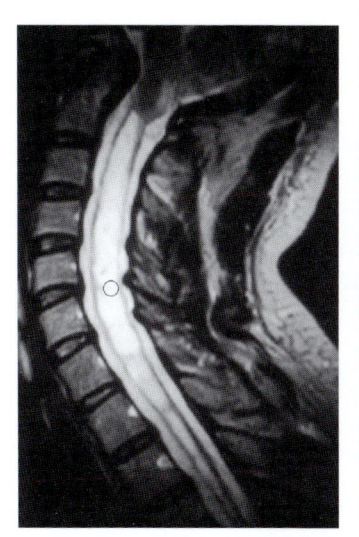

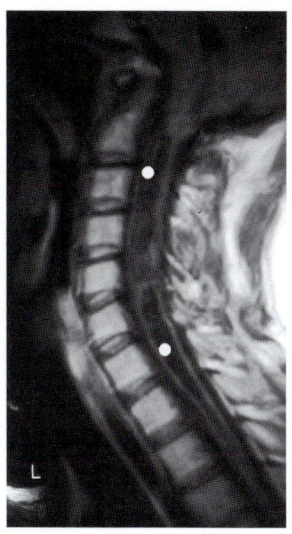

図 108　脊椎空洞症　58歳，男性

Arnold-Chiari（Ⅰ型）を伴う．小扁桃の下垂あり．四肢痙性麻痺．MRI所見（a：○印，b：白●印；空洞部）

5. 系統的筋疾患

疾患	性・年齢など	遺伝性	筋萎縮	備考
進行性筋ジストロフィー dystrophia musculorum progressiva	男性に多い 小児型，中間型，青年型	+	左右対称性の筋力低下．筋萎縮，近位（肩甲・上腕）に著明．動揺性歩行（あひる歩行）下腿屈側仮性肥大	登攀性起立，翼状肩甲（図Ⅲ-99） 感覚障害なし X染色体劣性遺伝

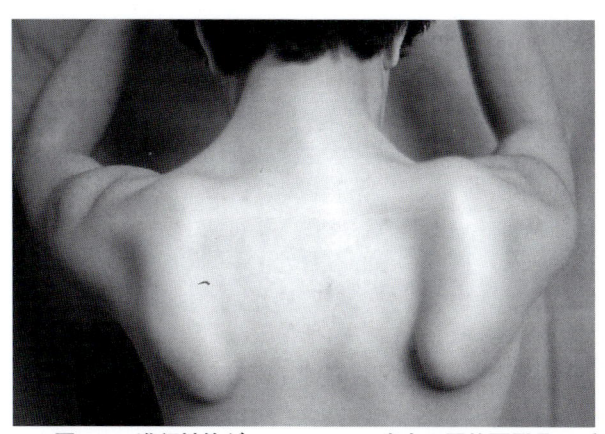

図 109　進行性筋ジストロフィー患者の翼状肩甲骨

IV 検査と看護

1. X線検査

　四肢体幹の支持および運動器を扱うことの多い整形外科では単純X線検査はその診断，治療に必須の基本的な検査法である．骨組織やカルシウムを含む物質は白い明らかな陽性像として撮影される．しかし軟骨，筋肉，腱，神経などは一般に撮影されにくいので，注意深い撮影技術が要求される．また特別な姿勢で撮影したり，造影剤を用いることもある．

　これらのX線検査の中には手術的治療の決定を左右するものもある．さらに手術の部位，手術方法の決定など治療上重要な情報を得ることが多く，患者にもそれなりの負担と危険性を要求することもあり，心のこもったスムーズな介助が要求されていることを忘れてはならない．検査にあたり，検査前，中，後のオリエンテーションを十分に行い，患者の不安や苦痛の軽減に努める．針を刺入するような検査では厳重な清潔操作を行い，二次感染を予防し，苦痛を少なくするための工夫をする．

　また，検査による副作用，注意事項を十分理解し，検査中，後の異常の早期発見，対応に努める．

　小児の検査の場合，全身麻酔にて実施されることがあるため，全身麻酔時の看護を併せて行う必要がある．

a 単純X線検査

　整形外科診療上最も多く用いられる検査である．正面像，側面像の二方向撮影が基本である．膝蓋骨や踵骨などは軸射撮影が行われる．脊椎，手根骨などは四方向撮影（斜位二方向を加えて）が行われる．上肢，下肢など左右のあるものは両側を撮影して患側と健側を比較することも多い．さらにこれらの骨・関節X線像を用いて形態計測，アラインメント計測，不安定性計測などを行い診断や病態把握に利用されることも多い．

　機能撮影として不安定性や異常可動性の方向と量を客観的に知るため，同一方向から体位や肢位を変えて撮影することがある．これには外力（ストレス）を加えて撮影することもある．

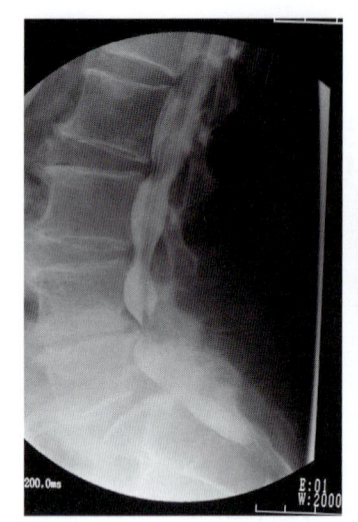

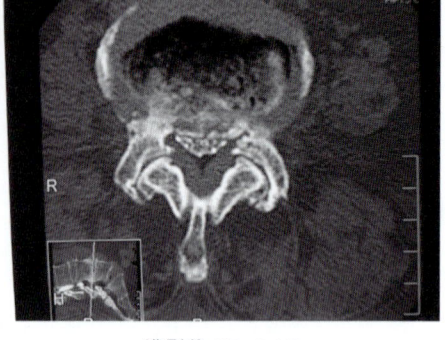

脊髄造影：腰椎側面像　　　　　　造影後CT　L4/5

図1　脊髄造影（ミエログラフィー）

b 関節造影法 arthrography（☞ p.96，図67）

ヨード造影剤，空気を関節腔内に注射して関節，軟骨，半月板，靱帯，関節滑膜などの状態を観察する．この検査はMRI登場以来激減した．

c 脊髄造影（ミエログラフィー）（図1）

脊髄硬膜内のクモ膜下腔すなわち脳脊髄液の存在する部位に，脊髄造影専用の造影剤を注入し，その通過状態，脊髄の形状，馬尾および神経根の状態を描出するものである．この検査もMRIの普及と，その解像度が上がるにつれて激減した．手術部位や手術法の決定に欠かせない時と脳脊髄液の性状を調べる時に行われる．

クモ膜下腔に造影剤を注入する経路は，腰椎穿刺が最も多く用いられる．ヨード造影剤は脳脊髄より比重が重いので，この性質を利用して，透視台を傾斜させ，頭側を下げて頭側に造影剤を集めたり，立位にして造影剤を尾側に集めたりして撮影する．ミエロ後CTが有用である．検査後患者の頭部を上げて安静を保つ．

d 血管造影（☞ p.86，図53）

カテーテルは主に大腿動脈より挿入するセルジンガー法が用いられる．カテーテルを透視下に，目的とする血管まで進め，そこで造影剤を入れて撮影する方法である．血管の状態（圧迫，狭窄，蛇行，途絶，変形），血管新生，側副血行の状態や動脈瘤の有無などを検索する．自動注入器を用い，これに連動した連続撮影装置を用いる．造影CTやMRIの普及によって検査目的だけに行われることは少ない．

e CT

コンピュータ断層撮影（Computed Tomography：CT）とは，放射線で人体の断面構造を描出する画像検査法である．放射線ビームを人体に照射するが，人体の周囲を線源と検出器が回転し，各方向でどの程度吸収されたかを記録し，コンピュータ処理で画像を再構成する．全身を検索でき，整形外科領域では骨盤や関節内骨折の精査などに有用である．解像度が向上して，0.5mm幅の薄いスライス撮像が可能となり，断面のCT画像を3次元構築（3D-CT）して立体画像にできる．ヨード系造影剤を静脈内注射することで，良好なコントラストを得ることもできる．血管像を3次元構築することで，侵襲度の高い検査である血管造影（アンギオグラフィ）の代用となる．水溶性非イオン性造影剤を脊髄腔内に注入してCT撮影を行う脊髄造影後（ミエロ）CTなどがある．

2. MRI（magnetic resonance imaging 磁気共鳴映像法）

核磁気共鳴（nuclear magnetic resonance：NMR）現象を利用して生体内の情報を画像にする方法．生体に変動磁場を作用させて，生体組織を構成する物質の水素原子核の共鳴する状態を画像に表示したもの．励起された原子核の磁気共鳴信号の強弱は，回復時間（T1），持続時間（T2），原子核密度の3つに影響される．一般的にはT1強調画像，T2強調画像の2種の画像が用いられる．腫瘍性病変や血管の豊富な組織は，ガドリニウムを静脈内注射することによりコントラストが強調される．

整形外科領域では，脊髄神経，靭帯，半月板などの軟部組織の検査に有用である．圧迫骨折が新鮮例か，陳旧例かは，一般撮影，CTでは評価できないが，MRIでは鑑別することができる．

生体が高磁場にさらされるため，心臓ペースメーカー，脳血管クリップ，人工関節や骨折部位のプレートなどの磁気に反応する金属が体内にあると，負荷された変動磁場により発熱，振動するので検査を受けられない場合がある．十分な問診が必要である．

MRA（magnetic resonance angiography）：MRIを利用した非侵襲性の血管造影法である．

3. 核医学検査

a PET

PET（positron emission tomography：ポジトロン断層法）とは，悪性腫瘍の存在部位（原発巣や転移巣）を同定する検査法である．腫瘍組織では増殖が盛んなため，糖代謝が亢進している．これを検出してシグナルとして描出する．最近は，CTと合体した装置（PET-CT）があり，シグナルのある部位をCT画像に重ねて，正確な部位診断ができる．なお，炎症部位でも糖代謝が亢進しているため，シグナルが出る．糖尿病患者では糖代謝に異常があり，検

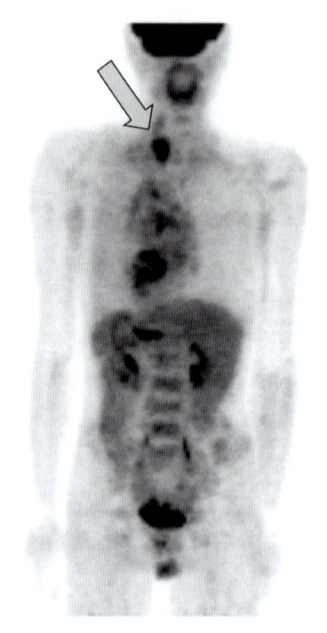

図2 PET：頚部リンパ節転移

出されない場合がある．がんのスクリーニングに用いられるが，肺がんや大腸がんの検索にはよいが，胃がんが検出されにくい．

b 骨シンチグラフィー

^{99m}Tc-リン酸化合物（99mテクネシウムリン酸化合物）のラジオアイソトープを静注し，約3時間後にスキャンする．^{99m}Tcは半減期が6時間であり，尿より排泄される．

骨シンチグラムは骨腫瘍（転移性，原発性），感染症（骨髄炎など），骨折（疲労骨折など）の診断に用いる．このアイソトープは尿中に排泄されるため，腎・膀胱部は集積したようにみえるので注意を要する．

転移性骨腫瘍や感染症，骨折の診断に当たっては骨シンチグラムはX線像より早期に検出ができる．しかし原発性骨腫瘍の良性，悪性の鑑別や腫瘍と炎症との鑑別は困難である．

c Gaシンチグラフィー（ガリウムシンチグラフィー）

軟部組織の腫瘍や炎症の診断に用いるアイソトープ検査である．

^{67}Ga-クエン酸（67ガリウム－クエン酸）を静注し，約72時間後にスキャンする．

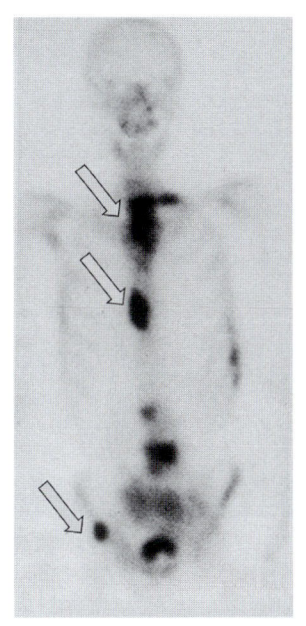

図3　骨シンチグラフィー：肺癌骨転移

4. 超音波断層診断法

　超音波 ultrasonic wave の反射現象 echo を利用した断層画像による診断法である．解像力の改良によって整形外科領域に用いられている．肩腱板などの軟部組織の異常を検索する方法として有用であるだけでなく，軟骨障害（離断性骨軟骨炎など）の診断にも用いられている．また，ドプラー機能を用いて関節リウマチの滑膜炎の描出にも利用されている．

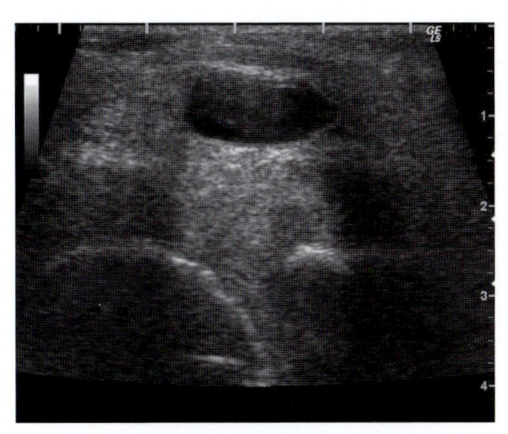

図4　超音波断層診断法（ガングリオン）
中央の黒い部分（low echo）が液体成分

5. 関節鏡

膝・肩関節の関節鏡検査が最もよく行われる．手関節，肘関節，足関節にも行われる．

関節内の構造（関節軟骨，滑膜，半月板，靱帯，腱板）を観察し，関節鏡下での手術が盛んに行われている．内視鏡を利用した胸椎・腰椎の手術なども行われている．

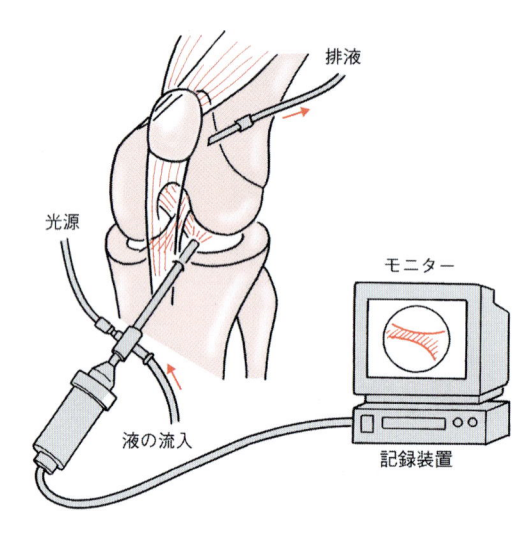

図5　膝関節鏡

6. 電気生理学的検査

a 筋電図検査

筋の収縮に伴って生じる電気的変化を筋の活動電位 action potential といい，これを皮膚表面あるいは筋に刺入した電極で誘導，増幅し，オシロスコープ上で記録，観察するものである．

筋電図検査は，神経麻痺の有無や程度，レベルの診断に有用である．末梢神経が完全に切断されると，その支配下の筋に随意収縮を命じても正常なスパイク放電は認められない（elctrical silence）．切断後10日前後すると，正常な筋には認められないような安静時の自発放電 fibrillation potential が発現する．これは神経支配を失った筋が萎縮変性して，結合組織で置換されるか，あるいは再び神経支配を受けるようになるまで続く．末梢神経の部分的切断では随意収縮を行わせると，切断の程度に応じて正常なスパイク放電（normal NMU potential）が減少し，安静時自発放電が増加する．したがってこの両者の変化の程度によって損傷の程度を推察することができる．

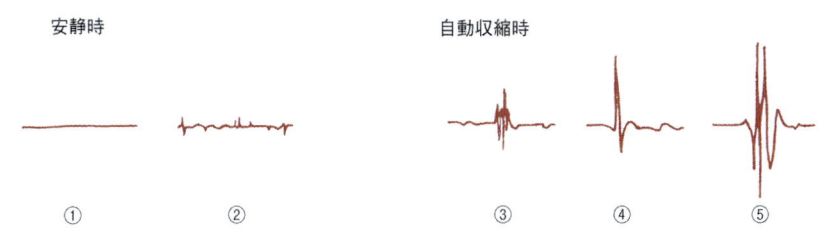

図6 筋電図波形

安静時
　①electrical silence：随意収縮にも放電が現れない．神経完全断裂を意味する．
　②fibrillation potential：安静時に現れると末梢神経完全断裂を意味する．
自動収縮時
　③complex NMU potential：神経再生期，神経圧迫のときに現れる．
　④normal NMU：正常筋随意収縮時に現れる．
　⑤reinnervation potential：神経線維再生期に現れる．

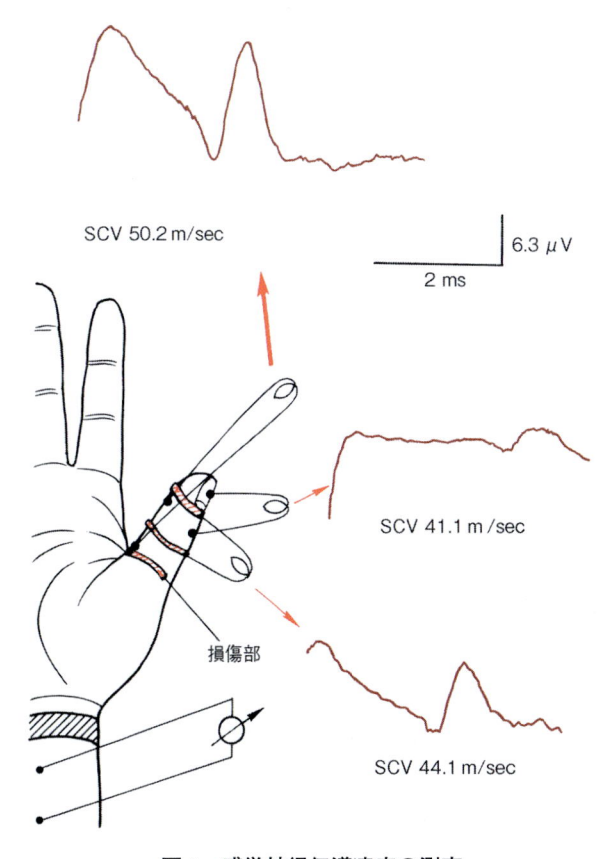

図7 感覚神経伝導速度の測定
（右橈側母指指神経損傷の例）

b 神経伝導速度 nerve conduction velocity

　運動神経伝導速度（motor nerve conduction velocity, MCV）は表面電極を用いて経皮的に末梢神経を刺激し，支配筋の活動電位を導き，その潜時と伝導距離から速度を測定できる．感覚神経伝導速度（sensory nerve conduction velocity, SCV）は指先皮膚などの末梢から刺激を加えてより近位の末梢神経から，その誘発反応を導出することによって測定できる．これらの測定を障害の予想される部位を中心にその近位と遠位の測定値を，健側と比較することによって，障害の有無，レベルなどの決定ができる．手根管症候群，肘部管症候群などの絞扼性神経障害の診断に有用である．

c 体性感覚誘発電位 somatosensory evoked potential（SEP）

　末梢の感覚受容器あるいは末梢神経に刺激を加えて，反対側の頭部の体性感覚野から電位を導出するものである．この場合の大脳皮質感覚野で微小な電位変化を加算し，分析を行う．脊髄や末梢神経疾患の定量的診断に応用されている．脊髄誘発電位は末梢神経あるいは脊髄に刺激を与えて，硬膜外腔あるいはクモ膜下腔に挿入した電極によって脊髄電位を誘出するもので，脊髄損傷の評価や手術中のモニタリングとして，脊髄の状態を判断する方法として用いられる．

7．その他の特殊検査

a 発汗テスト

　自律神経機能の検査として発汗テストがあり，minorヨード澱粉法，nin-hydrin法，桜井法などがある．外来においては，簡便法として，桜井による発汗テスト用紙を用いて行う．発汗があればヨードと汗の水分と澱粉が反応して青黒く変色する．室温が低いと発汗しにくく，検査前に水分を十分に与え，あたたかい部屋で検査を行う．

b サーモグラフィー thermography

　血管運動系の検査としてサーモグラフィーがある．これは生体の体表面から輻射熱として電磁波である赤外線が放射されているが，これを温度情報として検知して温度分布として図示する方法である．末梢循環障害，末梢神経損傷などの検索と経過観察のために用いられてきた．最近では，カラー描写も可能となり，関節疾患や骨髄炎などの炎症状態の検索，脊髄疾患による神経障害部の描出，骨・軟部腫瘍部の血行異常の検索などと，種々の疾患の諸検査の補助診断として用いられるようになった．

V 治療と看護

A 保存療法と看護

　保存療法としては，安静，局所の固定，薬物療法，牽引療法，理学療法，運動機能訓練などがある（牽引療法，理学療法などに関しては，運動器リハビリテーションの項参照）．

1. 包帯法

　1）包帯の種類を材料によって分類すると，巻軸帯，絆創膏，三角巾，円筒帯，特殊帯，ギプス包帯となる．

　2）巻軸帯の巻き方：①包帯の幅・長さを目的に合ったものを選ぶ，②一般に末梢から中枢へ向かってすすめる（上行）．また反対に下行を行うこともある．環行巻きで始まり，環

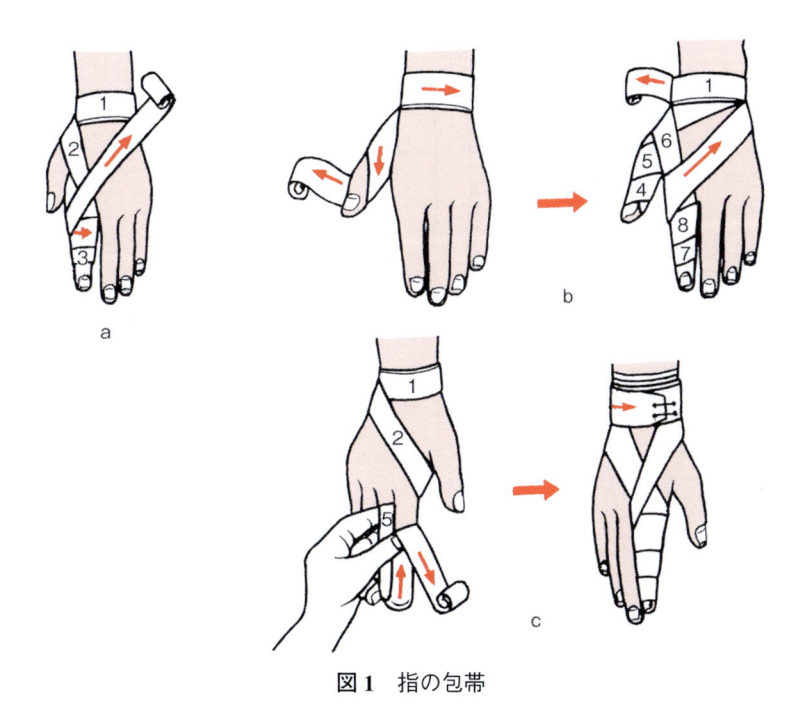

図1　指の包帯

行巻きに終わることが多い．③巻きながら後側部にも気をつけ，結び目や包帯どめの位置に気をつける．④落ちない，確実な包帯を巻く．包帯は締め加減はゆるすぎず，また強くなりすぎないように，患者に苦痛を与えないようにする．外傷などで副木を包帯で固定する場合，緊縛帯はとくに禁物で，血行障害や神経障害を招かないようにする．弾性包帯はひっぱるようにして巻くと，思った以上に強く締まるので注意する．⑤基本的な巻き方としては，環行巻き，ラセン巻き，蛇行巻き，麦穂巻き，8字巻き，亀甲巻き，折転巻き，折り返し巻き，などがある．

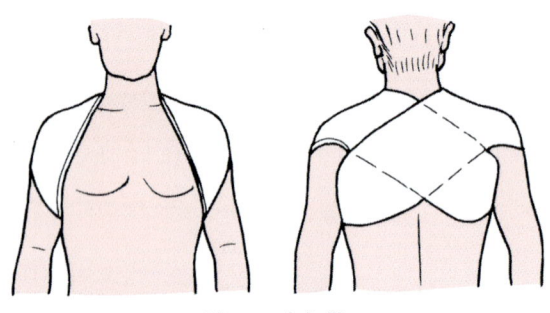

図2　8字包帯

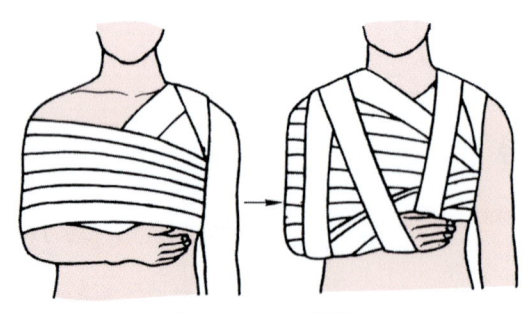

図3　Désault 包帯

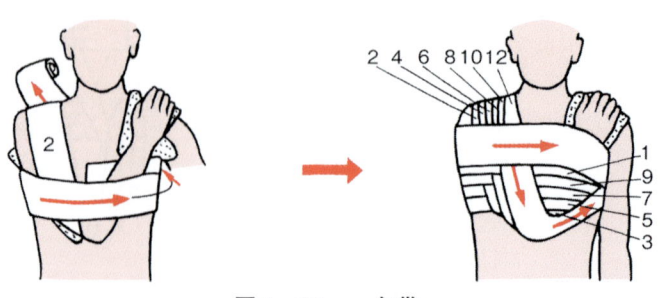

図4　Velpeau 包帯

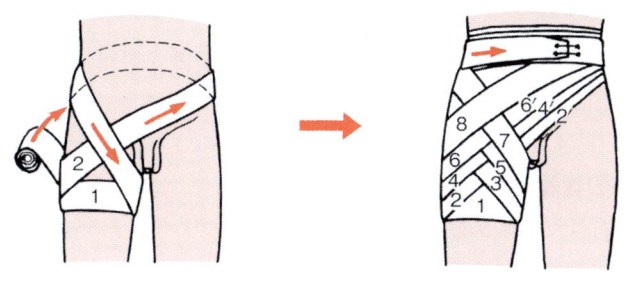

図5　股関節あるいは鼠径部の包帯

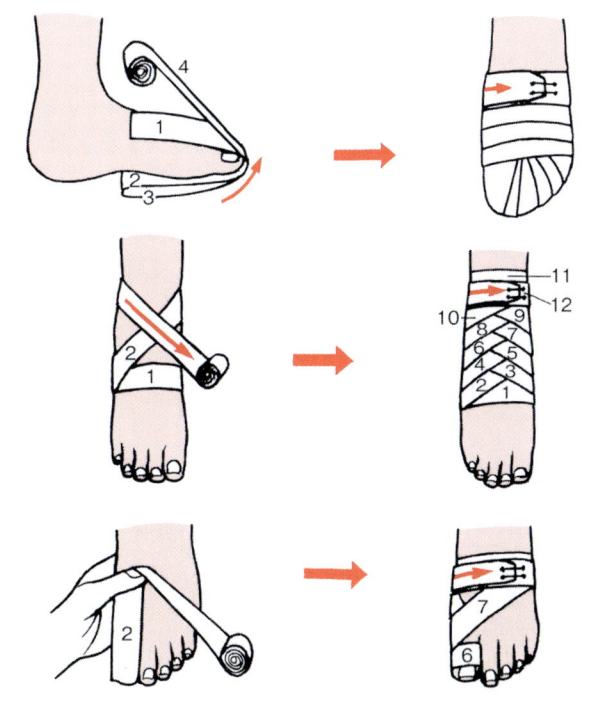

図6　足および足趾部の包帯

2. ギプス

a ギプス固定を行う前の看護
1) 患者に目的と方法について説明し，理解を得る．
2) ギプス部位を清拭，可能ならシャワー浴を済ませる．創がある場合は清潔に保護する．
3) 寝衣は着脱しやすいものに着替えておく．
4) 排尿・排便を済ませておく．特に体幹ギプスの場合は排便を確認する．

5）患部，患肢の状態を観察する．ギプス固定後に起きた変化を判定するために重要である．
6）ギプスを巻く部位以外はバスタオルで覆い余計な露出を避け，ビニールシーツで汚染防止をする．

b ギプス固定時の看護（☞ p.41，図3）

今日では，従来の石膏ギプスの使用は少なく，水硬性のプラスチック素材が普及している．水に浸すだけで素早く硬化する性質をもっている．

1）ギプス部位にストキネットをかぶせ，その上から下巻き包帯を締めすぎないように巻く．骨の突起部や神経圧迫を起こしやすい部分は十分に巻く．
2）プラスチックギプスは常温の水に10秒程度浸し，素早く取り出して水分を絞って装着する（医師）．
3）プラスチックギプスは3～5分で硬化するが，良肢位を保ち凹凸を作らないようにする．
4）ギプスの端は，硬くて皮膚損傷を起こしやすいため，下巻き剤で保護する．

c ギプス固定後に起きやすい合併症と看護

ギプス固定により起こる可能性のある合併症は，初期に循環障害，神経麻痺，出血，圧迫創，キャスト症候群，晩期に筋力低下，筋委縮，関節拘縮がある．これらは，看護師による異常の早期発見と適切な対応によって重篤にならないよう予防することができる．異常の判断は患者の訴えと，ギプス固定前の状態と健側との比較によって行う．以下に主な看護について述べる．

1）循環障害

骨折後の腫脹によってギプス内に血流障害が起こる危険がある．また，安静が原因で起こる場合もある．初期症状として有名な「阻血（循環障害）の5P」[*1]と呼ばれる所見を見逃さず，ギプス固定後24時間以内は特に注意深く，経時的に観察する．重篤な循環障害としてフォルクマンの阻血性拘縮[*2]がある．異常を発見した時には速やかに医師に報告する．

> ＊1　阻血の5Pとは，pain（疼痛），pale（蒼白），paresthesia（知覚障害），paralysis（運動障害），pulselessness（末梢動脈拍動消失），の5点．またPoikilothermia（冷感）を含めて6Pともいう．
> ＊2　フォルクマンの阻血性拘縮とは，小児の上腕骨顆上骨折後などに，腫脹でギプス内の上腕動脈の血流障害が生じ，筋肉や神経の機能不全，壊死に至る重篤な合併症である．対応が遅れると手指の伸展運動が損なわれ，手の機能を喪失する．（p.44，c 参照）

①観察点：疼痛の有無と種類（拍動性，圧迫性，刺激性の痛み）程度，患肢の腫脹・浮腫の有無，爪や皮膚の色（チアノーゼ・蒼白の有無），末梢の冷感の有無，末梢動脈の触知により微弱化がないか

A　保存療法と看護

②処置：医師によりギプスに割（切り込み）を入れて除圧が行われる．またギプスカットが行われる場合もある．下巻きもカットする．
③看護のポイント：患肢の腫脹や浮腫を軽減する目的で，上肢は三角巾，下肢は架台や枕などで挙上し循環促進を行う．また，患者にも循環障害が起きる可能性があることを説明し，異常を感じたらすぐに知らせるよう指導する．認知症などで，自覚症状に気付けない患者もいるため，訴えがなくても注意深く観察する．

2）神経麻痺

神経走行部位の直接圧迫，また腫脹による二次的圧迫が原因となって生じる．神経の走行に注意して観察する必要がある．上肢では橈骨・正中・尺骨麻痺があり，橈骨神経麻痺では下垂手[*3]となり，しびれなどの知覚障害が見られる．尺骨神経麻痺では，第4・5指背側の知覚鈍麻と鷲手[*4]変形を生じる．下肢では腓骨神経麻痺を生じる場合が多い．下腿骨折で膝上にギプスを巻いた時など，腓骨小頭部を走行する腓骨神経が圧迫されると母趾の背屈が弱く，下腿の外側から足背，第1・2趾にかけてのしびれや知覚鈍麻を呈して，下垂足[*5]を生じる．観察とケアが重要である．

> [*3] 下垂手とは，橈骨神経麻痺により，手関節と手指の動きが障害されて背屈ができなくなり，手が垂れ下がった状態になること．（p.49, ⓒ参照）
> [*4] 鷲手とは，尺骨神経が分布する虫様筋の麻痺により，第4指（薬指）と第5（小指）が屈曲して鷲のような指の形に変形すること．（p.52, ⓕ参照）
> [*5] 下垂足とは，腓骨神経麻痺により，足関節と足趾の動きが障害されて背屈ができなくなり，足が垂れ下がった状態になること．（p.88, ⓒ参照）

①観察点：圧迫部の疼痛および放散痛の有無，神経支配領域の手指・足趾の運動障害の有無，しびれ・知覚障害の有無．
②処置：医師により圧迫部位の開窓（穴あけ）
③看護のポイント：下肢に起こりやすい腓骨神経麻痺の予防としては，腓骨小頭部に十分な下巻きを加えておく．また，安静臥床時に患肢が外旋位になって腓骨小頭部を圧迫することがないよう十分に注意し，枕などで適切な肢位の保持を行う．患者にもギプスによる末梢神経麻痺があることを説明し，適度に指先の自動運動を促し，違和感がある時は看護師に知らせるよう指導する．

3）出血

術後など創がある場合には，出血に注意が必要である．
①観察点：ギプスへの血液の滲出の有無，血圧・脈拍・顔色などの一般状態の変化
②処置：出血が続くようなら，開窓して創の出血を確認し，止血を行う．

4）圧迫瘡（褥瘡）

ギプスによる部分的な圧迫，血流障害による栄養状態の低下などが原因となる．発症部位は骨の突出部，例えば上肢は肘関節の突出部，下肢の場合は踵骨・足関節果部や腓骨頭部な

どに見られることが多い．
　①観察点：掻痒感，疼痛，発熱，外見からは見えないが浸出液の有無，悪臭
　②処置：綿花やスポンジを挿入して圧迫の除去．それで改善しない場合は医師により圧迫部位の開窓
　③看護のポイント：ギプスを巻く際に，骨の突出部に十分な下巻きを加えておくことで予防できる．

5）キャスト症候群

　キャスト症候群（上腸間膜動脈症候群）は，上腸間膜動脈の圧迫による血流障害によるものと考えられており，体幹のギプス固定後2週間以内に消化器症状が出現することがある．
　①観察点：嘔気，嘔吐，腹部膨満などの麻痺性イレウス症状，可能なら腸蠕動音の聴取，バイタルサインの変化
　②処置：嘔気や気分不良などの症状が見られたら，左側臥位，また腹臥位で腹部の膨満を緩和する．症状の改善が見られない場合は医師によりギプスを除去する．
　③看護のポイント：ギプス固定時は患部に目が行ってしまうが，それ以外の症状の出現や患者の変化にも十分注意する必要がある．消化器症状は食事をすることで増悪し，重篤な場合はショック状態に陥ることがあるので，徴候を見逃さない．イレウスに陥れば，絶飲絶食として輸液を開始し，胃チューブを挿入する．

6）筋力低下・筋萎縮

　ギプスで固定されている患肢の筋肉は，安静により廃用性萎縮が急速に進む．ギプスによる筋力低下は重要な合併症であり，固定中から対策を行う．
　看護のポイント：継続的に，手指・足趾を屈曲，伸展するなどの自動運動を行う．筋力増強訓練としては，ギプス固定中の患者に適した等尺性訓練[*6]が有用である．下肢が大腿ギプスで固定された時には大腿四頭筋の収縮（大腿四頭筋セッティング）が適しており，上肢が上腕ギプスで固定された時には上腕二頭筋の収縮運動がある．

> ＊6　等尺性訓練とは，関節運動を伴わない筋収縮のため，骨折などで運動が禁忌の場合や疼痛で動かさない方が望ましい場合に有用．また，等張性訓練とは，関節運動を伴い，一定の荷重また抵抗を用いて行われる動的運動で，ギプス除去後の筋力強化に有用．(p.194, 図9参照)

d　ギプスカットに伴う看護

1）処置の必要性とギプスカッターの安全性（細かい振動が刃に伝わり硬いギプスだけが切れ，柔らかい皮膚は傷つかない）を説明して恐怖心を緩和する．
2）ギプスカットに適した体位を取らせる（上肢は起座位，体幹と下肢は側臥位）．
3）ギプス粉による汚染を防ぐため，ビニールシーツ等で衣服を覆う．
4）カット後は装着物を取り除き，アルコール綿などで汚れを落として温湯清拭する．

5）ギプスシャーレ（副子）にする時は，下巻きを取り除き，新しい物に交換する．

3. 牽　引

a 牽引療法を行う患者の看護
1）牽引の目的，原理を理解し，患者に十分説明してケアにあたる．
2）正しい方向に牽引されているか，正しい肢位，体位が保たれているか確認する．
3）重錘が指示通りの重さで牽引されているか，床につくなどしていないか確認する．
4）スピードトラック牽引法はトラックバンドの緩み，ずれが生じていないか確認する．
5）牽引中は局所の疼痛の有無・程度を観察し，鎮痛薬などによる疼痛コントロールを行う．
6）ベッド上安静のため，ナースコールや日常品は手の届く所に置くよう環境に配慮するとともに，食事，排泄，清潔などのセルフケア不足を補う．
7）疼痛や長期間の同一体位などによるストレスなど心理面に配慮する．また，昼夜逆転で夜間不眠を訴える患者もいるため，生活リズムの調整を図る．

b 牽引中に起きやすい合併症と看護
牽引中は同一体位・肢位による圧迫や牽引器具による摩擦などによって神経障害，循環障害，褥瘡，皮膚障害，筋力低下，関節拘縮などの合併症が生じやすい．異常の早期発見を行う．

1）循環障害：介達牽引で巻く包帯の圧迫によって起きる．皮膚の色，冷感，浮腫，しびれ等に注意する（ギプスによる合併症参照）．
2）神経障害：圧迫により，上肢では正中神経・尺骨神経・橈骨神経の麻痺，下肢では腓骨神経麻痺を起こしやすい．指や関節の動き，しびれや知覚麻痺に注意する．特に下肢が外旋位にならないよう注意する（ギプスによる合併症参照）．
3）褥瘡：同一体位の長時間保持により生じやすい．好発部位を観察して可能な範囲で体位変換するとともに，骨の突出部に円座，小枕，スポンジなどを用いて除圧する．
4）筋力低下：長期間の安静保持によって起きる．関節運動ができない場合は等尺性運動を行う（ギプスによる合併症参照）．
5）皮膚障害：器具の圧迫や摩擦で生じる．発赤，水泡などの皮膚損傷に注意する．
6）感染：直達牽引（キルシュナー鋼線牽引）では，鋼線刺入部が感染経路となるので，清潔操作を厳守するとともに，局所の発赤，疼痛，腫脹，浸出液などの有無を観察する．

B 手術療法と看護

1. 各種の手術療法

運動・支持器官の疾患や外傷を中心に，種々の手術療法が行われる．病態によって，その適応と術式が異なり，術後はリハビリテーションと結びつく．以下代表的な手術法を述べる．

a 皮膚の手術

皮膚の瘢痕や欠損のある場合には，一般にZ形成術（図7）や植皮術が行われる．植皮術には，遊離，有茎植皮術などがある．

1）遊離植皮 free skin graft：Thiersch（表皮），Krause，Reverdin，中間層および全層（Brown式 dematome 使用による）の網状植皮（mesh skin graft），（術後約2週間，タイオーバー法による植皮片の圧迫固定が行われる．図8）．
2）有茎植皮 pedicle graft：局所皮弁（local flap），遠隔皮弁（distant flap）（図9，10）．
3）血管柄付き遊離皮弁移植

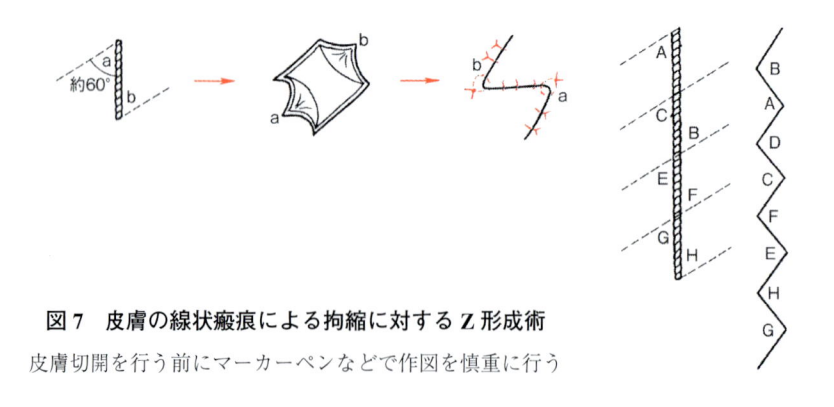

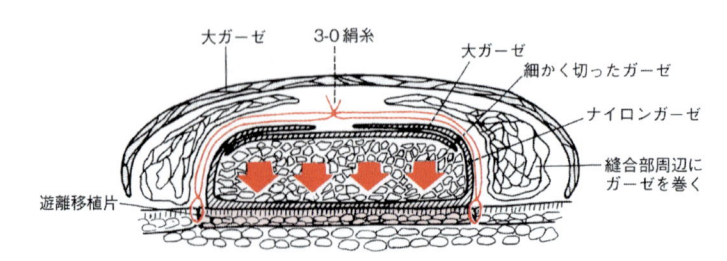

図7 皮膚の線状瘢痕による拘縮に対するZ形成術
皮膚切開を行う前にマーカーペンなどで作図を慎重に行う

図8 遊離植皮術におけるタイオーバー（tie over）法
ガーゼ片の上に3-0絹糸をかけて植皮部に一様な圧迫力（矢印）がかかるようにする．植皮下の血腫発生をふせぎ，基底部との密着をはかる．

図9　種々の局所皮弁

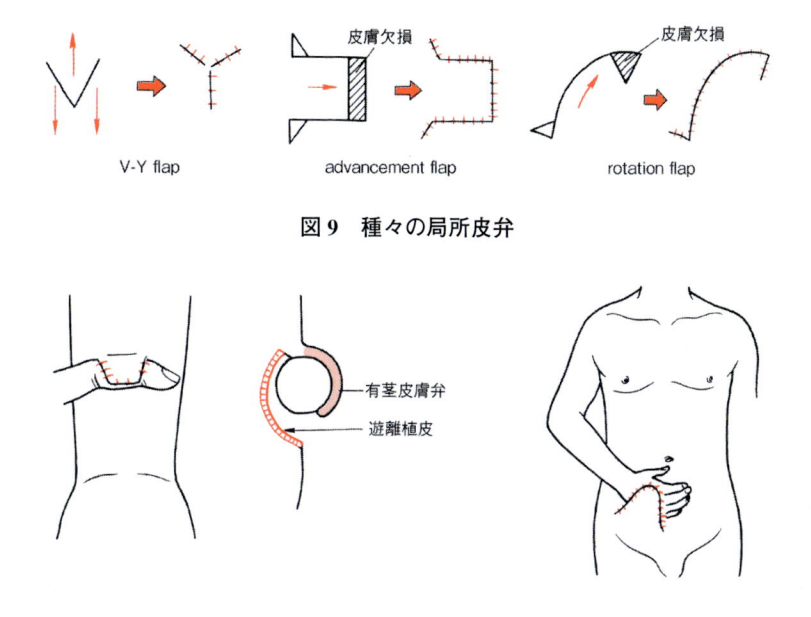

図10　有茎皮膚移植術の実際

b 腱の手術

1）腱縫合術（図11，12）．
2）腱の遊離移植（長掌筋腱など）術．
3）腱移行術 tendon transfer（主要な筋が麻痺したとき，これより重要性の少ない筋の腱を移行して麻痺筋機能を代償させるもの）（図13）．

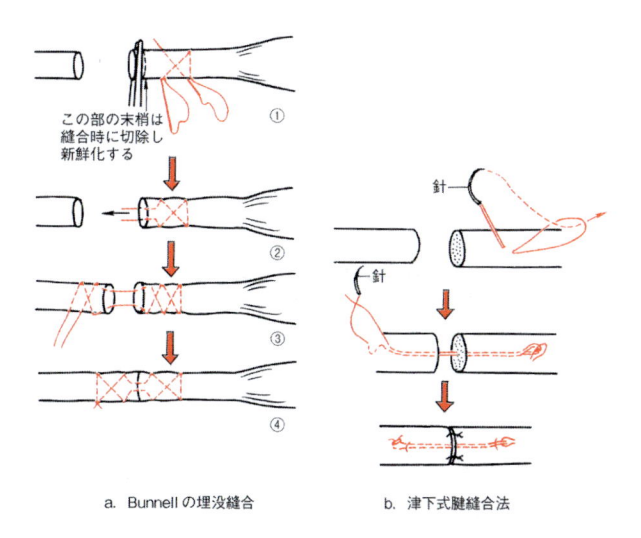

a. Bunnellの埋没縫合　　b. 津下式腱縫合法

図11　腱縫合法

4）腱性関節固定術.
5）人工腱手術.
6）腱延長・腱短縮術.

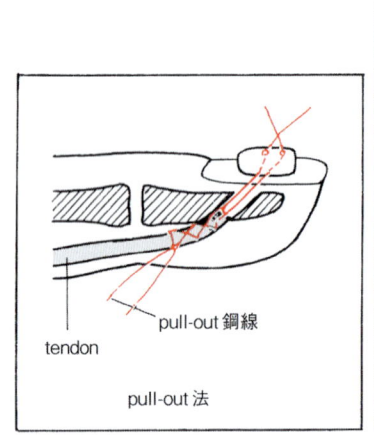

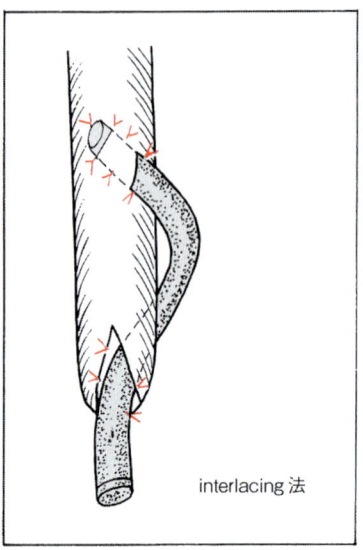

図12　腱固定法及び interlacing 法

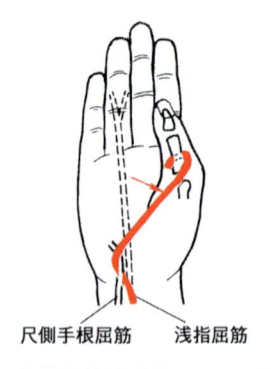

図13　母指対立機能獲得のための腱移行例

C 神経の手術
1）神経剥離術 neurolysis（神経内および外剥離術）（圧迫除去，絞扼除去など）.
2）神経縫合術 nerve suture（epineurial suture と funicular suture とがある）（図14）.
3）自家神経移植：腓腹神経など.

B 手術療法と看護　157

a. 端端縫合 epineurial suture

神経束縫合　運動神経　感覚神経
10-0 ナイロン糸
8-0 絹糸
b. funicular 縫合法（Hakstian）

c. cable graft 法

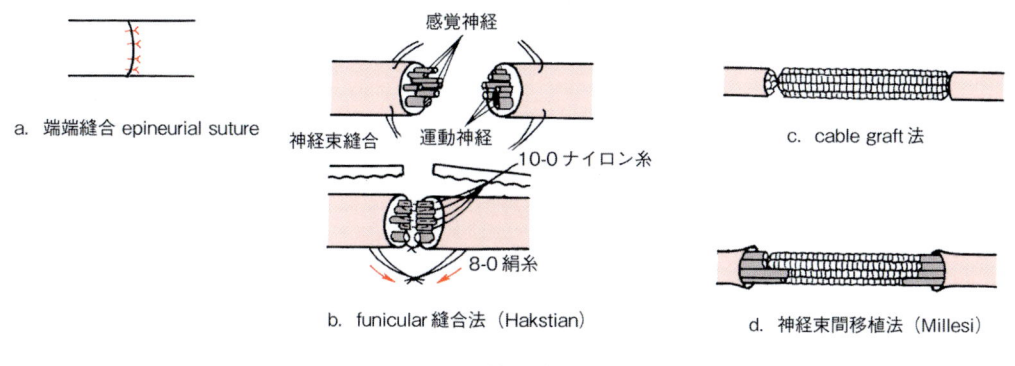

d. 神経束間移植法（Millesi）

図14　神経縫合法

d 血管の手術（図15）

四肢切断後，再接着手術などに重要である．

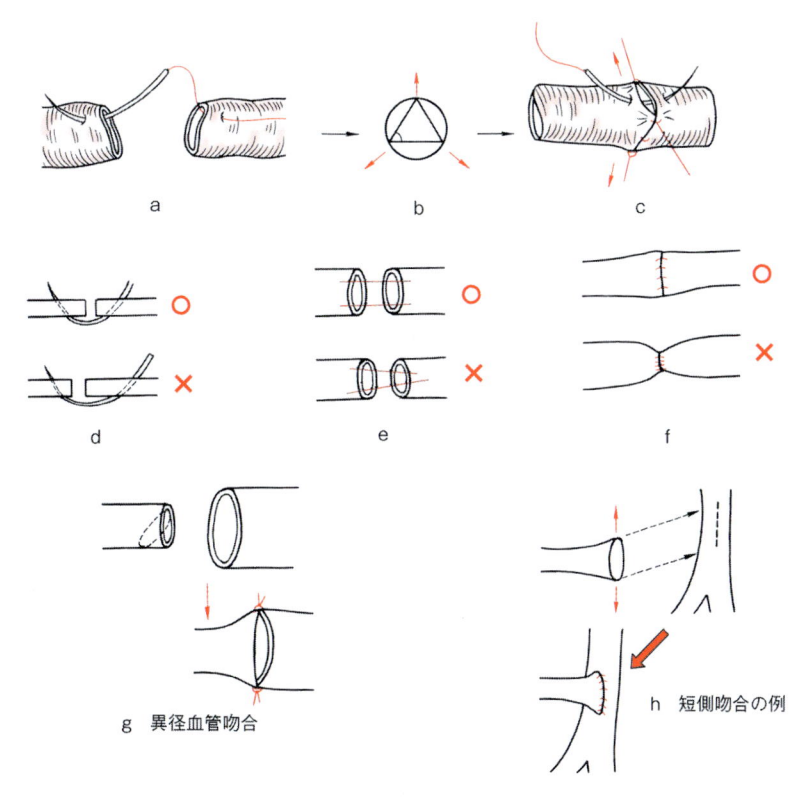

g　異径血管吻合

h　短側吻合の例

図15　血管吻合法

ⓐからⓒへと血管吻合をするが，ⓑのように正三角形の形に支持糸による牽引をかけて，前後壁を縫わないように注意する．ⓓ, ⓔ, ⓕは手技上の注意点．

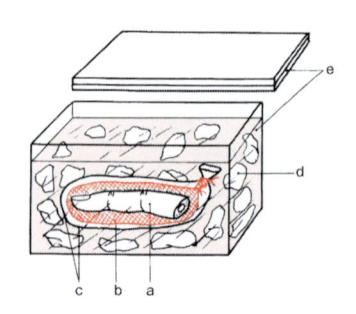

図16 切断指を専門病院に送るときの保存方法

切断指は8時間ほど経過すると，再接着の成功率は急に不良になるといわれ，それ以内に手術が行われなければならない．
保存方法としては，切断指aを清潔なガーゼbで包み，これをビニールかナイロンの袋cに入れ，封をする．この袋を氷水dの入れた容器（アイスボックスや魔法ビンe）に入れて保存をする．

e 骨の手術

1）骨折に対する骨接合術 osteosynthesis

鋼線締結，スクリュー固定，プレート固定，髄内釘固定など，ひきよせ締結法（図17）は，締結した反対側の筋の牽引力など，生体力学を応用した方法である．圧迫固定法には，dynamic compression plate（DCP）などが用いられる（図18）．最近はロッキングスクリューシステムが普及しlocking compression plate（LCP）が用いられる．開放骨折などに対しては種々

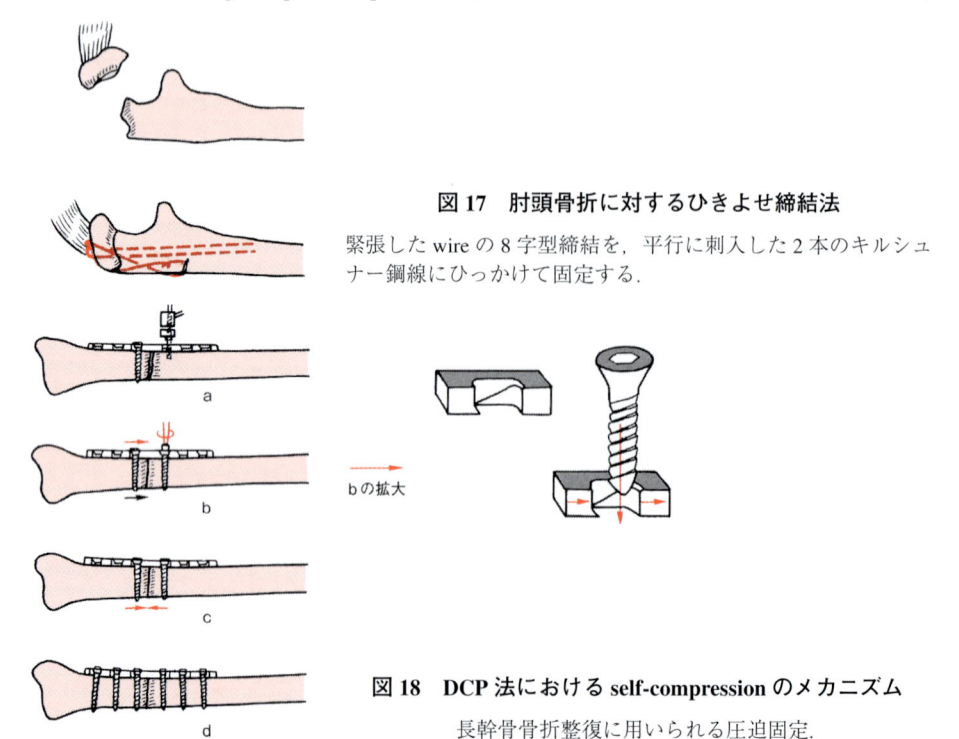

図17 肘頭骨折に対するひきよせ締結法

緊張したwireの8字型締結を，平行に刺入した2本のキルシュナー鋼線にひっかけて固定する．

図18 DCP法におけるself-compressionのメカニズム

長幹骨骨折整復に用いられる圧迫固定．

の創外固定法がよく行われる（図19）．また大腿骨頚部骨折に対してはスクリュー固定，転子部骨折に対しては髄内釘による内固定法（図20），compression hip screw 法（図21）などが行われる．

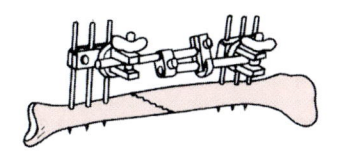

図19　創外固定法（Hoffmann）

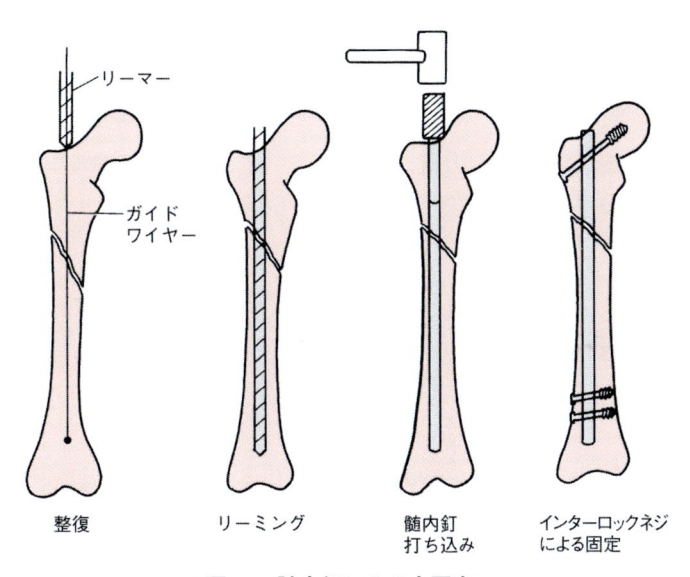

図20　髄内釘による内固定

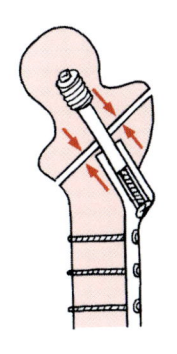

整復　　リーミング　　髄内釘打ち込み　　インターロックネジによる固定

図21　大腿骨転子部骨折に対する compression hip screw system による固定
①ガイドピンの挿入
②ガイドピンに沿ってリーミング
③lag screw の挿入
④プレートのとりつけ
⑤compression screw によるしめつけとスクリュー刺入

2）骨切り術 osteotomy（図22）
楔状，節状，内・外反，減捻ドーム状骨切り術など．

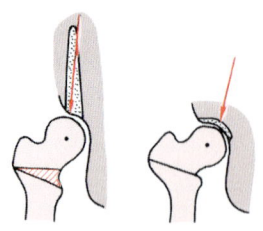

図22　内反膝変形に対する骨切り術
　　a. 内反骨切り術（Pauwels）
　　b. 高位脛骨骨切り術

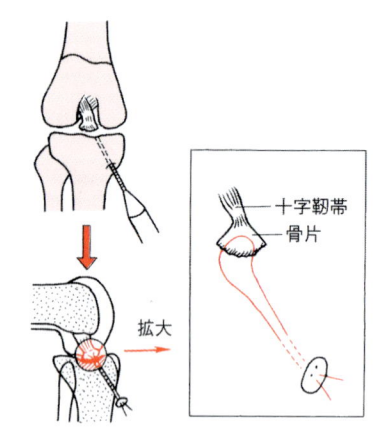

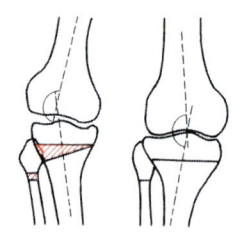

図23　脛骨顆間隆起剥離骨折の治療法
母床より浮上した小骨片を十字靱帯とともにワイヤーで脛骨上部の前外側部に引き出し固定する．

3）骨移植術 bone graft
　自家骨移植：一般に腸骨，脛骨，肋骨などを用いて骨欠損充填などによく行われる．
　同種骨移植：電子線照射処理・冷凍保存などが行われる．
　人工骨移植：水酸化アパタイト hydroxyapatite など．

4）骨長の調整
骨成長抑制術，骨端軟骨閉鎖術，骨延長・短縮術などがある．

5）腐骨摘出術

f 関節の手術
　関節の疾患や外傷に対して行われるが，関節の疼痛を除き，機能を再建する目的で行われることが多い．感染が生じればその機能が失われるので，感染予防対策が重要である．また術後の ROM 訓練などの後療法も大切である．

1）観血的整復術 open reduction
関節の脱臼や脱臼骨折などに対して行われる．

2）関節鏡と鏡視下手術
内視鏡下に手術を行う方法で，近年盛んに行われる．低侵襲で回復が早い．
・膝関節：関節鏡視下半月板切除，半月板縫合，前十字靱帯再建術，滑膜切除．
・肩関節：腱板縫合術，バンカート修復術（習慣性肩関節脱臼）

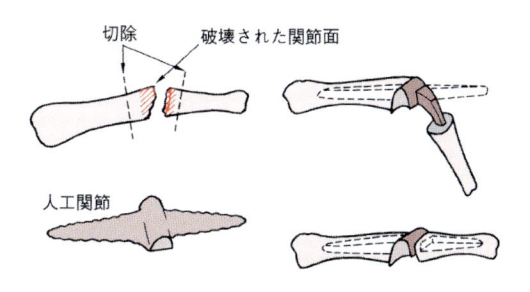

図24　手指の関節形成術
シリコンインプラント

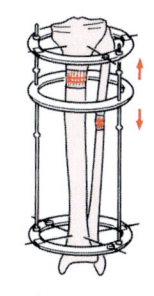

図25　イリザロフ法による脚延長術

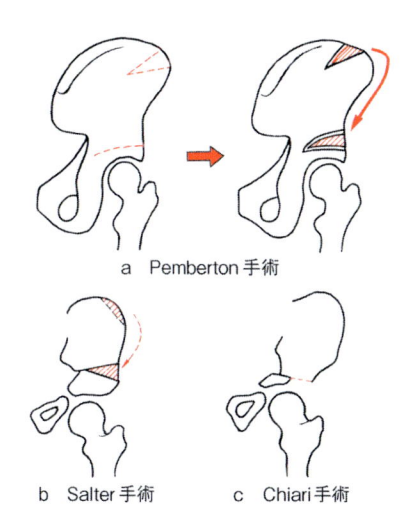

a　Pemberton手術
b　Salter手術
c　Chiari手術

図26　先天性股関節脱臼に対する手術法

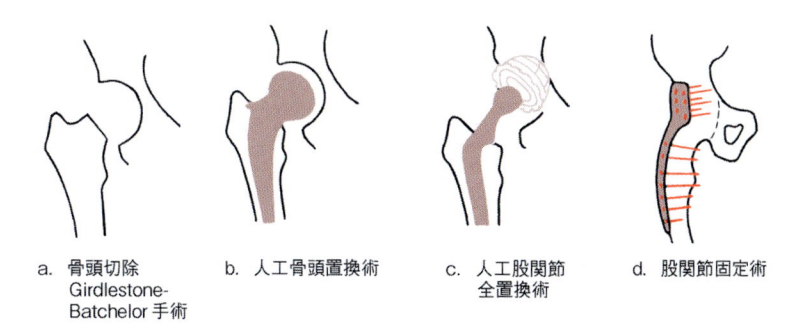

a. 骨頭切除
　Girdlestone-
　Batchelor手術
b. 人工骨頭置換術
c. 人工股関節全置換術
d. 股関節固定術

図27　変形性股関節症に対する手術

3）関節切開術 arthrotomy

化膿性関節炎の排膿などに行われる．

4）滑膜切除術 synovectomy
関節リウマチ，滑膜性腫瘍などに行われる滑膜を切除する方法である．

5）関節形成術 arthroplasty
関節の障害に対して可動性，無痛性，支持性を得るために相対する関節端を形成する方法で，ときに中間挿入物が使用される．次第に人工関節にとって代わられている．

6）人工関節置換術 total joint replacement（arthroplasty）
関節の一部あるいは全部を人工材料に置換し，関節機能を再建する方法．最近，人工材料の開発と生体力学の進歩によって関節全置換術がよく行われるようになった．

（1）人工骨頭は大腿骨や上腕骨近位でよく行われる．
（2）人工関節置換術は股関節，膝関節でよく行われる．肩・肘・趾・手指にも行われている．
（3）人工骨の材料はコバルト，ニッケル合金やチタン合金が多い．
（4）人工関節はポリエチレンと金属の組み合わせが多い．
（5）疼痛は消失するが運動制限が必要になる．
（6）長期使用により人工関節の摩耗，破損などの問題が生じる．
（7）手術に際しては感染を生じないように注意しなければならない．

7）関節固定術 arthrodesis
関節結核や関節の高度の破壊に対して，関節を良肢位で固定する．

g 脊椎の手術

脊椎の手術はその進入経路によって大きく前方法と後方法とに分けられる．胸腰椎部を前方法で手術する時は側臥位として，側方から侵入することもある．後方法は患者を腹臥位にして背側より進入するのが一般的である．この際には特殊な頭部固定器を用いたり，腹圧の低下を目的とした特殊な受け台（四点台）を用いたりする．

脊椎の手術は長時間にわたることが多いため，清潔介助の看護師は体調を整えておくことが必要である．

1）椎間板ヘルニア摘出術
いわゆるラブ（Love）法が代表的手術法である（図28）．これは椎弓の一部を切除し，その直下の黄色靱帯も切除して硬膜外腔に達し，硬膜と神経根を確かめながらこれを横によけ，髄核を摘出する手術法である．最近では手術用顕微鏡もしくは内視鏡を用いるようになって侵襲が軽減された．

2）椎弓切除術 laminectomy（図29）
脊椎棘突起，椎弓，黄色靱帯を切除して，硬膜および脊髄の除圧を行う方法である．脊髄腫瘍の摘出など脊髄を外科的に処理する場合の基本的術式である．複数の椎弓を切除する場合が多い．

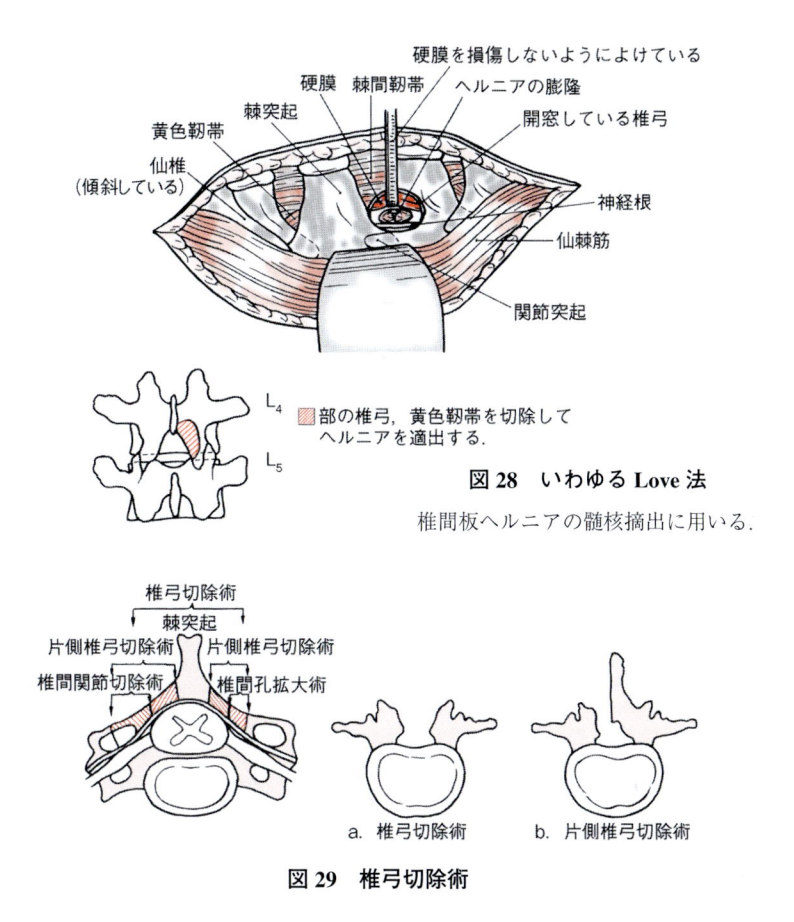

図28 いわゆる Love 法
椎間板ヘルニアの髄核摘出に用いる．

図29 椎弓切除術

3) 脊椎後側方固定術（図30）

脊椎不安定性を解決する手術法．椎弓の後側方と横突起間の皮質骨を剥離して，この部に移植骨を置いて骨癒合させる．この際椎間関節を破壊して椎間関節の骨癒合も行っておくのが原則である．椎弓切除術と併用されることが多い．最近はインストゥルメンテーションを併用することが多い（ペディクルスクリュー）．

4) 前方固定術（図31）

椎体を直視下に展開して椎体間に骨移植を行い骨癒合させる手術法である．脊椎椎体は体の深部に位置しているため，そこへのアプローチは部位によって工夫が必要である．

脊椎カリエスなどでは椎体病巣の郭清を行い，その部に大きな骨移植を行う．

5) 自己血輸血

1) 手術で大量出血が予想される場合にあらかじめ自分の血液を採取貯蔵したり，手術で出血した血液を回収して輸血する方法である．
2) 自分の血液であるので感染症や拒絶反応（GVHD）などの心配がない．
3) 800〜1200ml 程度の貯血ができるため整形外科領域では有用な方法である．

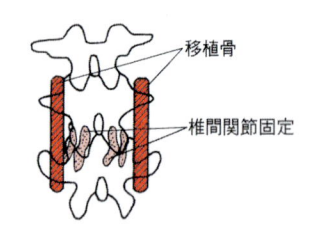

図30　後側方固定術

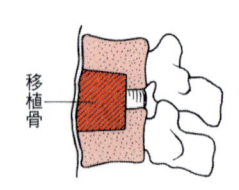

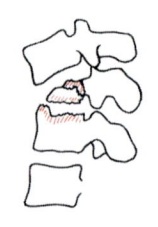

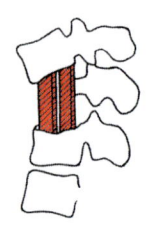

図31　前方固定術
a. 移植骨を椎間に挿入して固定
b. 脊椎カリエスでは椎体の病巣を郭清し骨移植を行う．

2. 整形外科手術を受ける患者の看護

1) 入院時

　病院に入院することは本人だけでなく家族にとっても大きな負担と不安が生じることになる．外傷による緊急入院の場合と，長期間，歩行障害の苦痛に耐え手術を決意しての入院とでは，心理状態は異なる．しかしいずれの場合も，家庭生活から入院生活へと適応していく不安と手術によって障害がどの程度回復するのかという共通の不安を持って入院してくる．看護師は患者の気持ちを受けとめながら，入院オリエンテーションを展開していくことが大切である．患者の心理的動揺や，高齢などにより十分な理解を得られないと判断した時は，時間を置き再度オリエンテーションを行う．

　疼痛，可動域，麻痺の程度を把握し，苦痛の緩和の計画とともに ADL の介助と拡大のための計画をたてる．

　診療スケジュールは「クリニカルパス」（次ページの図）といわれ，これに則して術前の注意事項や術後の経過などの説明が行われるようになった．入院期間の短縮，治療の均一化がはかれるようになり，治療や回復の経過についても具体的なイメージがしやすくなり，入院生活の不安の解消にもつながるようになった．医療の情報化とともにインフォームドコンセントを含めて，"患者にやさしい医療"が強調されるようになった．インフォームド・コンセントは以下のように定められている．

　「医師，歯科医師，薬剤師，看護師その他の医療の担い手は，医療を提供するに当たり，適切な説明を行い，医療を受ける者の理解を得るように努めなければならない．」（第1条4の2，医療法1997）

　患者の人権として，自分の病気や治療法などについて医療従事者から十分な説明を受け，患者の意思で治療法を決める立場が重視されている．看護師の立場からも，患者や家族とともに医療行為について十分に話し合い，よりよい医療環境を築くために努力することが求められる．

クリニカルパス
人工膝関節置換術スケジュール

患者名（　　　様　）　退院目標〔　　　〕　★手術・病状により多少変更になることがあります

	入院日	手術日	術後1日目（ ）	2日目（ ）	3日目（ ）	4日目（ ）	5日目（ ）	6日目（ ）	7日目（ ）	8日目（ ）	9日目（ ）	10日目（ ）	14日目（ ）	21日目（ ）	28日目（ ）
食事		絶食	朝から食事開始												
安静度 リハビリ	手術前後のリハビリ指導	必要に応じて伸展装具固定	理学療法士にてリハビリ開始 CPM開始（0〜90°少しずつ増加） 必要に応じて伸展装具固定	車椅子開始 部分荷重開始			歩行訓練開始					目標110°			
処置	爪切り	弾性ストッキング ヴァンパルス 術後アイシング	回診			ドレーン抜去		硬膜外チューブ抜去・創部の消毒		抜糸予定					
排泄			ポータブルトイレ練習												
検査		術後XP	採血・検尿	採血			採血・検尿		XP	採血・検尿			採血・検尿	採血・検尿・XP	採血・検尿
内服薬			内服開始												
点滴		朝から点滴開始	点滴												
説明 指導	オリエンテーション、手術・麻酔説明、術前訪問、必要物品購入	術後医師から説明											創の状態によりシャワー許可		退院指導
保清	シャワー	ベッド上保清													

〔整形外科手術前後のオリエンテーション例〕

手術は，　　月　　日　　　　　時からです．

手術前日（　／　）

☆　シャワーを行い，爪を切っておいて下さい．

☆　食事は夕食まで食べて頂いて結構ですが，それ以降は何も食べないで下さい．

☆　水分は○○時まで飲んで頂いて結構です．

☆　手・肘・肩・足・膝・股関節の手術の方は，医師が手術をする側に印を付けにうかがいます．

☆　睡眠薬をご希望の方はお申し出ください．

手術当日（　／　）

☆　手術が終了し，医師から許可が出るまでは，飲んだり，食べたりできません．

☆　朝起きられましたら，洗面・歯磨きをお済ませ下さい．その後は，整髪料をつけたり，化粧をしたりしないで下さい．

　　（男性の方は髭剃りをしてください．女性の髪の長い方は，髪を後ろで二つに束ねて下さい．）

☆　入れ歯，ブリッジなど外れる歯，また，貴重品・ピアス・指輪・ネックレス・お守り・コンタクトレンズ・カツラなどははずしておいて下さい．

☆　採血がある方は○○時頃にうかがいます．

☆　内服の指示のある方は看護師が○○時頃にお持ちします．

☆　○○時までに，トイレを済ませて，術衣，T字帯，弾性ソックスを着用しておいて下さい．

☆　○○時に歩いて手術室に行きます．

☆　貴重品は，貴重品ボックスかロッカーに入れ，鍵をかけて保管してください．手術中，鍵はご家族の方に管理して頂くか，看護師詰所にお預けください．

> 手術中，ご家族の方はお部屋か談話室でお待ち下さい．
> 病棟を離れられる場合は，看護師に声をかけて下さい．

手術後

☆ 必要に応じて酸素を使用します．周囲は火気厳禁です．

☆ 手術後は尿道に管が入っており，持続的に尿が体外へ流れ出ています．
ご自分でトイレに行かれる必要はありません．
この管は，手術後移動がスムーズになればすみやかに抜去します．

☆ 水分や食事は許可があるまで摂らないで下さい．どうしても口が渇く方は唇を水で湿らせることができますので看護師にお申し出下さい．

☆ 飲水の許可が出れば最初は水・お茶・スポーツドリンクなどを飲んでいただきますので，ストロー付きコップ等と一緒に準備しておいて下さい．

☆ 手術後の安静については手術の種類によって異なります．
医師・看護師・リハビリ療法士の指示に従って下さい．
自己判断で無理な行動をされることは，転倒等の事故の引き金となります．
安全に治療・リハビリを受けて頂く為，十分注意して下さい．

☆ 手術の種類によって，術後の安静・運動制限などによって移動がスムーズに行えないことが予測される場合，手術後，電動ベッド・床ずれ防止用のマットを使用して頂くことがあります．移動がスムーズになられ，使用する必要がないと判断した場合は，数に限りがあるため，他の患者様に使用させて頂くために電動ベッド及びマットの交換をさせて頂きますので，ご協力よろしくお願いします．

ご不明な点がございましたらその都度お申し出ください．

（京都府立医科大学附属病院看護部のご好意による）

2) 手術前訓練

a) 筋力増強：疼痛や麻痺などにより，患肢の筋力の低下が考えられる．また，長期安静後の離床時には，健肢の負担が大きい．そのためには，患肢に負担をかけない程度の両側肢の筋力増強訓練が必要である．医師の指示に基づき，訓練を実施する．

b) 呼吸器訓練：入院時より禁煙を勧める．術後体動制限のある疾患，小児，高齢者は術後に無気肺，肺炎などの合併症が起こりやすい．喀痰喀出法や深呼吸の練習，ボトルブローを行う．

c) 手術オリエンテーション：用紙を用いて，必要な物品の説明や，手術前後の状況を説明する．必要ならば，家人などにも説明する（p.166 参照）．

d) 術後の ADL 訓練：術後の安静状態を想定し，排泄，食事，移動動作（車椅子トレーニングなど）を練習しておく．術後は，創痛やドレナージなどで困難を伴うが，術前から習熟することにより，抵抗なく実施できる．また術前の不安の緩和にも役立つ．

3) 手術前日と当日の看護

前日には，入浴，爪切りを済ませる．夕食後は絶食し，眠前より水分も禁じることが多いが，麻酔科医の指示に従う．小児の場合は，手術 3～4 時間前に，脱水予防のために水分を摂取させ，量を明記する．便秘傾向のある人は，前日より便通を整えておく．

眠前に睡眠剤の指示のある場合は，ベッドからの転落を予防するために，必ずベッド柵をたてておく．夜間の排尿が多い人，特に高齢者や歩行の障害のある人は，眠剤によるふらつきや転倒に十分注意する．

麻酔前投薬の指示がある場合には，筋肉注射は患肢を避ける．麻酔前投薬施行後，バイタルサインの変化を確認し，手術室看護師に申し送るが，その際，関節の可動制限があれば，可動域を明示しておく．

4) 手術直後の看護

手術後の観察と援助

a) 神経障害

①術後の肢位，ギプス，循環障害により生ずる．

②上肢は橈骨・尺骨・正中神経麻痺に注意する．下肢は総腓骨神経麻痺に注意し，腓骨頭部位を圧迫しないようにする．

b) 循環障害

①ギプスや包帯の圧迫，同一体位による圧迫，肢位の不良によって生ずる．

②患肢の浮腫，腫脹，冷感，皮膚の色，末梢の動脈の拍動，爪の色，疼痛を観察する．

③患肢を心臓より高くし，静脈の還流を促す．症状がみられれば医師に報告し，ギプスカットや包帯を緩めて対処する．

c）疼痛
①手術創，ギプスや包帯の圧迫，同一体位による圧迫，肢位の不良によって生ずる．
②疼痛の部位，種類，程度を観察する．
③鎮痛薬の投与，ギプスや包帯をゆるめる．可能な範囲での体位変換をさせるなど，原因に応じた援助を行う．
d）出血
①手術中の血管損傷や全身的要因（血小板減少など）により生ずる．
②手術中の出血量，ガーゼ，ギプス上への浸出状態，吸引バッグ（ドレーン）内の出血量を確認する．
バイタルサイン，顔色，冷感の有無，意識レベルを観察する．
③ガーゼ，ギプスにはマーキングをしておき，時間的な変化に注意する．急激な出血の増加やショック症状がみられればただちに医師に報告する．
e）感染
①手術中の清潔保持の不備や全身的要因（免疫力低下など）により生ずる．
②発赤・腫脹・熱感・自発痛・圧痛など炎症の有無や程度を観察する．体力の回復や栄養状態に注意する．
③創部は無菌操作を行う．創周囲の清潔を保つ．排泄物による創汚染がないように尿器・便器の使用を工夫する．
　浸出液・出血によるガーゼ上層までの汚染は感染の原因になるため交換する．
f）静脈血栓・肺塞栓
①長期臥床，股関節・下肢の手術後に生じやすい．女性・中年以上・肥満の人に多い．
②下腿三頭筋の疼痛・圧痛，足関節の他動的な背屈での疼痛，皮膚温の上昇，皮下静脈の拡張，胸痛，発熱，呼吸状態を観察する．
③術直後から疼痛を生じない範囲での足趾の屈伸，足関節の底背屈運動，大腿四頭筋等尺性収縮運動，体位変換を行う．
④最近は，弾性包帯や弾性ストッキングやフットポンプが使用されるようになった．術後Dダイマーの値によって抗凝固剤使用の考慮も行われる．また下腿静脈エコーにて経過を観察する．
g）呼吸器系合併症
①高齢者，体動に制限がある股関節や脊椎の術後患者に生じやすい．
②呼吸状態，肺音，発熱などを観察する．経皮酸素モニターも計測する．
③術前から呼吸訓練を行い，術後には吸入・吸引を行い，深呼吸・咳嗽・排痰を促す．可能な範囲で体位変換を行う．
h）消化器系合併症
①腰椎の前方手術，脊柱・脊髄疾患の手術，脊損の手術後にイレウスを生じやすい．（ま

た腰椎の前方手術，側弯症の手術後や体幹ギプス固定時にキャストシンドロームを生じやすい）．

②腸雑音，排ガス，腹部膨満，嘔吐，嘔気，体温下降，頻脈，脱水症状の有無と程度を観察する．

観察の結果，消化管の機能低下が考えられるときには，温罨法や早期離床などを考慮する．

③症状によっては経口摂取を禁じ，イレウスと判断される場合はカテーテルを挿入して胃内容物の吸引を行う．キャストシンドロームが考えられる場合には側臥位・仰臥位をとらせる．ギプスの場合はカットする．ギプスの下巻きも充分にカットし，除圧されていることを確認する．

i）泌尿器系合併症

①脊柱・脊髄疾患の手術，腰椎麻酔の影響による尿閉，長期の尿管カテーテルの留置により尿路感染を生じやすい．

②術前にベッド上での排尿練習を行う．術後は経口が可能になれば水分摂取を促し，排尿を促す．

③早期にカテーテルを抜去する．

a 上肢の手術を受ける患者の看護

1）術前

日々の生活において，手は左右共同で行う動作（結ぶ，絞る，破る，着る，脱ぐ，食べる）が多い．利き腕だけでなく，片手が使用できないことにより，不自由することが少なくない．術前の障害の程度により，片手の生活に慣れている人もいるが，術後，安静のために固定されて全く使用できないことがあるので，術後の安静を想定して片手での生活練習を行ってお

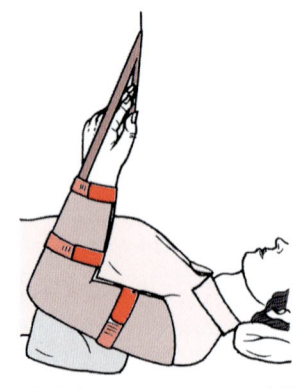

a. 臥床時（アームエレベーター）小枕は肘部を圧迫しないように浮かす．

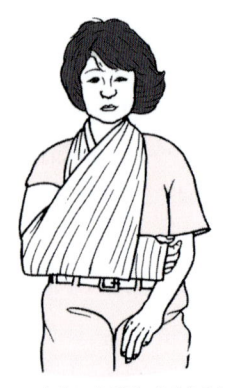

b. 坐位，歩行時（三角布）

図32 上肢の安静（挙上）保持法

く．特に利き腕が患肢の場合は大切である．

2）術後

a）観察：一般状態および出血の有無の観察．ドレナージバッグが挿入されている場合は，その管理，ギプス（副子，シャーレ）で固定されている場合は浮腫や出血による神経・循環障害に注意する．手指の他動運動，しびれ感，疼痛の有無を確認し，指頭は触れて温かさを，圧迫して血液の戻りぐあいをみる．

b）体位：手術当日は安静仰臥位とし，翌日より坐位，歩行にもっていく．初めての歩行時はバランスが取りにくいので，転倒に注意する．

患肢は安静にし，浮腫の予防のために高挙する．

c）寝衣：手術当日は病院の寝衣を着用する．翌日より歩行できるので，前開きのパジャマで袖口の広いものか，半袖の前開きシャツがよい．ボタンは大きめのものがよい．

d）保清：背部と健肢については介助が必要．患肢は包帯交換時に肢位に注意して行う．

e）運動訓練：拘縮を予防するために，自・他動運動を開始する．創が治癒した場合には作業療法士とともに温熱療法の併用も考慮する．上肢は，日常生活のみでなく，学業，職業に直接かかわっている．本人の努力の大切さを十分に認識させ，自覚をもって訓練する心構えをもつように援助していくことが大切である．

f）退院指導：上肢は，通院による機能訓練が可能なことが多い．創部が治癒すれば退院となる．通院方法の確認を行い，日常生活，食事，保清について不安のないように指導する．

付 1．手の屈筋腱縫合術の術前術後の管理

1）術前の観察と看護

手の屈筋腱損傷は刃物，ガラスなどの開放性損傷が多い．血管損傷，神経損傷などを合併することが多いため，術前には創の状態，指の動き，感覚障害の有無，循環状態などを観察して記録しておく．

2）術後の観察と看護

a）手の手術のあとは一般に良肢位に固定する．屈筋腱損傷の腱縫合術のあとは腱の緊張をゆるめるために手関節を指を屈曲した肢位で固定する（Zone 2 では，手関節30°掌屈，MP関節45°屈曲，PIP・DIP関節軽度屈曲）．

b）術後は手術側の指尖部の血液循環を観察しやすいように，指尖部を出しておくか，別のはずしやすいガーゼで被っておくように配慮しつつドレッシングする．手指のしびれ感，包帯のしめすぎ，ゆるみ，ギプスによる圧迫状態などについても観察する．

c）術後は患肢を挙上位に保つ．一般に心臓のレベルよりも高く保ち，出血，浮腫などを最少限にとどめる．歩行許可が出た場合にも，患肢の挙上に心がけ下垂位を避ける．

腱修復術後は一時的に，早期制限内自動運動療法を行う．クライナート（Kleinert）法に準じて行うことが多い．神経損傷の合併のある場合には，縫合神経の緊張を防ぐために術中

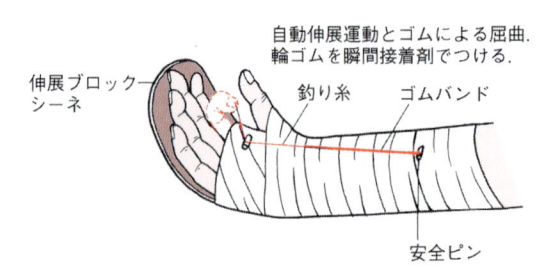

図 33　Kleinert 変法

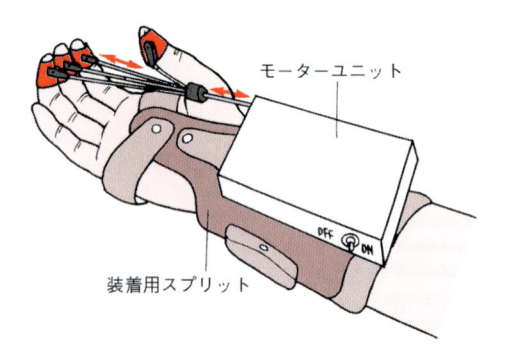

図 34　CPM による他動運動

の観察にあわせて，背側に伸展防止の splint を用い，術後 3 週間は制限範囲内での運動練習を行う．

　Kleinert 法としては，手関節 45°，MP 関節 20°，IP 関節 0°屈曲になるように背側 splint をつける．爪に瞬間接着剤などで hook をつけ，それに輪ゴムを装着して前腕屈側につけた安全ピンなどに接続して，MP・IP 関節の中等度掌屈を保ち，術後 2, 3 日より指の自動伸展を開始させる（図 33）．

　最近，術後は CPM による可動域訓練を行うことが多いが，これは医師の指示に従って行うことが大切である（図 34）．吸引ドレーンは術後 24〜48 時間で抜去する．抜糸は 2 週間後に行う．

　術後 3 週間たつと腱も神経も一応の連続性が得られたと考えられ，温水中での指の屈伸運動も 1 日 15〜20 分，2〜3 回行う．他動的な屈伸運動は，術後 6 週間以後より行う．固定除去後もさらに 1〜2 週間は睡眠時の無意識な他動伸展を防ぐため，夜間副子（night splint）を用いる．

　術後 6 週間たつと他動的屈伸運動を行う．可動性が乏しいときには，dynamic splint（動的副子）を用いることもある．指の動きは 3〜6 ヵ月の期間を要して回復していくことが多い．

3）退院時の指導

　術後 2 週間前後に抜糸が行われ，退院して外来通院となることが多い．上記の術後の看護

の要点を説明し，放置して関節拘縮をきたしたり，無理な運動による再断裂などをきたさないようにする．食事，洗面，入浴などの日常生活動作についても具体的な指導を行う．

　医師の特別な指示がないかぎり，少なくとも週1回のクリニックの受診を欠かさないように伝える．退院後週1回の観察は大切なものである．

付2．末梢神経修復術の術後の管理

　神経修復術の術後にはギプス副子を装着していることが多い．屈筋腱修復時と同様に患肢の挙上を行う．患肢の先端部の循環障害の有無，包帯やギプスによる圧迫など（ことに上肢では肘関節部，下肢では腓骨小頭部での圧迫や絞扼）の有無について観察する．

　術後の訓練は神経剝離術例（神経絞扼除去術や圧迫除去術などで神経の連続性のあるもの）では1～2週間の固定期間の後に開始する．神経縫合術，移植術では縫合部の連続性の得られる術後3週頃より行う．

1）運動系訓練

　関節拘縮，麻痺筋の短縮の予防を目的に関節可動域訓練を開始する．ただし，麻痺筋の回復までは過伸展や急激な伸展は禁忌である．このことを患者に十分指導し，理解させ協力を得ることが特に重要である．同様局所の安静を目的とする装具療法を併用する．筋の回復にあわせて徐々に筋力増強訓練を行う．ただしこの場合も過度の疲労に注意する．訓練の初期には低周波療法，EMGバイオフィードバックを利用することが多い．

2）感覚系訓練

　触覚，圧覚，痛覚，温冷覚，二点識別覚などの改善を目的とする治療訓練を行う．

　a）感覚再教育

感覚再教育には以下の方法が行われている．

①初期回復期

この時期は，動的触診法による刺激を加える．この際視覚のフィードバックを利用する．

②圧覚回復期

この時期は，静的触診法による圧覚刺激を加える．

③機能的回復期

二点識別覚，立体感覚などの改善を目的に刺激を加える．

　b）異常感覚，感覚過敏の改善

　神経再生の過程においては異常感覚，感覚過敏が起こるため，その改善を目的としたTENSやパラフィン浴などの物理療法，動的触診法による刺激に対する耐性訓練を実施する．

b 頚椎の手術を受ける患者の看護

1）術前

　四肢の運動・感覚障害の程度を把握し，入院生活に必要なADL援助計画を作成する．ミエログラフィーなどの術前の検査による症状の増悪にも注意する．

　術後の頚部安静によるストレスは強く，不穏状態や不眠になる人が多い．術前に訓練しておくことが予防になる．最近は内固定材料の発達により離床が早くなった．頚椎カラー装着による早期ベッドアップが可能である．

　a）術後は頚部固定用に両側に砂のうをおくことが多い．

　仰臥位の苦痛緩和のために，ベッドはキャプロールマットがよい．ある程度の硬さを保持し，腰が沈まないものを用いる．

　b）床上排泄は，疾患からくる排泄障害と心理的な因子が重なりスムーズにいかないことが多い．ベッドアップ45°から行う．

　c）食事は頚部を固定し，臥床しながら訓練を行う．上肢の感覚や運動障害のある人には，おにぎりや副食を一口大に切ったものにして，食べやすいように工夫する．

　d）体位変換は，肩の高さに枕を調節し，看護師が頚部を支える．頚部，肩，腰を同時に移動させる．安定のために，後頭部と背部に長枕や砂のうを置く．

　e）呼吸訓練は術後，仰臥のための呼吸制限や，喀痰喀出ができないことによる無気肺や肺炎予防のために行う．高齢者には特に十分な訓練が必要である．

　f）頚椎後方侵入の手術は創部の散髪が必要な場合があり，医師に確認する．

2）術後

　a）観察：術後出血や浮腫による神経圧迫症状に注意する．体位変換や処置時には，神経圧迫症状の有無を確認する．ドレーンの排液の量，性状に注意する．ドレーンが詰まると，血腫が形成され神経を圧迫する危険がある．透明に近い血性液が流出する場合は脊髄液が流出しているので，陰圧をかけないようにする．

　b）安静による苦痛の緩和：頚部の固定により視野が限られているので，会話は患者の視野に入るところまで近づき行う．頚椎ミラーなどにより，周囲の動きや外の景色がわかるように配慮する．制限された中にも，日課を設け，生活にリズムをつけるように工夫する．

　c）ADLの介助と自立：ベッドアップが45°まで許可が広がれば，患者の視野は広がり，上肢の行動範囲も広がっていく．環境を整備し，患者のできることに気づかせていくことも大切である．

　d）筋力増強訓練：臥床時も四肢を積極的に動かして，立位許可がでた時に，訓練にスムーズに移行できるようにしておく．上肢の折り紙，ボールにぎりなどは，術前に患者と話しあって準備させておくとよい．

　e）排泄：尿留置カテーテルは術前の排尿訓練状況から判断して，臥床排泄に問題がなければ，膀胱訓練により尿意を確認し，起立すれば抜去する．臥床生活により便秘になりがち

である．腹部マッサージ，熱気浴，坐薬，浣腸により，定期的に排泄を促す．

　f）装具装着：術後翌日よりフィラデルフィアカラー，ポリネックなどを着用することが多い．

　発汗による汚染を防ぐために，ストッキネットやガーゼで装具の頚部を被い，前開きのシャツを下に着る．

　g）装着の方法：ⓐ患者を脊椎を捻らないように保持して側臥位にする．後面の装具を，肩，腰の位置を確認し，ベッドに押し込むように，下方の側面を入れる．ⓑ後面装具とともに，仰臥位にして，前面の装具を肩，腰，頚部と固定する．装具装着による皮膚のトラブルなど，患者の訴えに耳を傾け，装具製作員（義肢装具士）とともに経過を観察する．

　h）保清：衣服の交換，背部清拭も側臥位にして行う．創部を保護して，シャワー・洗髪を行う．

　i）退院指導：ⓐ頚椎カラーは術後1ヵ月で除去して項筋の筋力トレーニングを行う．ⓑ四肢筋力の回復が不十分であれば，訓練を継続し，食事，排泄，通院方法の具体的調整を行う．

c 腰椎の手術を受ける患者の看護

腰椎手術を受ける患者の看護は基本的には頚椎に準じる．

術後，腰椎用コルセットを装着する（ダーメンコルセットもしくはフレームコルセット）．

d 股関節の手術を受ける患者の看護（人工股関節全置換術，人工骨頭置換術）

1）手術前の看護

　a）観察：患肢の状態，疼痛・変形・跛行の有無，歩行距離や状態などを観察する．高血圧，ステロイド性の大腿骨骨頭壊死の場合は，原疾患の症状などについても観察する．

　b）ADL評価と介助：歩行障害に伴う排泄，洗面，入浴などについて，家庭生活から入院への移行によってADLのレベルが低下しないように，環境を整える．

　c）全身状態を整え，感染予防に努める．原疾患があれば，服薬，食事内容により全身状態を整えておく．人工関節は感染を起こせば，取り出すしかないため，う歯，中耳炎など全身の感染源になり得る炎症症状に注意し，術前に治療しておく．手術は無菌手術室で行われるが，患肢の皮膚の清潔に十分に注意する．

　d）疼痛の緩和：患肢の安静保持（松葉杖，ステッキ，車椅子の使用，重い物を持たない），患肢の挙上，湿布，経皮的消炎軟膏塗布，保温を行う．

　e）術前訓練計画と内容：術前オリエンテーション．

　①松葉杖・車椅子移動：患肢を免荷して，ベッドと車椅子，車椅子とトイレ間の移動が完全にできるようにする．

　②筋力増強訓練：足関節底背屈，大腿四頭筋等尺性運動，健側の膝伸展下肢挙上運動，上

肢の握力，鉄アレイ挙上運動．

　③床上排泄：術後ベッド上排泄の必要があるので，尿・便器が自分で使用できるまで練習する．

　④体位変換：股関節の脱臼を予防するために，術後は制限された肢位を保つ必要がある．後部より人工股関節を挿入した場合は，脱臼を防ぐため，内旋，内転位をとらないように患肢を保持しながら，側臥位をとる．患肢の可動域に注意しながら，練習する．側臥位用足台を用いると外転位が保持できる．

　⑤深呼吸：高齢者に多い肺合併症予防のためにボトルブローなどを用いて，入院時より行う．

　⑥筋力増強：入院時より患肢の痛みに注意しながら行う．上肢は排泄時の腰部挙上，側臥位時に体重を支える役割をするので，必要性を説明して行っておく．

2) 手術後の看護

a) 観察と管理：出血による血腫予防のために，ドレナージバッグが挿入されている．術中，術後に出血が予想されるため，出血の量と性状に注意する．呼吸器合併症を予防するために，深呼吸を促す．患肢の足先の感覚，運動，腫脹，疼痛を確認する．貧血症状に注意する．

b) 感染予防：創部のドレナージが血塊で詰まらないようにパンピング，ミルキングを行う．ドレナージバッグ抜去後は血腫予防のためにも，股関節を伸縮固定包帯で軽く圧迫しておく．

c) 長期臥床生活の苦痛緩和：患肢以外は動かせることに気づかせる．特に，両手を使ってできる手仕事，手芸，折り紙，プラモデルなど，術前から準備して，意欲的に行えるように援助する．

d) 筋力増強と離床：術後より，両大腿四頭筋等尺運動，足関節底背屈運動を開始する．静脈血栓の予防にもなる．ベッド挙上も医師の指示表に基づき実施する．離床の妨げになる起立性低血圧の予防にもなる．

　両側に疾患のある人の訓練には，手術しない方の下肢の負担が大きくなるため，疼痛などの症状の出現に注意する．

e) 離床後のADL介助と自立：①臥位から座位，座位から車椅子への移動は術後プロトコルに従って免荷，外転位，中間位を保持し90°以上の屈曲をしないように注意する．一人

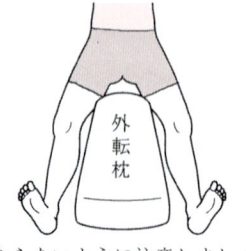

・内股にならないように注意しましょう．手術後は（外転）枕を使用し，脱臼しない角度に保ちます．

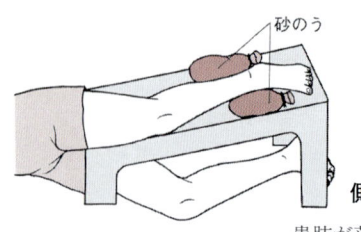

側臥位用足台
患肢が落ちないように砂のうを置く．

でできるまでは看護師が患肢をもつ，慣れれば健肢で患肢を支え移動するよう援助する．

②靴下をはく，ズボンをはく，足先を拭く，爪を切る，椅子座位の姿勢で下の物を取るなど，脱臼を起こす肢位をとらないように，初めは動作の介助を行うか補助具を用いるように援助する．禁忌肢位について指導し補助具を用いたり物品を工夫して，一人でできるようにする．

　f）退院指導：①股関節の可動域制限が残ったまま，杖歩行で帰宅することが多いので，室内の段差の調整，ズボン・くつ下の着脱，洋式トイレや簡易洋式トイレの設置，入浴設備など家庭生活に適応するための環境の調整を行う．

②股関節に負担がかかりすぎない生活の指導を行う．体重コントロール，長時間の歩行，重い荷物の持ち運び，杖の使用，家事動作などについて指導する．

③退院時までに家屋構造を知り，患者に必要な動作の練習ができるように，担当理学療法士（PT）に連絡する．

④家族を含めた指導を行う．

e 下肢の手術をうける患者の看護
1）手術前の看護

　a）観察：腫脹，熱感，疼痛，運動制限の程度，歩行状態をみる．

　b）ADL介助：上記の症状によるADL評価を行い初期計画をたてる．集膳，配湯，入浴，排泄の介助さらに必要な場合には，ポータブルトイレの設置，ベッドの高さの調整，車椅子操作の練習などを行い，ADL自立のための計画をたて実施する．

　c）疼痛緩和：湿布剤やホットパックの貼布，患肢の安静・挙上を行う．

　d）生活指導：高齢者の場合は肥満，高血圧など手術や術後のリハビリテーションに影響する体質や疾患をもっていることが多い．塩分制限やカロリー制限など必要な食事，生活指導を行い体調を整えておく．

　e）術前訓練の計画と内容．

①車椅子移動：患肢を免荷の状態で，ベッドと車椅子，車椅子と洋式トイレの移動訓練を行う．患肢の足首に力綱を結び持ちあげる．片足で立つ時間が少なくて済むように，健側のベッドサイドに車椅子を置く．

②松葉杖歩行練習：体型に合った松葉杖を選び，理学療法士（PT）に依頼する．

③筋力強化訓練：患肢の筋力増強だけの目的ではなく，健肢で全体重を支えるために健肢の筋力をも増強させる．大腿四頭筋等尺性運動 quadriceps setting・膝伸展下肢挙上運動 straight leg raising exercise を医師の指示を受け行う．

④感染予防：できるだけ入浴を行い清潔に患肢を保つ．

2）手術後の看護

　a）観察：一般状態とともに患肢の状態，出血・腫脹の有無，ドレナージの状況，足背動

脈の触知，皮膚温，しびれ感の有無，母趾の背屈運動をみる．母趾の背屈が弱く，足背の1〜2趾間の感覚鈍麻があれば，腓骨頭で圧迫による総腓骨神経麻痺を考える．医師に連絡をとる（図35）．

　b）体位：ギプス固定，シャーレによる固定，ときには膝伸展装具などが使用される．クリスタルボードを用いて高挙する．外旋位を長くとると腓骨小頭部を圧迫するので，小枕やロールタオルをはさんで中間位をとるようにする．患者は痛みにより臥床しがちであるが，手術翌日よりできるだけ坐位をとらせる．

　c）ADL介助：坐位が可能であるので，食事，洗面は，準備のみでよい．疼痛が落ちつけば，車椅子にて，洋式トイレ使用も可能である．環境の整備に配慮する．

　d）運動訓練：術後可能な限り足趾と足関節底背屈より開始する．患者は痛みにより積極性が乏しいので，励ますことが大切である．膝の屈伸運動開始に伴い疼痛，腫脹，熱感が生じやすい．冷罨法を行い症状を緩和する．炎症症状がなくなれば温罨法を行い運動が行いやすいように援助する．膝の手術の場合は，CPM（p.192参照）を用いることが多い．

　運動計画に従い実施されるが，年齢や健肢の筋力により変更されることがある．患肢の免荷により，健肢に負担がかかるが，変形性膝関節症の場合，両下肢とも障害があることが多い．リハビリテーションが進むにつれて，手術していない方の膝の症状の出現に注意する．

　e）退院指導：和式生活やスポーツ復帰には，かなりの期間がいる．あせらずに訓練をしつづける意欲がもてるように援助していく．膝の可動域制限，患肢の部分荷重の状態で退院することが多い．寝具，トイレ，買物，通院方法など家人を含めて指導する．肥満，高血圧など退院後の生活に影響のある疾患をもっている人には，入院中の生活習慣を退院後に生かすため，家人を含めての指導が必要である．

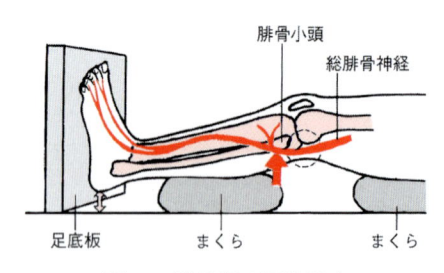

図35　腓骨頭の圧迫防止

足底板や枕を使い回旋中間位を保つ．

C 感染と看護

1. 近年の感染症に関する話題

近年の感染症治療は抗生物質や抗ウイルス薬の開発，ワクチンによる予防接種普及により大きく改善されている．それにも関わらず，さまざまな感染症の発生が報告されている[1]．

a 新しく発生した感染症

最近 30 年間に新しく発生した感染症がある．社会で話題になったものを発生年順にみると，出血性大腸炎（1982 年，大腸菌 O157：H7），AIDS（1983 年，ヒト免疫不全ウイルス HIV），消化性潰瘍（1983 年，ヘリコバクターピロリ菌），C 型肝炎（1989 年，C 型肝炎ウイルス），重症急性呼吸器症候群（2003 年，SARS コロナウイルス），鳥インフルエンザ（2006 年，インフルエンザウイルス H5N1，新型インフルエンザ，2009 年，インフルエンザウイルス H1N1）などが代表的なものである．

b 再発現した感染症

すでに発生が減少していたにも関わらず，最近 30 年間に再び流行しはじめた感染症がある．この中には結核やペストなど細菌によるもの，狂犬病やインフルエンザなどのウイルスによるもの，マラリアやトキソプラズマ症などの原虫によるもの，住血吸虫病などの寄生虫によるものなどが含まれる．

c 耐性菌の出現

多くの抗生物質，抗ウイルス薬，抗真菌薬の臨床使用によって，それらに対抗する菌，いわゆる耐性菌が現れてきた．さまざまな薬剤を不用意に頻回使用，過量投与，長期使用したりすると多剤耐性菌が出現する．主なものは以下の 2 つである．

1）メチシリン耐性黄色ブドウ球菌（MRSA：methicillin resistant Staphylococcus aureus）

院内感染で問題となる MRSA は多くの物質に耐性があり，特効薬としてバンコマイシンを使用する．しかし，そのバンコマイシンに耐性を示す MRSA が出現しバンコマイシン耐性黄色ブドウ球菌（VRSA; vancomycin resistant Staphylococcus aureus）とよばれている．感染した患者はバンコマイシンが効かず重篤になるため，バンコマイシンを適正に使用し耐性菌を出現させないように管理しておくことが重要となる（p.180，3-a 参照）．

2）多剤耐性緑膿菌（MDRP; multi-drug resistant *Pseudomonas aeruginosa*）

古くから緑膿菌は骨髄炎など重篤な外傷合併症を発生させ医療関係者を悩ませてきた細菌である．抗生物質の多用が緑膿菌の耐性菌を出現させ大きな問題となってきている．今後，

これらの耐性菌出現に対して医療現場では慎重な対応と研究の蓄積が喫緊の課題となる．

2. 術後の感染予防について

1) 整形外科の手術には人工材料の使用が多く，無菌操作による感染防止が最も大切なポイントとなる．そのため術後も無菌操作の厳守，清潔保持，環境整備に配慮しなければならない．
2) 手術直前には手術部位のアルコール清拭とイソジン消毒を行う．
3) 術後患者のバイタルサインを含め全身状態を観察する．局所の疼痛，発赤，熱感，腫脹などにも注意する．同時に血算，CRP値，血沈などの検査データについても考慮に入れる．
4) 術肢の挙上，クーリングによる浮腫，腫脹の予防も大切である．
5) 創部の無菌操作に配慮して，ドレナージの管理も慎重に行う．
[手術創内に血液や滲出液が貯留すると感染を生じる可能性がある．血液・滲出液が貯留しないよう創内に誘導管（ドレーン：シリコン製のものが多い）を置き持続的な吸引作用で排血・排液を行うことをドレナージという．ドレーンの圧迫や屈曲によって吸引作用が阻害されないよう監視，また排液が逆流しないようドレーンバックを創部より低く保つように配慮を要する．]
6) 手術後はベッド上に安静の状態を保つことが多いので排泄について細菌汚染をさけるよう対策を患者にアドバイスしなければならない．身の回りの清潔保持についても指導を行う．一般的に術後4日以上発熱がつづく場合には，感染などを考慮して医師との密な連携が大切となる．
7) 万一手術創部の感染が発生した場合には，創の開放，洗浄，持続洗浄，細菌感受性検査の後，抗生物質入りセメントビーズ使用，異物，人工物の抜去などを行う．感受性検査で有効と認められた抗生物質の点滴治療を行う．

3. 院内の感染症患者への対応

a MRSA感染

MRSA感染症状を生じるのは，長期の抗生物質の乱用，手術後や高齢者，抗がん剤やステロイドを投与しているなど，感染防御能の低下した人に多い．この菌に対する有効かつ安全な薬剤は非常に少ないので，いったん感染すると治癒しにくい．このため予防が大切であり，感染を伝播させないために医療従事者は常に手洗いの習慣を身につける必要がある．保菌者のみならず，すべての患者に対して標準予防策を徹底して院内感染予防を行う．

感染症患者への対応
① 主治医は患者や家族に感染について十分説明し，また具体的な日常の動作については

主治医または看護師が説明し，患者の協力が得られるよう指導する．
② 喀痰や咽頭より菌が検出された患者は，原則として個室に隔離する．個室がない場合は，隣の人と間隔を広くあけ，カーテンで仕切る．患者に接触する前・後は必ず流水で石けんを使用し手洗いを行う．また，分泌物や排泄物を取り扱う場合は手袋を着用する．体液や分泌物・排泄物が飛散し，鼻や口，衣類などが汚染されると予測される場合は，マスク，ガウンを着用する．
③ 隔離患者の手順に基づき看護を行う．使用する必要物品や機器類は専用に使用できるよう準備する．部屋から用具を持ち出す際は一次消毒を行い，廃棄物はナイロン袋や蓋のある容器に密封した状態にして処理する．
④ 家族や面会人にも隔離や感染について説明し，協力を得る．
⑤ 患者が病室から出るとき，患者搬送中に汚染の拡散が起こらないように適切な閉鎖処理をする（マスクの着用，シーツで覆うなど）．
⑥ 手指，器機用具，看護用具，リネン，布団，床などの消毒および清潔保持につとめる．

b B型肝炎・C型肝炎

B型（HBV）およびC型（HCV）肝炎はいずれもウイルスによる肝炎で，B型肝炎は血液や体液，C型肝炎は血液を介して感染する．B型肝炎は抗原，抗体いずれも検査でき，感染対策用のワクチンが用いられている．C型肝炎も抗体検査法が確立されるもワクチンは開発されておらず，インターフェロン治療が行われている．医療上の最も多い感染事故は，血液で汚染された注射針を誤って突き刺すことによる経皮的な感染である．

感染症患者への対応
① 血液・体液に汚染された器械器具や用具の取り扱いには，十分気をつける．
② ひげそり，歯ブラシなどは個人の専用とする．
③ B型肝炎の感染の危険性が高く抗体を持たない場合には，B型ワクチンの接種による感染予防が推奨されている．
④ 注射針を突き刺す経皮的感染を避けるため，注射針のリキャップをしない．

c HIV（human immunodeficiency virus）感染

HIV（ヒト免疫不全ウイルス）は，感染すると人に免疫不全症を生じさせAIDS（acquired immunodeficiency syndrome）を発症する．日和見感染症の一つとしてニューモシスチス肺炎を生じる．一般的な感染経路としては性的接触のほか母子感染，針刺し事故，麻薬注射器の回し打ちなどの血液感染がある．このウイルスは感染力が弱く，日常行われている消毒剤で容易に不活化され，煮沸消毒も有効である．HIV陽性妊婦の場合，スクリーニングされずに分娩に至ると30％の子供に垂直感染がおこる．

感染症患者への対応

① 血液を介する感染であるため，患者を隔離する必要はないが，患者が易感染状態であれば個室に逆隔離する．
② 血液に汚染された器械器具や用具の取り扱い，消毒には十分気をつける．
③ 注射針や刃物などの刺傷による経皮感染を避けるため，手順を決め，日頃から訓練，注意しながら業務を進める．

D 薬物療法を受ける患者の看護

　整形外科治療に用いられる薬物は，前述の如く疼痛，炎症，感染，骨腫瘍の患者に用いられる鎮痛薬，消炎薬，抗生物質，抗がん剤，ステロイドがある．看護師は，患者の訴えや症状を理解して薬剤の効果を確認するとともに，中には重篤な副作用を引き起こす薬剤があることも念頭に十分な観察を行う．

a 消炎鎮痛薬（NSAIDs）

　①外用薬については，局所作用と全身作用がある．局所は軟膏や湿布剤などで，処方された部位，回数を確認する．その際，発赤や掻痒感などの過敏症の有無を観察し，常時塗布する軟膏などは拭き取ってから新たに塗布する．全身作用には鎮痛薬として多く用いられる坐薬がある．その効果を確認する．
　②内服薬については，慢性的な関節痛がある患者などに用いられることが多い．長期服用で胃腸障害（食欲不振，嘔気，嘔吐）などの副作用を引き起こす可能性があるため観察するとともに，空腹時の服用を避けるよう指導する．

b ステロイド（副腎皮質ホルモン）

　リウマチ患者などに長期に使用される．効果は劇的であるが，数多くの副作用がある．長期服用では，満月様顔貌，副腎皮質機能不全，骨粗鬆症，消化器潰瘍，食欲亢進・糖尿病，精神不安定，易感染などがある．患者によっては副作用を心配する人もいるが，自己判断で中止すると症状悪化につながる（リバウンド）ため，決められ時間帯を守り，服用忘れのないように指導する．

c 抗生物質

　解放創や褥瘡などの細菌感染，蜂窩織炎などの場合には内服薬が処方される．血中濃度を一定に保つため，決められ時間帯に服用すること指導する．
　また，術後や急性期には静脈注射による投与を行うことが多い．静脈注射用抗生物質の使用に当たっては，従来は皮内テストが原則であったが，近年その妥当性が問われ，現在では

行われなくなった．使用前に薬剤アレルギーの有無の問診が必要である．看護師は，アナフラキシーショックなどのアレルギー反応に注意して観察する．

d 抗癌剤

　整形外科領域で抗癌剤治療の対象となるのは，頻度は少ないが骨・軟骨部肉腫（悪性腫瘍）を発症した患者，また，内臓原発がんの骨転移の患者である．一般的に1クール数日間の治療を数クール繰り返して行われることが多い．抗癌剤は癌細胞を攻撃するだけでなく正常細胞にも影響を与えるため，全身的な苦痛を伴う．患者が体力を維持し，心身の状態を良好にして治療に臨めるようにする．治療中は副作用を緩和し，合併症を発症しないようにすることが課題となる．

①投与中の主な看護

　投与によって発疹やかゆみ，嘔気，嘔吐，発熱などのアレルギー反応が見られることがあるので注意して観察する．副作用や同一体位による苦痛や倦怠感などについては，自由な体位が取れ，ストレスの少ない環境で治療が受けられるよう配慮する．また，静脈内投与では，薬液が血管外に漏出すると重篤な組織損傷を起こすことがあるため，注意して観察する．

②投与後の看護

　治療後，徐々に副作用が出現してくる．初期の消化器症状に加えて口内炎，脱毛，骨髄抑制による白血球の減少が主な副作用である．白血球が高度に減少すれば個室に隔離して面会を制限し，手洗い，マスクの装着などの感染予防についての指導を行う．

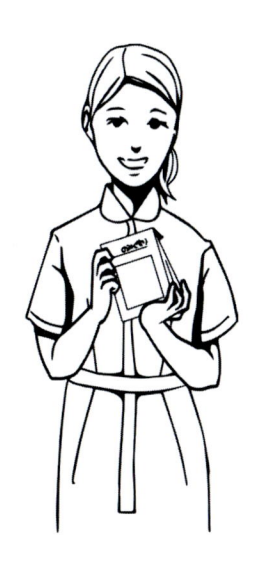

VI 運動器リハビリテーション

A リハビリテーション医療の流れ

"リハビリテーション"という言葉はわれわれの生活に馴染んできたが,その語源をみると,ラテン語のhabilis(適した)とre(再び)で,再び適したものにするという意味をもち,以前は犯罪者の更生を指す言葉として用いられていたという."リハビリテーション"という言葉の定義は,一般に心身に障害を有するものに対して,身体的,精神的,社会的,経済的に回復させるための行為すべてを指すものである.言い換えると受傷あるいは発症直後から退院,および社会・職場・家庭復帰までの医学的・社会的・職業的アプローチの総和を指すものである.

世界保健機構(WHO:World Health Organization)は1981年にリハビリテーションに関して以下のように定めた.「リハビリテーション」とは,能力障害あるいは社会的不利を起こす諸条件の悪影響を減少させ,障害者の社会統合を実現することを目指すあらゆる処置を含むものである.その目的は障害者を訓練してその環境に適応させるだけでなく,障害者の直接的環境および社会全体に介入して彼らの社会復帰を容易にすることとしている.慢性疾患や後遺症に対しては「障害」という発想が不可欠となり,WHOは障害モデルを制定した.その後図1のように変遷が行われている.

「リハビリテーション」は,医学的,教育的,職業的,社会的なリハビリテーションの四つの分野に分けられる.さらに2008年厚生労働省の診療報酬の改定において,「疾患別リハビリテーション」が提案され,「心大血管疾患」「脳血管疾患」「運動器疾患」「呼吸器疾患」の四つのリハビリテーション領域に分けられることになった.

医療におけるリハビリテーションサービスに関して,日本で最も頻度が多いといわれる脳卒中や骨折を対象にしてみると以下のようになる.この場合のリハビリテーションの流れは,急性期,回復期,そして維持期(生活期)に分けられる.「急性期」リハビリテーションは発症直後から始められ,ベッドサイドにて筋力低下や廃用症候群の予防を中心として,疾患・リスク管理がリハビリテーション専門職によって行われる.症状が安定し座位耐久性が高まり,訓練室での訓練が可能となった時期,すなわち「回復期」リハビリテーションにおいては,回復状況に適した施設で,集中して機能回復訓練を行う.専門職などが指導にあたって,

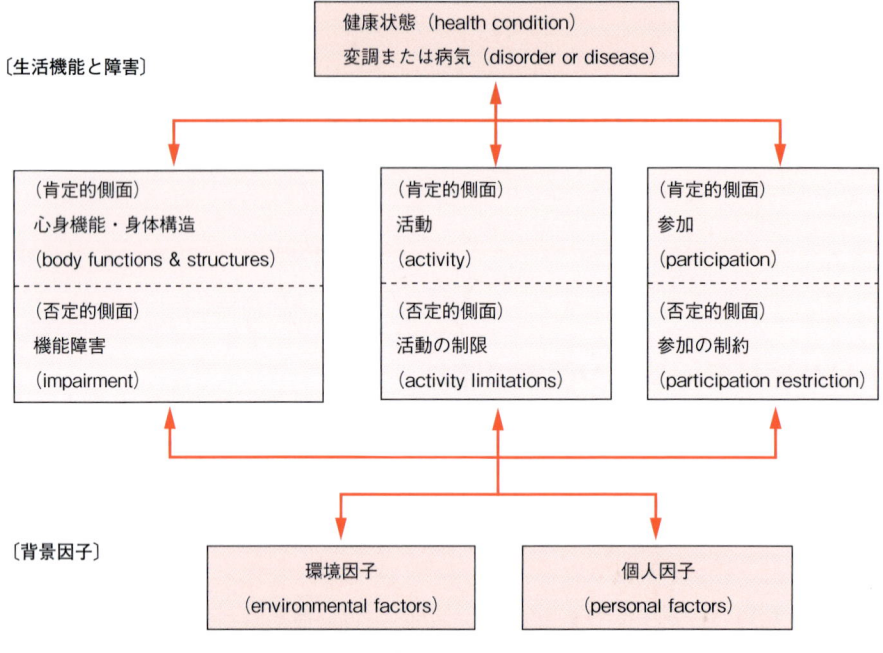

図1 "障害"の考え方の変遷

World Health Organization：ICIDH-2：International Classification of Functioning, Disability and Health. Final Draft, Full Version. WHO, Geneva, 2001. より一部改変

家庭・施設の日常生活が送れるように運動能力の獲得を目指し，また麻痺のある場合には，その改善をはかる．日常生活を送りながら行われる「維持期」(生活期) リハビリテーションにおいては家庭・施設の日常生活や社会生活の維持・継続を支援しつつ，デイケアなどの施設で訓練を進めたり，自宅で運動が行えるようにはかり，「地域リハビリテーション」の推進を行う．この時期には老化の予防や運動能力を維持して転倒を防ぐための「予防的リハビリテーション」も大切となる．

リハビリテーション医療においては，全ての障害に対してアプローチすることを基本とする．医師はリハビリテーションチームのリーダーとして理学療法士，作業療法士，言語聴覚士，看護師，臨床心理士，義肢装具士，ケースワーカー，介護福祉士などと各症例に関してカンファレンスを開催する．チームメンバーからの多角的な意見を集約し，ゴールを設定し，リハビリテーションを推し進める．リハビリテーション医療を推進する上で，多くの専門職のメンバーの協力とチームワークが大切となる (図2).

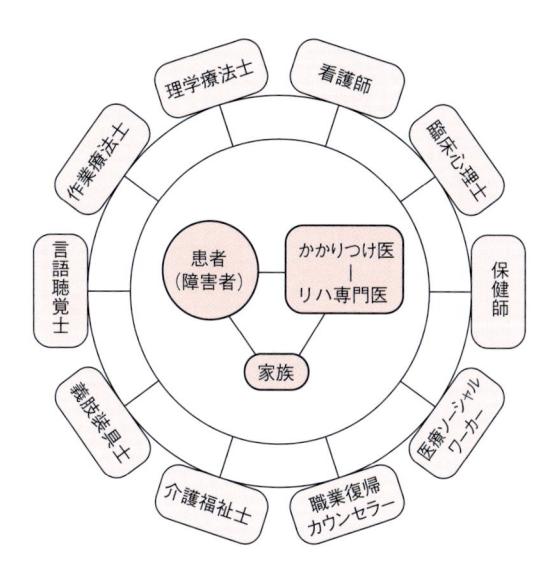

図2　リハビリテーション医療におけるチーム・アプローチ

図の種々の専門職の他，リクリエーション・リーダー，教師，栄養士，薬剤師，その他のスタッフが含まれる．

B 運動器リハビリテーションについて

　世界総人口に占める65歳以上の人口の割合は，1995年には約7％に過ぎなかったが，2025年には1割を超えることが見込まれている．世界最長寿を享受している日本では，さらに急速な人口の高齢化が進むことが予測されている．

　これまでは，いかに長く生きられるか，平均寿命を延ばすことを目標にしてきたが，長くなった寿命を「心身に障害のない期間」として，健康で"自立"して暮らすことができること，すなわち「健康な長寿」（健康寿命）を実現していくことが，高齢者と社会にとって真に豊かな長寿社会の達成のために重要となる．このような社会の要請によって，2006年4月の診療報酬の改定によって運動器リハビリテーション料が認められるようになった（図3）．

　日常生活での大切な生活活動は，四肢・体幹を中心とした運動器によって行われる．運動器の疾患によって生じる障害は，歩行，書字，食事，入浴，排泄など，さらには家事や仕事そして社会活動を自力で行うことに大きな困難を生じさせる．四肢の関節疾患，脊髄や末梢神経の損傷，脊柱の疾患などは運動器の代表的な疾患であり，転倒や骨折の原因となり，いわゆる"廃用症候群"を生じさせ，生活機能を低下させてしまう．ことに高齢者における運動器の障害は"要介護"になったり，"寝たきり"の状態へと進んでしまうことが多く，その対策が最近の重要課題となった．

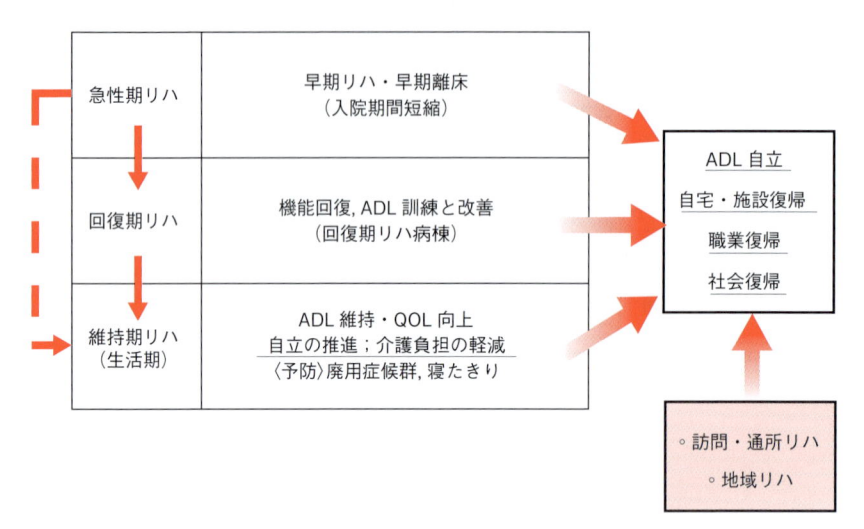

```
急性期リハ  →  早期リハ・早期離床
              （入院期間短縮）

回復期リハ  →  機能回復，ADL 訓練と改善
              （回復期リハ病棟）

維持期リハ  →  ADL 維持・QOL 向上
（生活期）     自立の推進；介護負担の軽減
              〈予防〉廃用症候群，寝たきり
```

→ ADL 自立
  自宅・施設復帰
  職業復帰
  社会復帰

○ 訪問・通所リハ
○ 地域リハ

図3　高齢化社会におけるリハビリテーション医療

　このような運動器の異常による障害は整形外科的疾患だけでなく，多くの疾患に合併して生じることが多く，病態に応じた対応が大切である．脳卒中，脳梗塞，そして心筋梗塞などの危険因子となる"生活習慣病"が注目されているが，この中には高コレステロール血症，肥満，高血圧，糖尿病などが含まれており，これらに対する早期の予防や改善が急務となり，メタボリックシンドロームとして注目されるようになった．例えば運動器を動かす主役となる筋肉のパワーは年齢とともに減少し，筋力が低下すれば転倒しやすくなり，骨折をきたす頻度も高くなる．それを予防するには適度の運動を継続する必要がある．そのため多くの危険因子を含む動脈硬化症の予防を行うためには脂質を低下させるためのバランスの取れた食生活，内臓脂肪を燃焼させるための有酸素運動，そして筋力を減少させないための筋力トレーニングも重要となる．しかし，疾患によっては運動療法の禁忌となる状態もあり，運動負荷にあたっては多くの配慮すべき因子もある（図4）．

　運動器リハビリテーションを推進するにあたって，中心となる運動療法に関して，EBM（evidence based medicine）を出して，その効果を検証することが急務となった．最新のデータによると，①変形性膝関節症の患者142例に対して国内45施設で，下肢伸展挙上（SLR訓練）を8週間行い，対照の消炎鎮痛薬（NSAIDs）内服例と優るとも劣らない有意の改善を得た．②20〜65歳の3ヵ月以上継続する，著明な神経学的脱落所見のない慢性腰痛を有する患者249例に対して，腰痛体操単独施行例とNSAIDs投与群と比較して，腰痛体操施行例に，NSAIDs投与例より優るという無作為試験のデータを得た．このようにRCT（ランダム化比較試験）を行って種々の疾患に対する対応が急務となっている．

　このような時期に日本整形外科学会が中心となって「運動器不安定症」が提唱された．すなわち「高齢化によって，バランス保持能力や移動歩行能力の低下が生じ，閉じこもり，転

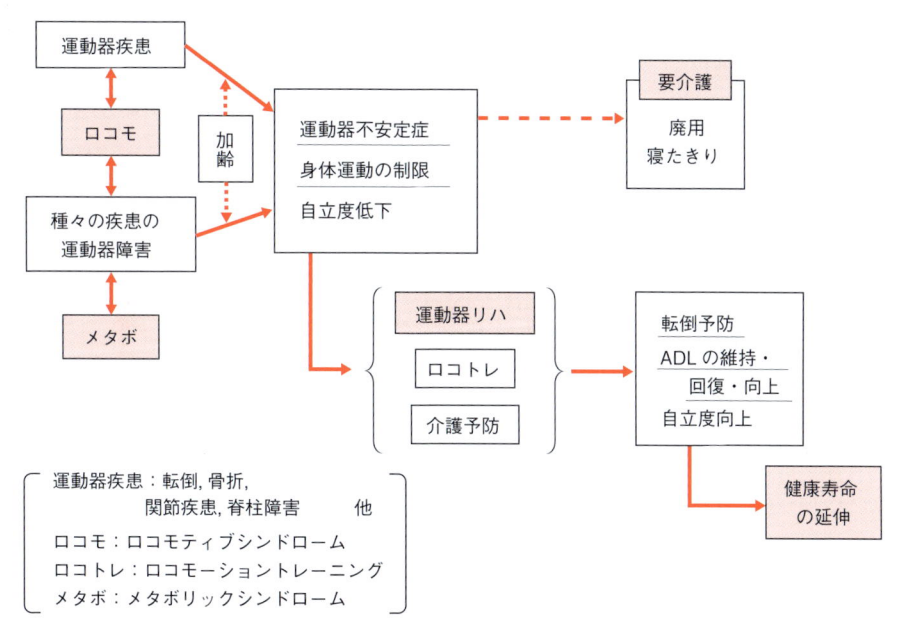

図4 高齢化社会と運動器リハビリテーション

倒リスクが高まった状態」として，社会の注意を喚起するに至った．

　2009年，日本整形外科学会は「運動器の障害によって介護が必要な状態や介護が必要となるリスクの高い状態を表す状態」をメタボリックシンドロームに対応させて「ロコモティブ（locomotive）シンドローム」（運動器症候群）として，新しい概念を打ち出した．運動器の疾患や障害による要介護のリスクの高い状態を早期に発見して予防に役立てるための啓発活動であり，「運動器不安定症」の発生や進展を未然に防ごうというものである．これには「人間は運動器によって支えられていることを日々意識してほしい」というメッセージが含まれている．自覚症状が現れにくく，徐々に進行していく「沈黙の臓器」の一つとして注目しつつ，「医学的チェック」に基づいた症例ごとの対策や「運動処方」の確立というように，きめの細かい対応も大切な課題となった．

C 運動器リハビリテーションプログラムの処方

　運動器リハビリテーションプログラムを処方するにあたっては，患者の疾患特性を理解し，障害構造を把握していなければならない．その上で，リハビリテーションの観点から総合的な評価を行い，到達目標を設定した上で，治療戦略と手段すなわち運動器リハビリテーションプログラムが決定される．また，一定期間運動器リハビリテーションプログラムを適切に実施したのち，再評価を行い目標やプログラム内容についての再検討を行う．

a 疾患特性および障害構造の把握

疾患の種類や発生機序により，強化すべき組織や矯正すべき関節運動は異なってくる．そのため，先ずは正しく疾患の特性や傷害の発生機序を把握し，リハビリテーションの標的を定める．姿勢保持機能や移動能力，および四肢運動の障害が共通にみえても，個々の患者にとって必ずしも病因は共通ではなく，各症例に共通の治療目標も治療の共通にはならないことを把握しておく．

b 評　価

機能障害の評価法には，棘果長や大腿周径などの身体計測をはじめ，関節可動域測定，徒手筋力検査などがある．能力の評価法には，Bartherl index や functional independence measure（FIM）による日常生活動作の評価がある．さらに細かな専門的な評価が必要であり，環境改善的アプローチには住環境コーディネーター，ソーシャルワーカー，社会福祉士，介護支援専門員などが，代償的アプローチには理学療法士，作業療法士，義肢装具士などが，治療的アプローチには医師，看護師，理学療法士，作業療法士などがこれを行い，患者本人とその家族を含めて意思疎通を図り，それぞれの評価の整合性を保つ（図5）．

c 運動器リハビリテーションの目標とその具体的方法

運動器リハビリテーションは総合的なリハビリテーションの中のさまざまな目標を担って

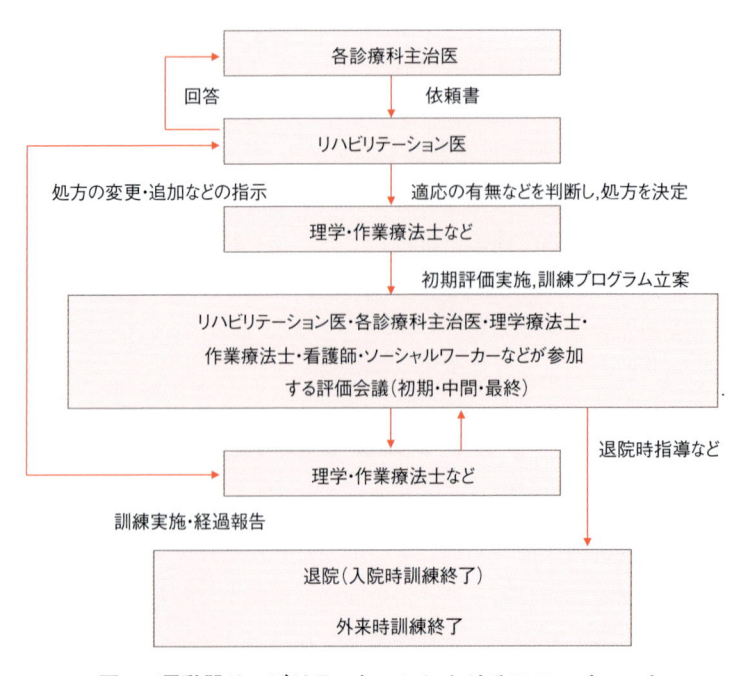

図5 運動器リハビリテーションにおけるフローチャート

いる．したがって，対象に応じて，いくつかの運動を組み合わせて処方されることが多い．

1) 運動器リハビリテーションの目標
運動器リハビリテーションの目標（ゴール）は，次のように分類される．
①四肢・体幹運動の回復
②動作技術の回復または習熟
③代償動作の習得
④鎮痛
⑤組織の循環改善
⑥廃用症候群の予防と治療
⑦体力の維持，回復，増進
⑧義肢装具，自助具などの使用指導
⑨日常生活動作の活発化　など．

1．理学療法

理学療法は以下の手順で実施する．

a 障害の評価

理学療法における評価は，患者の障害状況や残存能力そして潜在能力を的確に判定するためのものである．

そのためには，
1) 治療プログラムの作成
2) 治療効果の判定
3) その他各種診断書の作成などを目的とする評価にあたり以下に示す検査を実施する．
　　①徒手筋力検査（manual muscle test：MMT）
　　②関節可動域検査（range of motion test：ROM）
　　③感覚検査（sensory test）
　　④日常生活動作検査（activities of daily living test：ADL）
　　⑤特殊検査（special test）
　　　　ⓐ高次脳機能検査（長谷川スケール，失行失認検査，その他）
　　　　ⓑ片麻痺機能検査（Bobath，Brunnstrome 他）
　　　　ⓒ協調性・バランス検査
　　　　ⓓ心理学的検査（CMI，その他）
　　　　ⓔ運動年齢検査（motor age test：MAT）

b 運動療法

運動療法には以下の方法がある．

1）関節可動域訓練

一定期間の関節固定，例えば中枢性または末梢性の麻痺による運動障害が原因となって関節拘縮が起こってくる．その予防あるいは治療を目的として関節可動域訓練（range of motion exercise：ROM Ex.）を行う．ROM Ex. には徒手で行う場合と器械を用いて行う場合があるが，いずれも過度の伸張運動・他運動は絶対避けなければならない．また急激な他動運動は疼痛を生じさせるため愛護的にゆっくりとリズミカルに行うことを原則とする．それは筋紡錘の過反応を避けるためである．

ROM Ex. は以下の手順で実施する．

a）自動的関節可動域の訓練

徒手筋力検査（MMT）（p.201 参照）で筋力3以上の運動が可能な場合，ROM 維持拡大を目的として自動的関節可動域訓練を実施する．またリウマチなどの疼痛性疾患では他動運動により疼痛が増悪する場合があるため，慎重に自動または自動介助関節可動域の訓練を行う．

b）自動介助関節可動域の訓練

MMT 2 あるいは正常可動域の一部のみ自動運動が可能な場合に適応となる．

c）他動的関節可動域の訓練

MMT 1〜0 あるいは自動運動が不可能な場合に他動的関節可動域の訓練を行う．その具体的な手技を以下の図6に示す．

d）伸張運動 stretching

筋・腱その他の関節周囲の軟部組織の短縮により関節拘縮が生じた場合，それらに伸張運動を行う（図7）．

e）CPM：continuous passive motion（図8）

手術後の訓練の方法の一つとして CPM 装置を用いて持続的に他動運動を行う．関節手術後や腱癒着剝離後などに，ゆっくりした速度で関節を反復して動かすために用いられる．患者の状態にあわせて可動域，角速度が自由に設定できる．CPM により骨・関節・筋肉の退化・変性を予防でき，可動域の維持を図ることができる．また，筋力を使わず，疼痛や不安が少なく過剰な負荷をかけずに関節を動かすことができるので，関節手術後の早期リハビリテーションに向いている．

2）筋力増強訓練

a）等尺性収縮，等張性収縮および等速性収縮

筋収縮の形態は以下のように分類できる．

①等尺性収縮：関節の動きを伴わない筋収縮であり，筋の長さに変化はない（図9）．

②等張性収縮：関節の運動を伴う筋収縮であり，筋が一定の張力をもって収縮する．その収縮の形態には，求心性収縮と遠心性収縮がある．

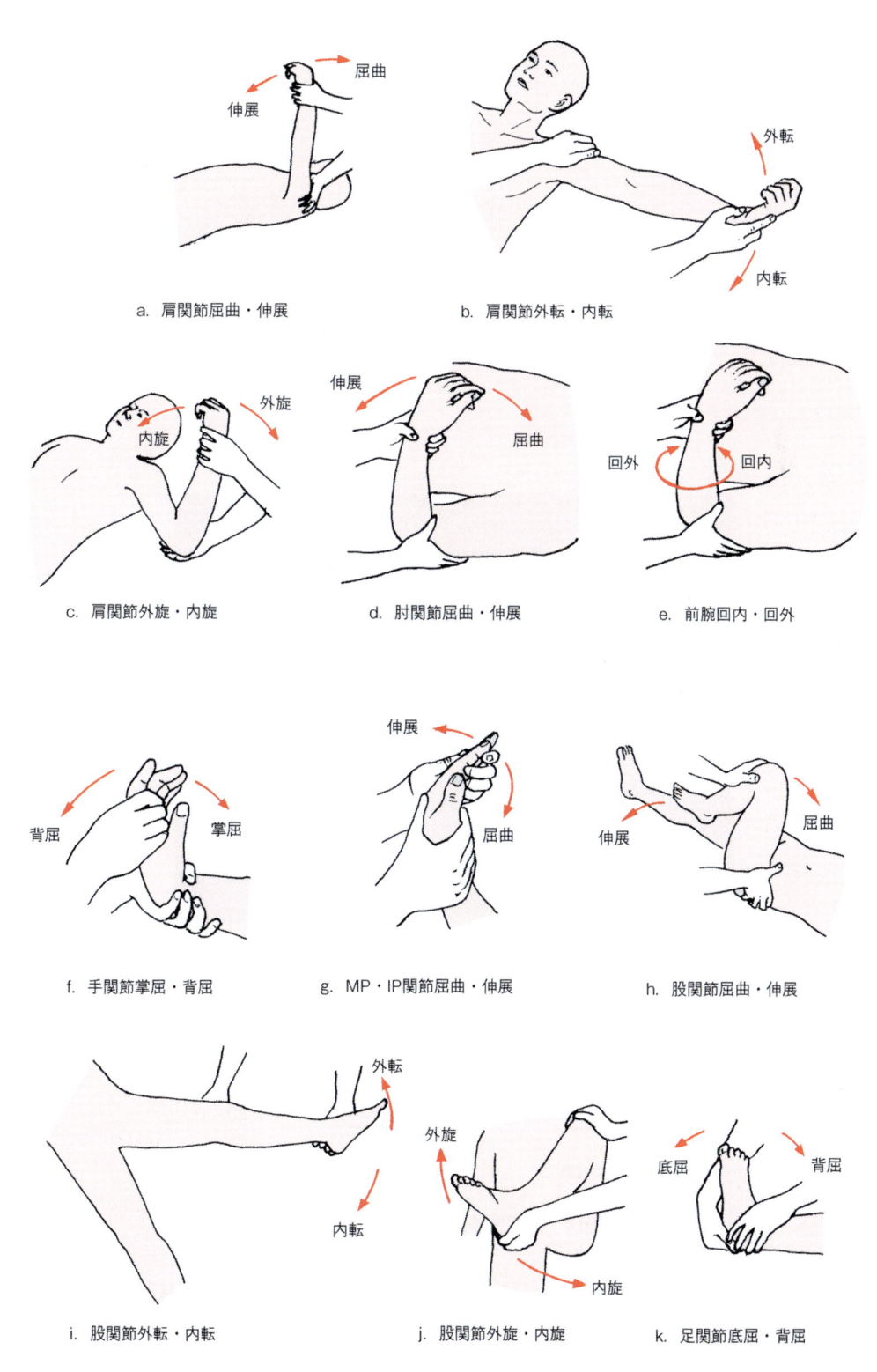

C 運動器リハビリテーションプログラムの処方　193

a. 肩関節屈曲・伸展　　　b. 肩関節外転・内転

c. 肩関節外旋・内旋　　　d. 肘関節屈曲・伸展　　　e. 前腕回内・回外

f. 手関節掌屈・背屈　　　g. MP・IP関節屈曲・伸展　　　h. 股関節屈曲・伸展

i. 股関節外転・内転　　　j. 股関節外旋・内旋　　　k. 足関節底屈・背屈

図6　他動的関節可動域訓練

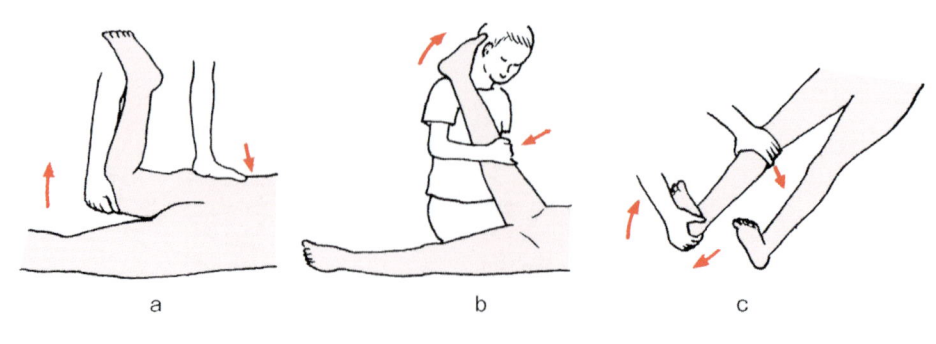

図7 伸張運動
a. 股関節屈筋群の伸張運動
b. 股関節伸筋・膝関節屈筋群（ハムストリングス）の伸張運動
c. 足関節底屈筋群の伸張運動

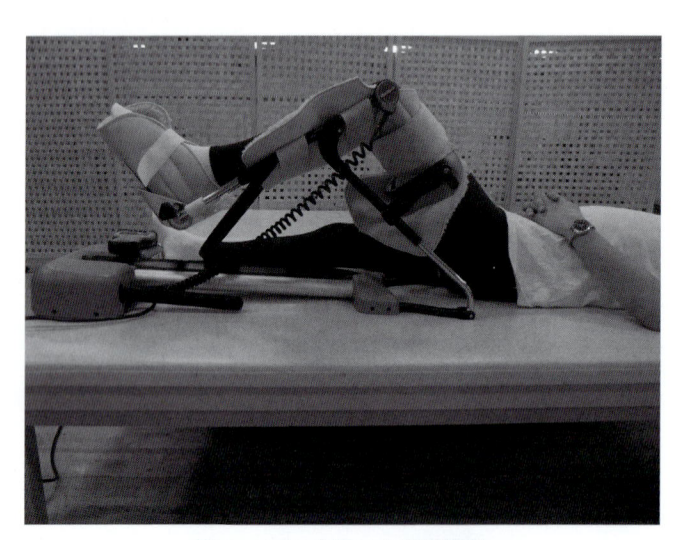

図8 CPMを用いた他動運動

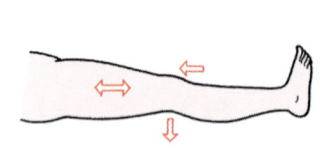

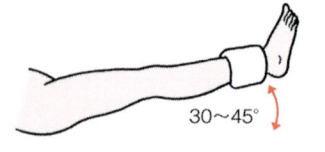

大腿四頭筋等尺性運動　　　　下肢伸展挙上運動（SLR）

図9 大腿四頭筋の筋力増強訓練

a. 大腿四頭筋等尺性運動
下肢を伸展させ膝蓋骨を大腿中枢側に引き上げる．または床に押しつけるようにし，四頭筋を収縮する．5秒間収縮を保持する．
b. 下肢伸展挙上運動（SLR）
下肢を伸展させたまま約30〜45°上げ5秒間保持し，ゆっくりおろす．

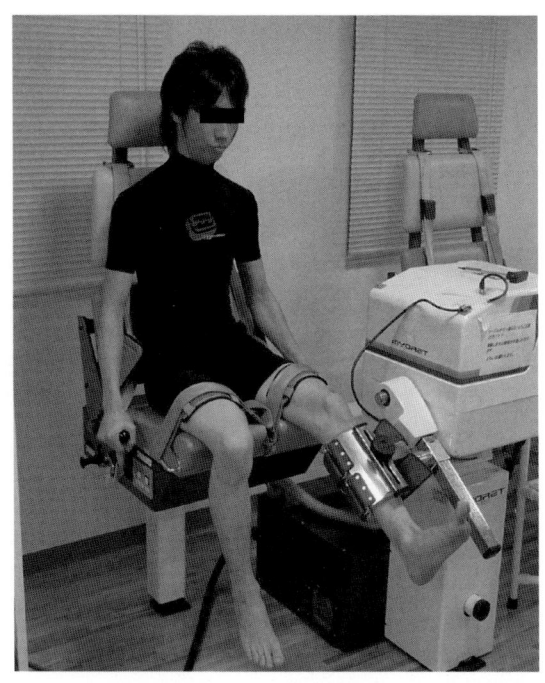

図10 等速性運動による大腿四頭筋の筋力増強訓練

③等速(運動)性収縮(isokinetic contraction):関節運動の速さを一定にした筋収縮である.等速(運動)性収縮は自然に得ることが不可能であるため,特殊な機器を用いなければならない(図10).

b)筋力・筋持久力と運動療法

一般に筋力増強を目的とする場合は等尺性収縮が,筋持久力の向上には等張性収縮が有効であるといわれている.

その訓練方法の代表的なものにDelomeの漸増抵抗運動がある.この筋力増強法は各筋力にあわせて関節の全可動域を10回反復して運動し得る抵抗(10RM, 10 repetition maximum),を設定し次に述べる方法で実施する.第1セットは10RMの1/2の抵抗,第2セットは10RMの3/4の抵抗,第3セットは10RMの抵抗,計3セット30回行うものである.

3) バランス訓練

バランス訓練は筋力・関節可動域訓練と同様に起立・歩行のためには不可欠なものである.バランス能力は以下のように定義される.

①静的バランス能力:姿勢・重心を保持する能力,例えば外力に抗して坐位を保持する能力,あるいは一定時間立位を保持する能力などである.

②動的バランス能力:姿勢・重心を変えることなく重心の位置を変える能力.例えば坐位を保持しつつ上肢を前方へ伸ばす能力などがあげられる(図11).

訓練の手順としては一般に静的バランス訓練から動的バランス訓練へ,坐位から立位そし

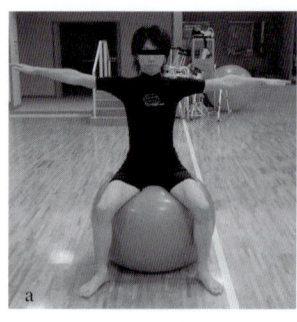

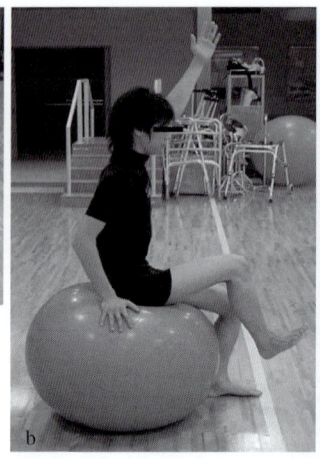

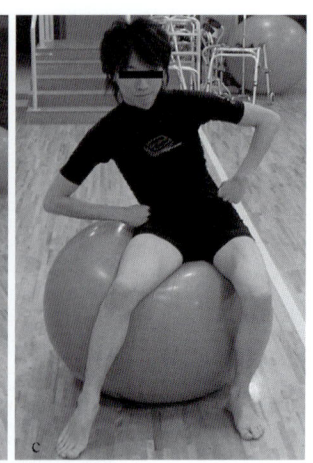

図 11 ボールエクササイズの具体例
a. 開脚バランス：開脚でボールに座り，バランスをとる．慣れてきたら開脚する．
b. 開脚バランス：片足を上げてバランスをとる．
c. 左右の重心移動：ボール上坐位で，左右の重心移動を繰り返す．

て歩行へと進める方法がとられる．

4） 動的関節制御訓練 dynamic joint control

　筋力増強訓練の項で述べた運動療法は，肢体の遠位端が自由な状態で行う運動であり開放運動連鎖訓練（OKC：open kinetic chain exercise）とよばれる．これに対し，スクワットのような肢体の遠位端の動きが抵抗によって抑止されている状態で行う運動は閉鎖運動連鎖訓練（CKC：closed kinetic chain exercise）とよばれる．動的関節制御訓練は，不安定板への荷重などの CKC 訓練を通じて，関節や足底などにある固有受容器を刺激し，動的関節制動能力を改善する訓練である（図12）．

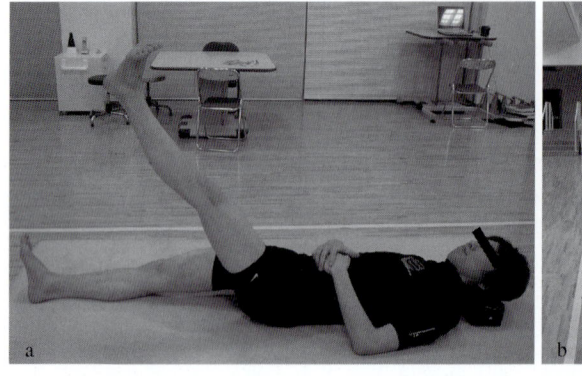

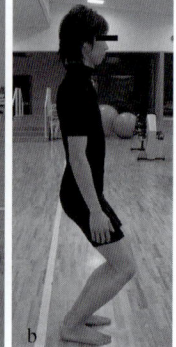

図 12 OKC と CKC による大腿四頭筋の筋力増強訓練
a は OKC による運動で下肢伸展挙上（SLR）訓練．b は CKC による運動でスクワット訓練．

5）ミラーセラピー mirror visual feedback therapy

元々は，腕を切断した人が，ないはずの腕を痛がること（幻肢痛）への対応としてRamachandran が報告した治療法である．その後，複合性局所疼痛症候群（complex regional pain syndrome：CRPS）のような痛みが強い人や脳卒中の後遺症で手指が動きにくい人などの治療に応用が研究されている（図13）．

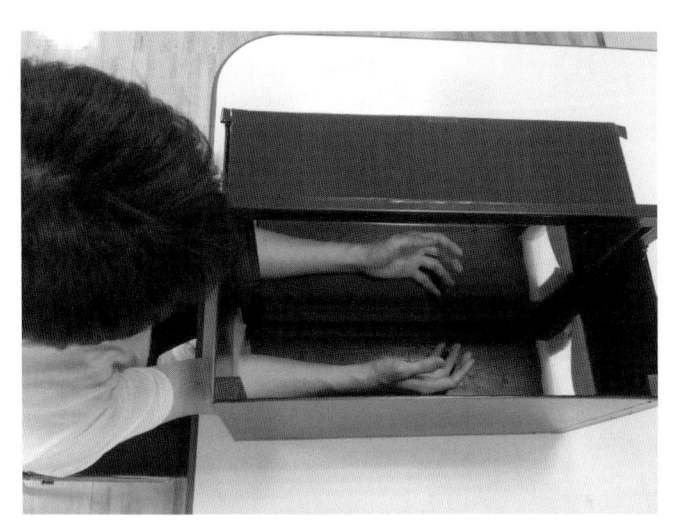

図13　ミラーセラピー
疼痛や運動麻痺のない健側上肢（右上肢）の動きを鏡に映し，鏡に映った上肢を患側（左上肢）として視覚的に認知させる訓練．

6）歩行訓練

歩行訓練は一般に平行棒内→松葉杖→（1本松葉杖）→杖→独歩の順に進めるが，歩行器を用いることもある．松葉杖歩行の例を図示する．ゴールの設定は患者の能力に応じて決定する．平行棒内および松葉杖歩行の種類には，①3点歩行，②4点歩行，③2点歩行，④小振り歩行，⑤大振り歩行などがある（図14）．また1本杖歩行の種類としては，①常時2点歩行，②2点1点歩行などがあげられる．1本杖は健側に持つのが原則である．また最近では，可動式免荷装置などを用いて歩行練習を行うこともある（図15）．

7）日常生活動作訓練（ADL Ex.）

日常生活動作とは「一人の人間が独立して生活するための基本的で，しかも各人共通の毎日繰り返される一連の身体動作群」をいう．患者がより正常に近い ADL を獲得するために，理学療法士は粗大な運動を訓練し同様に作業療法士は主として巧緻動作を訓練する．病棟において看護師は訓練された内容を実際にチェックするといったように医療スタッフ相互の協力が必要である．訓練は ADL テストの結果に基づいて実施する．FIM は実際に行われてい

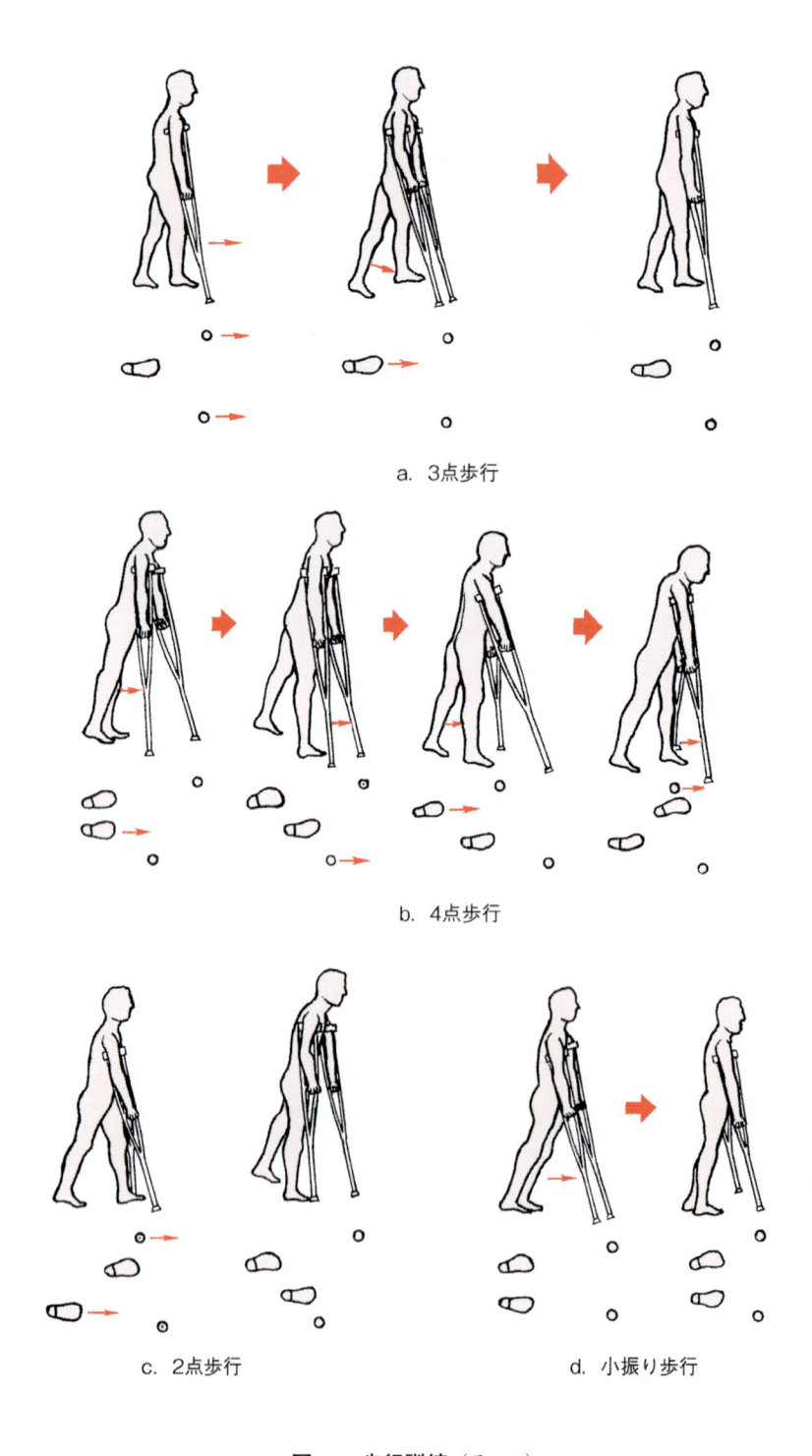

198　Ⅵ　運動器リハビリテーション

a. 3点歩行

b. 4点歩行

c. 2点歩行　　　　　　　　　　d. 小振り歩行

図14　歩行訓練（その1）

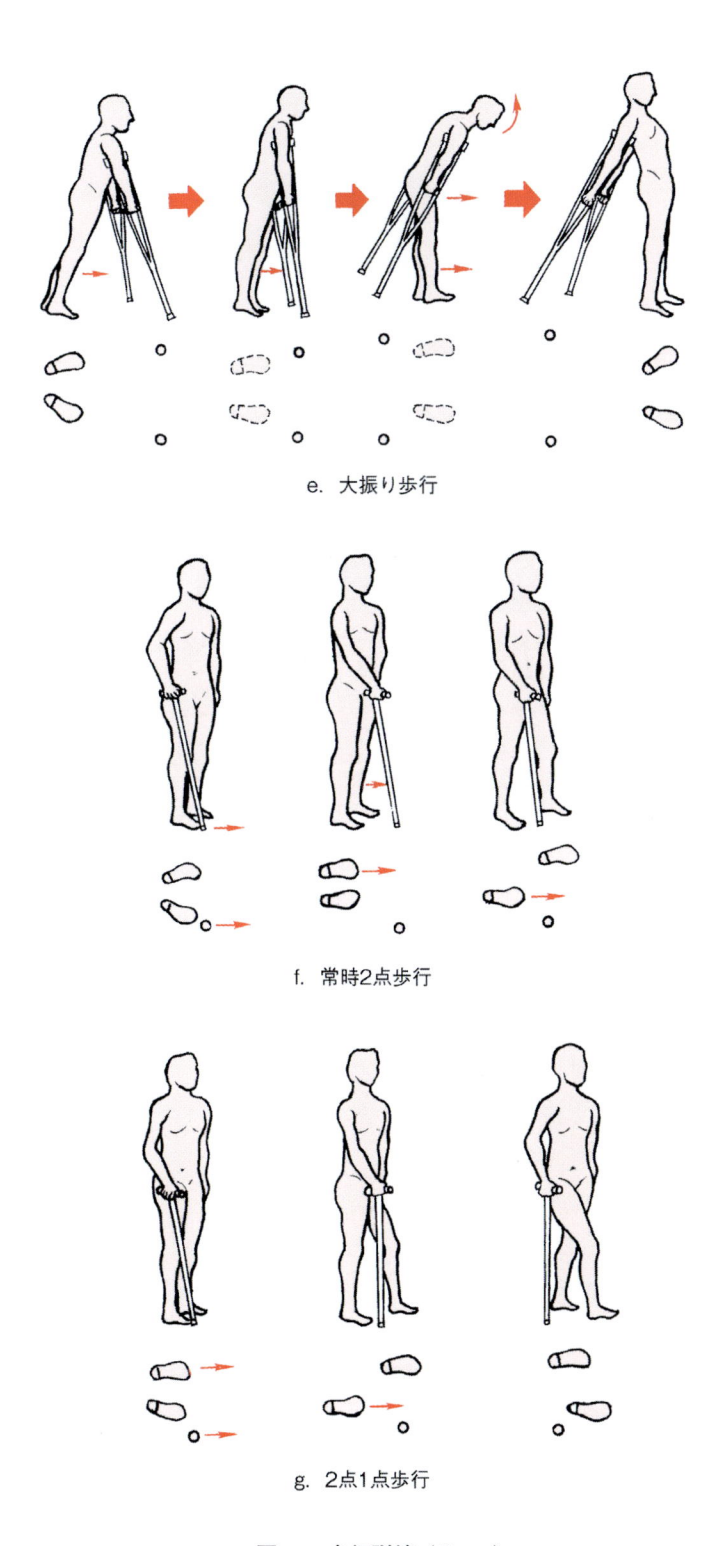

C 運動器リハビリテーションプログラムの処方　199

e. 大振り歩行

f. 常時2点歩行

g. 2点1点歩行

図14　歩行訓練（その2）

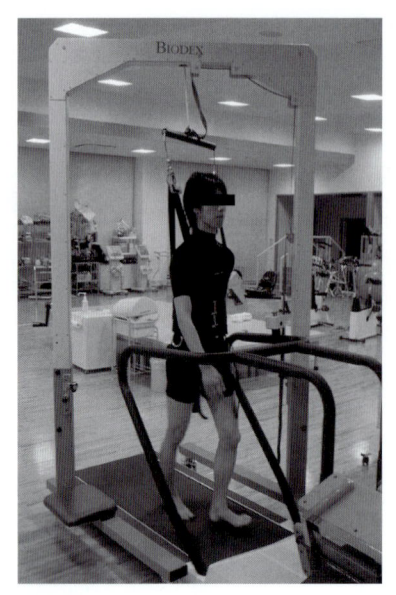

図15 体重免荷歩行トレーニングシステムを用いた部分荷重歩行訓練

るADL能力のこまかな変化を把握しやすい（表1）．一般にADLテストでは以下の事項をチェックする．

a) 起居動作
　①寝返り，②起き上がり，③床からの立ち上がり
b) 移動動作
　①四つ這い，いざり，②車椅子の操作，③歩行
c) 移乗動作
　①ベッドから車椅子，車椅子からベッドへの移乗
　②トイレから車椅子，車椅子からトイレへの移乗
　③浴槽への移乗
　④自動車への移乗
d) 応用動作
　①階段昇降，②交通機関の利用
e) 家屋，その他環境整備の程度のチェック
　これらの評価・訓練はいずれの項目が可能か不可能かということだけに注目するのではなく，可能な場合はどのような方法を用いるか，あるいは不可能な場合はなぜできないか，どのような介助で可能となるかなどのチェックが重要である．家屋に車椅子で出入りするためのスロープ，入浴を自立するための改修，トイレ動作の自立のための改修など，各症例に合わせて対応を行う．

表1 functional independence measure（FIM）

評価領域	項目	評価領域	項目
A　運動		B　認知	
	セルフケア		コミュニケーション
	食事		理解
	整容		表出
	更衣（上半身）		社会的認知
	更衣（下半身）		社会的交流
	トイレ動作		問題解決
	排泄コントロール		記憶
	排尿	評価段階	総合評価はAB18項目の合計点（126〜18点）で行う
	排便	自立	
	乗降		7　完全自立
	ベッド		6　修正自立（補助具などを使用）
	トイレ	部分介助	
	風呂		5　監視または準備
	移動		4　最小介助（自立度75％以上）
	歩行		3　中等度介助（50％以上）
	階段	完全介助	2　最大介助（25％以上）
			1　全介助（25％未満）

Granger CV, Hamilton BB：Uniform data set for medical rehabilitation. Buffalo, Research Foundation, 1987. より改変

徒手筋力テスト manual muscle testing（MMT）

表2　筋力の判定基準

5（normal）	強い抵抗を加えても，重力にうちかって関節を正常可動域いっぱいに動かすことができる筋力がある．
4（good）	かなりの抵抗を加えても，重力にうちかって正常な関節可動域いっぱいに動かす筋力がある．
3（fair）	抵抗を加えなければ，重力にうちかって正常な関節可動域いっぱいに動かすことができる．しかし，抵抗が加わると関節が全く動かない．
2（poor）	重力を除けば正常な関節可動域いっぱいに関節を動かす筋力がある．
1（trace）	筋肉の収縮は認められるが，関節運動は全く生じない．
0（zero）	筋肉の収縮が全く認められない．

2. 作業療法

作業療法は患者に種々の作業を通し，あるいは作業療法士との人間関係を通して精神および身体機能の回復を図り，より望ましい社会生活が送れるよう援助するものである．

作業療法に用いられる作業としては木工，金工，陶芸，革細工，手芸，織物，絵画，園芸，印刷，タイプ，ゲーム，演劇，レクリエーションなどがあげられる．作業療法は以下の四つの分野，五つの種類に分けられる．

作業療法の分野
　①身体障害者の作業療法
　②小児の作業療法
　③老人の作業療法
　④精神障害者の作業療法

作業療法の種類
　ⓐ機能的作業療法
　ⓑ心理的作業療法
　ⓒ職業前作業療法
　ⓓ日常生活動作訓練
　ⓔ精神医学的作業療法

この中でも整形外科領域に関連深いⓐⓑⓒについて以下に述べる．

a 機能的作業療法

機能的作業療法の目的は身体機能の回復あるいは代償機能の強化にある．理学療法と同様に評価を行い治療プログラムを作成し，治療訓練を実施するが，理学療法士が主に運動そのものを治療手段とするのに対し，作業療法士は作業自体を治療の手段とする．

b 心理的作業療法

心理的作業療法または心理支持的作業療法は，回復期にある患者が建設的な生活を送る手助けとなり，正常な生活に復帰するため，あるいはリハビリテーションの集中プログラムへの移行を準備するための助けとなる．すなわち障害の受容を助け，回復への積極的な意欲を起こさせ，望ましい対人関係が保てるように援助することを目的とするものである．心理的作業療法は機能的作業療法やADL訓練，そして特定の作業を通じて実施するものである．

c 職業前作業療法

職業前作業療法は患者の社会復帰前に，将来の就労に備えて評価と訓練を行う．

職業前評価では種々の作業を通して，就労の可能性のある職種に関する患者の職業的潜在

能力を評価する．すなわち患者の作業特性，障害および動作能力などを評価する．そのために標準化された検査としてFQテストやモダプツテストなどがある．また一般的な作業の中で評価を行う場合もある．その結果より患者の就労における問題点を検討し，職業前作業療法プログラムを作成・実施するものである．

3. 言語聴覚療法（speech-language-hearing therapy）

言語聴覚士（ST）は種々の原因による言語障害，聴覚障害，嚥下障害の治療を行う．ことに脳血管障害によって生じる失語症状などを軽減させることを目的に実施されることが多い．患者本人に対するアプローチだけでなく，介護者が患者本人と良好にコミュニケーションが行えるように支援することも含まれる．言語療法の基本は，刺激を与えることにより患者から反応を引き出すことであり，失語の中核症状である語想起困難に対しては語を喚起する手がかりとして語頭音を提示することが多い．単に復唱を繰り返すだけでなく書字を組み合わせることで呼称成績が良くなる．訓練対象の語や題材は，それぞれの患者の重症度や病前能力の合ったものを用いることが多いので，訓練開始に当たり患者の生活歴や生活習慣などを確認することが必要である．失語や構音障害，小児の発達性言語障害，口蓋裂に伴う構音障害など仕事の範囲が広い．言語聴覚士は，摂食機能障害者に対して，医師もしくは歯科医師の指示の下に，看護師，歯科衛生士らとともにチームワークで摂食機能訓練として嚥下訓練も行う．

4. 物理療法（physical therapy）

a 温熱・寒冷療法

a）分類
温熱・寒冷療法は以下のように分類される．

　温熱療法
　　表在熱
　　　　伝導熱…ホットパック，パラフィン浴，水治療法
　　　　輻射熱…赤外線
　　深達熱
　　　　変換熱…超短波，極超短波，超音波
　寒冷療法
　　　アイスパック，アイスマッサージ，クロルエチルスプレー，超低温療法

b）目的
温熱・寒冷療法の目的は以下の通りである．

①疼痛の緩解
　②感覚異常の緩解
　③筋スパズムの緩解
　④中枢性麻痺における痙性の緩解
　⑤局所浮腫の減退
　⑥血行や局所栄養の改善
　⑦運動療法の前処置
　⑧内臓痛の緩解など
c）禁忌
　①あるゆる疾患の急性期
　②結核・悪性腫瘍の病巣
　③出血部位，あるいは出血性疾患
　④妊娠時の腹部
　⑤閉塞性血管疾患
　⑥感覚鈍麻，消失部位
　⑦幼児など局所の温熱でも体温上昇をきたしやすい場合
d）ホットパック

　吸水力の大きいシリカゲルを入れた木綿のパックをハイドロコレーターで80℃に暖め，乾燥したバスタオルを8〜10層にして包み患部に当てる方法が一般に広く行われている．

　治療時間は15〜20分である．

　注意として患者に十分なオリエンテーションを行うことが大切である．また治療の途中で皮膚の発赤の状態をチェックし，熱傷などに注意する．

e）パラフィン浴

　パラフィンの比熱は水に比べて小さいため（水：1.0，パラフィン：0.5）約52℃の高温での治療が可能である．

　患部を洗浄し，清潔にした後，乾燥させて，パラフィン浴槽に浸す方法が一般的である．その場合は患部を8〜10回反復して浸し厚いパラフィン被膜をつくった後に，これをビニールで包み，さらにバスタオルで覆い保温する．この他にも刷毛で患部に塗布する方法など，その目的に応じて各種の方法がある．

　治療時間は一般に15〜20分とする．

　注意として液体のパラフィンによって熱傷を起こすことがあるためこれを防止する．治療中に患部を動かすことによりパラフィン被膜が破れたり，最初につくったパラフィン層より深く浴槽に浸すことにより皮膚とパラフィン被膜の間に液体のパラフィンが流入し，熱傷の原因となるため特に注意を要する．

f）極超短波（マイクロ波）

極超短波は深達度が高く，筋深層での発熱が大である．また実施方法も簡単なことから臨床では多用されている（図16）．

治療時間は15〜20分である．

極超短波は電磁波であるため，体内にある金属，体表面の水分を加熱する危険がある．また衣服の金糸，銀糸なども発火させる恐れがあるためこれらを除去するなどの配慮が必要である．

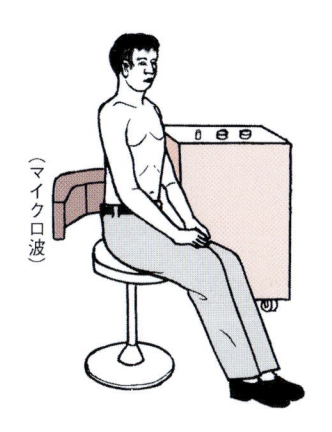

図16　極超短波

g）水治療法
　　種類
　　　局所浴：36〜42℃　15〜20分
　　　　気泡浴
　　　　渦流浴
　　　全身浴：32〜38℃　10〜20分
　　　　治療プール
　　　　ハバードタンク（Habbard tank）

b 電気・光線療法

1）運動障害に対して

a）低周波療法

低周波療法は廃用性筋萎縮の防止を目的とし1kHz以下の低電圧電流のものや4kHzの干渉波形を治療に応用する．

適応：末梢神経麻痺

禁忌：妊婦の腹部，ペースメーカー使用者，悪性腫瘍の病巣，出血性疾患とくに出血部位，眼球．

b）EMG-biofeedback療法（図17）

麻痺筋の活動電位を筋電図を利用して，音あるいは光などの信号に変え，障害された感覚入力を外から補い，聴覚あるいは視覚入力に変えて運動出力を促進する訓練方法である．本療法（週5回, 1回につき約30分）によって正常に近い筋活動が可能になってきたとき, 徐々に回数を減じて聴覚あるいは視覚からのfeedback機構を，従来の筋固有感覚へと再構成させ，日常生活動作訓練へとつないでゆく．

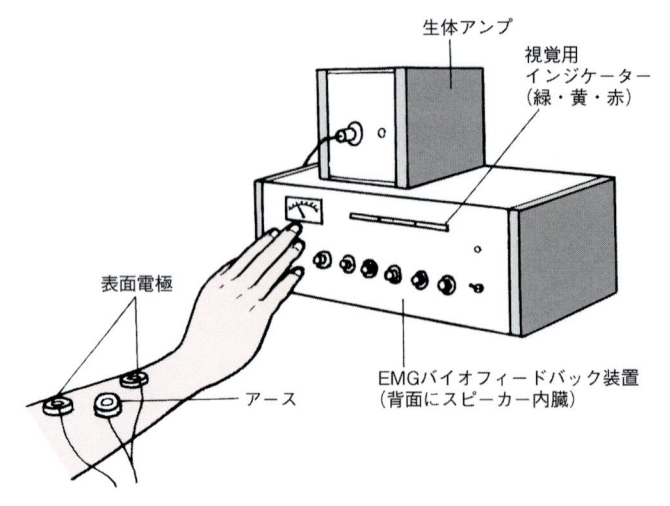

図17　EMG バイオフィードバック

c）機能的電気刺激療法（FES）

脳卒中片麻痺，脊髄損傷などの中枢性神経麻痺あるいは末梢性神経麻痺における麻痺筋に対して約30Hzのパルス波を加え，歩行・把持などの機能的動作の補助を目的として使用する．中でも特に末梢神経麻痺においては神経筋再教育を目的として使用する場合が多い．

2）感覚異常に対して

a）tolerance の獲得

ホームラバー球，大豆，アズキ，砂などを用いて，疼痛に対する忍耐力の獲得を行う．次のTENS療法を併用する．

b）経皮的電気刺激療法（TENS）（図18）

神経性の慢性疼痛の緩解方法として試みられてきたもので，その鎮痛機序についてはMelzackらのgate control説，高周波刺激による疼痛に対する閾値の変化など諸説がある．刺激は比較的高周波刺激（100〜150Hz）で，40〜500 μ sec の振幅のものを，個々の症例を

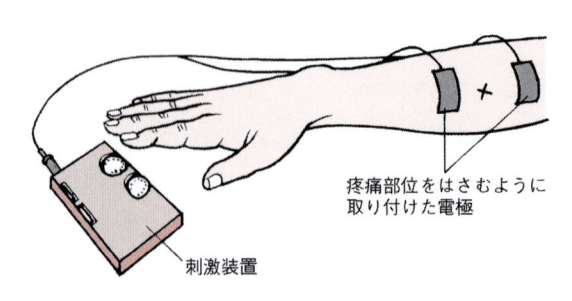

図18　経皮的電気神経刺激療法（TENS）

合わせて調節し，30分ないし1時間治療を行う．このような経皮的な電気刺激法によって，一時的であれ，疼痛緩解が認められれば，それと同時に日常生活動作訓練を行い，患肢の失われていた運動機能の再獲得のための訓練を実施することができる．妊婦や心臓にペースメーカーを用いている場合，また頸動脈窩の上に使用することは禁忌とされている．

5. 牽引療法 traction therapy

牽引療法　四肢や脊椎に，重錘を利用して持続的に牽引を作用させて，転位骨片の整復と安静・固定をはかる方法である．①介達牽引，②直達牽引および，③バランス・サスペンション（懸吊＋牽引）とに分けられる．

牽引の目的　①骨折の整復・固定および脱臼の整復，②変形の予防と矯正，③関節の安静・免荷など．

a 介達牽引法 skin traction

皮膚を介して牽引する方法で，軽い牽引力で硬化のあるときに用いられる．牽引による皮膚の損傷に注意する．

1) スピードトラック牽引法（図19）

a) 適応：小児の上下肢骨折，先天性股関節脱臼，大腿骨頸部骨折，骨盤骨折．

b) 使用物品：スピードトラックバンド，牽引包帯，牽引フック，ロープ，重錘，滑車，砂のう，レンガ（対抗牽引；ベッドの患肢側を高くする），離被架，フレームセット，ロープ，ガーゼ，バスタオル（保温），布絆，ブラウン氏架台（下肢の時），トラックバンドの幅，牽引包帯は，患肢に合わせて選ぶ．

c) 方法：患肢を軽く牽引しながら，スポンジ面を内側にあてる．皮膚の弱い人は綿包帯を患肢に巻いて用いる．

牽引包帯は，締め過ぎないように，軽くころがすように中枢から巻く．

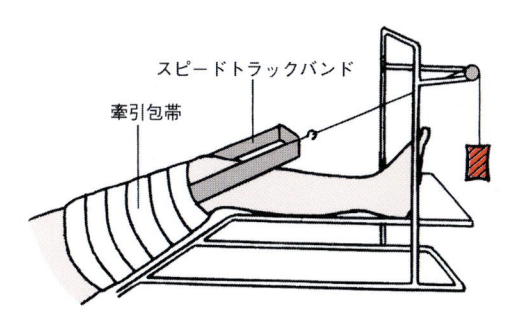

図19　スピードトラック牽引法

d）看護のポイント：循環障害，神経圧迫症状の観察．

包帯がずれやすいので1日1〜2回は巻きなおす．その際，皮膚の発赤，水疱の有無を観察し，清拭後乾燥させてから巻く．

保温にはくつ下，手袋，バスタオルを用い，離被架ですき間を作らないようにする．温タンポ，電気毛布を使用してもよい．

制限された体位によるADL介助と拘束感に対するストレス解消．

2) 骨盤牽引法 pelvic traction（図20）

a）適応：腰椎椎間板ヘルニア．

b）使用物品：ヘルトラック，牽引フック，ロープ，重錘，滑車，離被架(りひか)．

c）方法：①ベッドの足側を高くする．②体位はセミファーラー位，腰を少し下にずらす．③シャツやパジャマの上からヘルトラックを装着する．④腸骨の幅に2ヵ所滑車をとりつけ牽引する．

d）看護のポイント：①医師の指示のもとに患者とともに，牽引計画をたてて，食事，排泄時はとりはずす．②腰椎圧迫症状，疼痛，下肢の知覚，運動障害の観察．③装着中は側臥位禁．

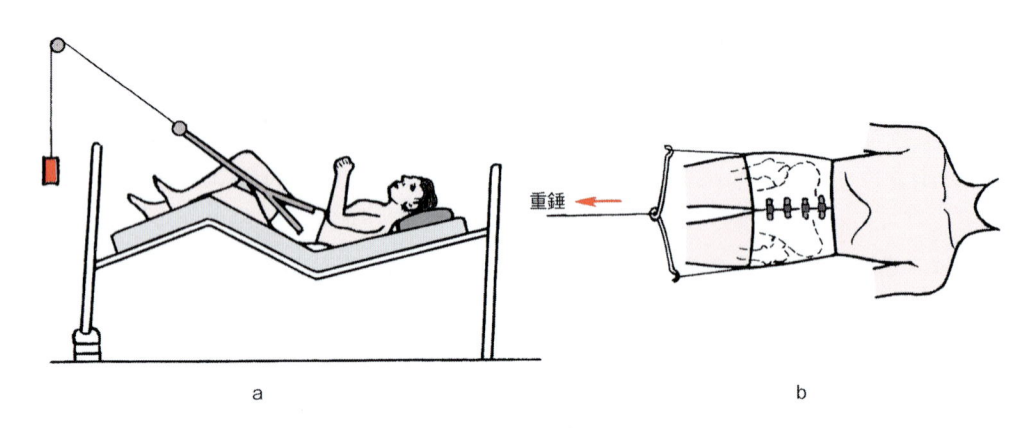

図20　骨盤牽引
腰部椎間板ヘルニア，腰痛症の保存的療法として用いる．

3) 頸椎牽引法〔グリソン（Glisson）牽引〕（図21）

a）適応：頸椎椎間板ヘルニア，頸椎症．

b）使用物品：グリソン係蹄，ガーゼ，当綿，牽引用フック，重錘，ロープ，砂のう，小枕または円坐，滑車．

c）方法：坐位と仰臥位あり．①ベッド頭部を10〜15°挙上する．②患者を仰臥させ，グリソン係蹄を装着し，頸が軽度前屈位をとるように牽引する．

d）看護のポイント：後頭部は小枕，円坐にて除圧し，下顎部は，ガーゼ，当綿で保護する．

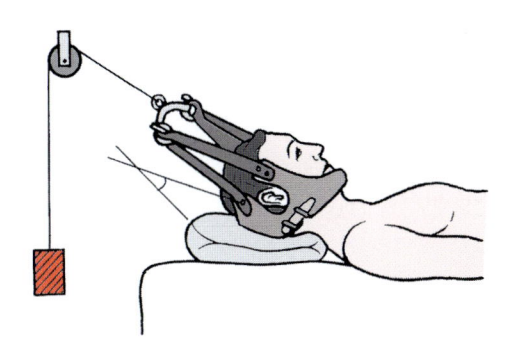

図 21　頚椎牽引（グリソン牽引）

ティッシュペーパー，ガーゼなどを噛ませて，歯をいためるのを防ぐ配慮も必要である．①頚椎圧迫症状，疼痛，四肢の知覚，運動障害に注意する．②装着時側臥位禁．③医師の指示により，食事，排泄時は取りはずす．

4) キャンパス牽引（骨盤帯懸垂）pelvic sling suspension（図 22）
a) 適応：骨盤骨折．（創外固定や内固定の発達により使用頻度は減っている）
b) 使用物品：キャンパス牽引用具，牽引フレーム，重錘，ロープ，滑車．
c) 方法：①フレームをセットする．②患者を仰臥させ，骨盤部にキャンパス帯を挿入し，挙上する．
d) 看護のポイント：①キャンパス帯による圧迫，腸骨・仙骨の突起部に注意する．②排泄，食事，保清など，ADL 介助．③疼痛，症状の観察．

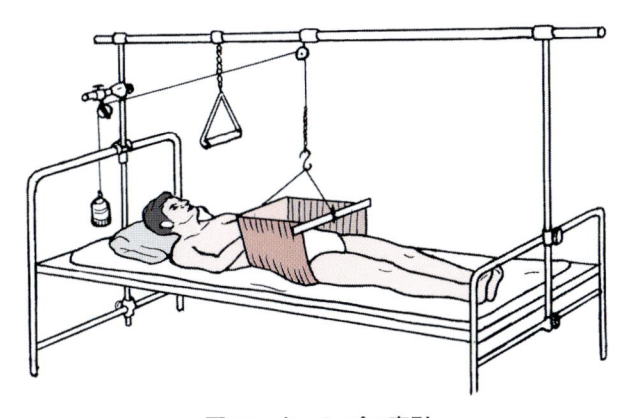

図 22　キャンパス牽引

b 直達牽引法 direct skeletal traction
骨に直接鋼線を刺入して，牽引する方法であり，強い牽引力がある．刺入部からの感染に注意する．

1) キルシュナー鋼線牽引（図23）

a) 適応：長管骨（大腿骨，脛骨，上腕骨）の骨折．

b) 方法：皮膚の消毒．①滅菌手袋を使用し，局所麻酔を行う．②鋼線をドリルで長管骨に直角に刺入する．③貫通後ドリルを外し，刺入部を消毒し，切りガーゼ，受け皿を当て，ネジで固定する．④鋼線に緊張弓を固定し，先端をペンチで曲げ，布絆創膏で始末する．⑤牽引方向を決めて，重錘を吊る．

c) 看護のポイント：①牽引力，方向の確認．ネジのゆるみ，重錘，緊張弓が掛け物などに触れていないか注意する．②循環，神経障害，感染症状の観察．③ベッド上安静のためのADL介助．④保温．

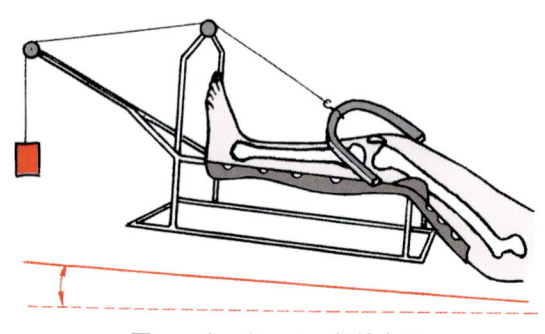

図23 キルシュナー鋼線牽引

2) 頭蓋直達牽引法（クラッチフィールド Crutchfield 牽引）（図24）

a) 適応：頚椎の骨折，脱臼．（現在はハローベストを用いることが多い）

b) 使用物品：クラッチフィールド牽引セット，1％キシロカイン，消毒液，滅菌ゴム手，クラッチフィールド牽引用具一式，砂のう，小枕または円坐，プレスネット，バスタオル．

c) 方法：①頭部の剃毛，清拭，消毒．②頚部を屈曲しないように固定し，局所麻酔する．③ドリルで左右対称に頭蓋骨に垂直に穴を開け，クラッチフィールドを取りつける．④刺入部をネジでとめて固定して安定していることを確かめる．切りガーゼを当て，ずれないよう

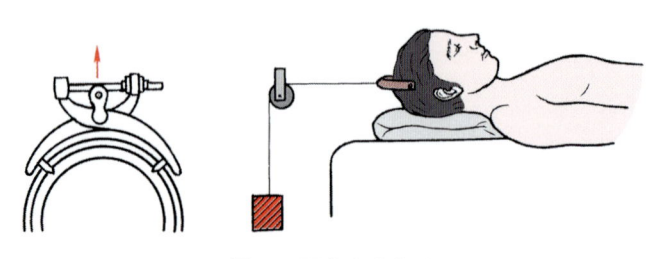

図24 頭蓋直達牽引法

にプレスネットをかける．⑤砂のうを両側に置き，頭部を固定する．⑥牽引金具をつけ，ショックがかからないようソフトに重錘を下げる．

　d）看護のポイント：①後頭部，肩甲骨の圧迫の緩和．②牽引力，方向，ネジのゆるみに注意．③頚椎圧迫症状の観察，顔面，局所の腫脹，刺入部の感染症．④体位変換は頚部を保持して，肩の高さに枕をあて静かに行う．⑤ベッド上安静によるADL介助．⑥四肢の筋力増強訓練．

6. 装具療法

目的：装具の目的として以下の項目があげられる．
　①体重の支持
　②変形の予防
　③変形の矯正
　④不随意運動のコントロール

a 下肢装具

1) 長下肢装具（図25）

股・膝関節および足関節の動きの制御を目的とする．大腿および下腿半月，支柱，膝および足継手，足部より構成される．中でも支柱の種類により両側支柱付，片側支柱付，プラスチック長下肢装具などに分類される．膝および足継手，足部は目的に応じたものが処方される．特殊なものとしてはUCLA式機能的長下肢装具などがある．これは四辺形ソケット，後方へのオフセット膝接手および足接手の油圧シリンダーにより歩行時の膝・足関節のコントロールをする．

2) 短下肢装具（図26）

膝関節および足関節の動きの制御を目的とする．これは長下肢装具と同様に両側支柱付，片側支柱付，プラスチック短下肢装具などに分類される．特にプラスチック短下肢装具は屋内・屋外の兼用が可能であり，前面支柱付，後面支柱付，側面支柱付，螺旋型支柱付など多種にわたっている．また足継手には後方制動，前方制動，クレンザック式，逆クレンザック式，二重クレンザック式などがある．

3) 整形外科的矯正靴

足部における変形の予防，矯正，除痛を目的とする．目的に応じて踵，前足部靴内挿板を使用して補矯する．

4) 免荷装具

骨折や関節炎の治療においては患部の免荷を目的として坐骨支持式長下肢装具やPTB式短下肢装具などが使用される．

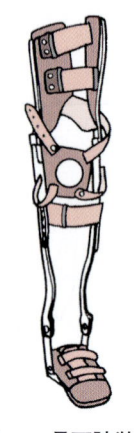

図25　長下肢装具

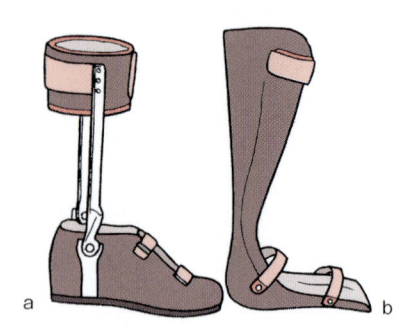

図26　短下肢装具
a. 両側支柱付クレンザック式
b. 後面支柱付プラスチック短下肢装具（靴ベラ式）

5）その他
特殊な装具としてペルテス病に対するトロント装具やポゴティック装具，先天性股関節脱臼に対するリーメンビューゲル（p.97, 図68参照），フォンローゼン装具などがあげられる．

b 上肢装具
1）肩装具（図27）
a）肩外転装具

腱板損傷，分娩麻痺，肩関節周囲の骨折の治療において肩関節の90°外転のみならず，いわゆる肩関節の良肢位保持を目的として用いられる．

b）BFO（balanced forearm orthosis または ball bearing feeder orthosis）（食事動作介助器）（図28）

BFOは3個のベアリング，近位および遠位アーム，トラフおよびダイアルから構成され，頸髄損傷や進行性筋ジストロフィー症による肩関節周囲筋の麻痺に対して上肢のADL補助を目的として使用する．

c）肩亜脱臼防止装具（図29）

脳卒中後の片麻痺などによる肩関節亜脱臼の防止を目的として用いられている．これは種々の装具が考案され患者の麻痺，脱臼，浮腫の程度に応じて，腕吊り装具，腋窩枕，8字ハーネスなどを使用する．

2）肘装具
骨折などの治療においては肘関節の動きの制限を目的とし，支柱付あるいはプラスチック肘装具が処方される．

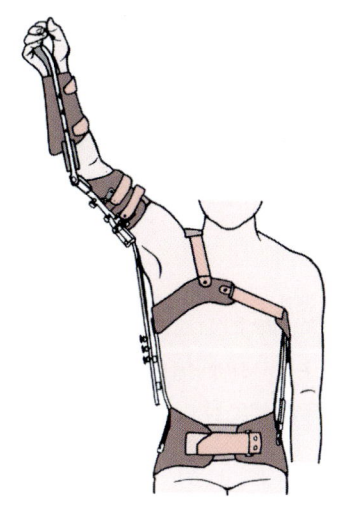

図 27　肩外転装具

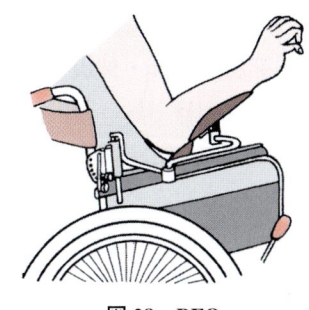

図 28　BFO

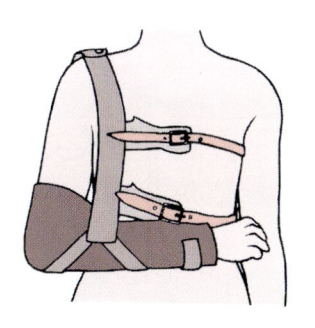

図 29　肩亜脱臼防止装具

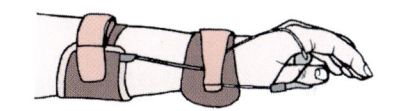

図 30　cock-up（手関節背屈）副子
（オッペンハイマー型）

3）手関節装具（図 30）

コックアップスプリントは一般に橈骨神経麻痺の装具療法として手関節約 20°背屈位保持を目的に使用される．その種類としてはバネル型，トーマス型，オッペンハイマー型などがある．

4）長対立装具（図 31）

頸髄損傷，腕神経叢損傷，橈骨神経麻痺，正中神経麻痺などに対して手関節軽度背屈位，母指対立位保持を目的として使用する．その種類としてはランチョ型，エンゲン型，ベネット型などがある．

5）短対立装具（図 32）

一般には正中神経麻痺あるいは尺骨神経麻痺の遠位型に対して母指対立保持を目的として処方される．その種類としてはランチョ型，エンゲン型，ベネット型などがある．

6）機能的把持装具（図33）

　手関節と手指の関節は腱の固定作用により相反する動きをする．この機能を利用したのが機能的把持装具である．これは頸髄損傷などに対して把持力の補助，あるいは代用を目的として処方される．その種類としては患者の手関節背屈力を利用する手関節駆動機能的把持装具にエンゲン型，ハイランドビュー型がある．また外力駆動機能的把持装具にはガス圧や電力を力源とするものがある．

7）MP関節屈曲装具・伸展装具（図34）

　MP関節の伸展拘縮あるいは正中神経麻痺などに対してMP関節屈曲装具（ナックルベンダー）が使用される．これと正反対の機能をするものとしてMP関節伸展装具（逆ナックルベンダー）が，MP関節の屈曲拘縮あるいは橈骨神経麻痺などに対して用いられる．

8）指用装具（図35）

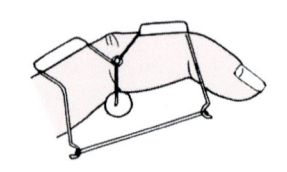

　MP関節と同様な原理・目的で，指用ナックルベンダーや指用逆ナックルベンダーなどが使用される．またRA，骨折の治療に指節間関節固定装具が用いられる．

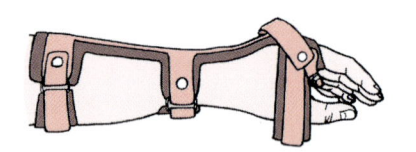

図31　長対立装具
（ランチョ型）

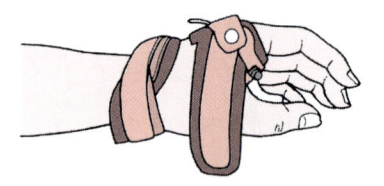

図32　短対立装具
（ランチョ型）

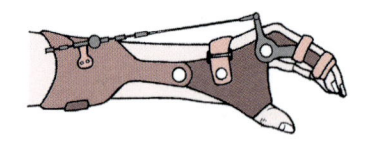

図33　機能的把持装具
（エンゲン型）

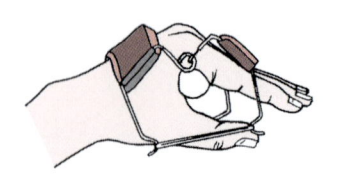

図34　MP関節屈曲装具
（ナックルベンダー）

図35　指用ナックルベンダー

C 体幹装具

体幹装具は部位，構造により以下のように分類される．

　　部位による分類：①頚椎装具　　②胸腰椎装具
　　　　　　　　　　③腰仙椎装具　④仙腸関節装具
　　構造による分類：①コルセット　②装具　　③ジャケット
　　材料による分類：①硬性装具　　②軟性装具　③半硬性装具

1）頚椎装具

a）カラー（図36，37）

頚椎装具の中では最も簡便なものだが，固定力も弱い．その構造上前後屈に対しては制限するが，側屈，回旋に対する制限作用はない．特殊なものとしてフィラデルフィア型カラーがある．

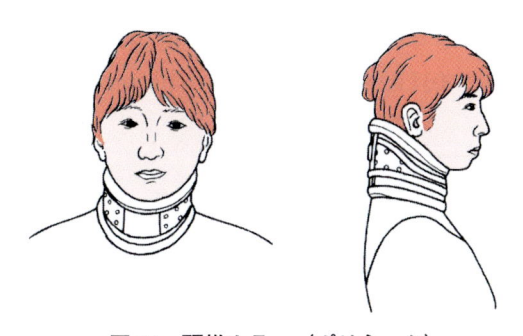

図36　頚椎カラー（ポリネック）

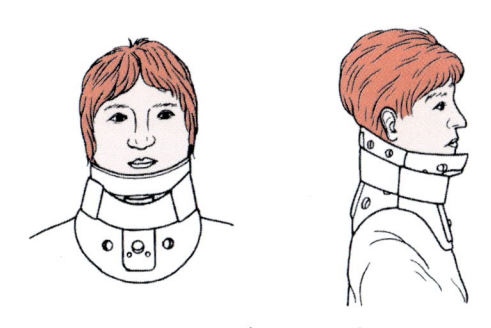

図37　フィラデルフィア型カラー

b）支柱付頚椎装具（図38）

前後の支柱および頭部，胸郭部のパッドより構成される．これにより頚椎の動きの80％以上を制限する高い固定性を有し，頚椎固定術後の初期などに使用する．

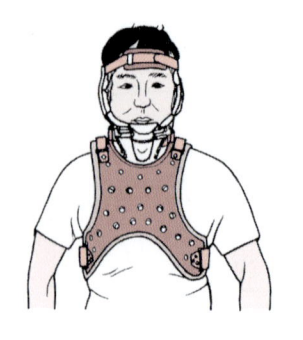

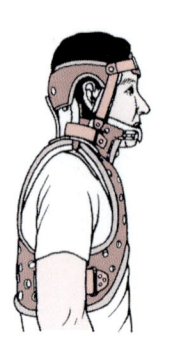

図38 支柱付頚椎装具

2）胸腰椎装具・腰仙椎装具・仙腸関節装具

a）軟性コルセット（図39）

日本でダーメンコルセットとよばれているものである．これは前後に各2本，側方に各1本の支柱を帆布地あるいはナイロンメッシュ地に縦方向に挿入したものである．これを前後の締め紐あるいはベルクロにて周径の調節を行うものである．これは主に腰痛患者に処方される．

b）フレームコルセット：若年者の圧迫骨折，脊椎固定術に使用する．

c）ナイト型装具（図40）

前後に各2本，側方に各1本，上下に各1本，計6本の支柱を有し，前方は帆布地あるいはナイロンメッシュ地にて覆うもので，半硬性装具に分類される．適応は椎間板ヘルニア，変形性腰椎症，脊椎すべり症などである．

d）ウイリアムス型装具（図41）

腰仙椎の固定と腰椎前弯の減少を目的とする．構造はナイト型装具と類似しているが，特徴として後方支柱に鋼製スプリングを使用している．適応は脊椎分離症・すべり症，変形性腰椎症などである．

e）ミルウォーキー装具 Milwaukee brace（図42）およびアンダーアーム装具 underarm brace（図43）

側弯症治療に用いられる装具である（側弯症の項参照）．

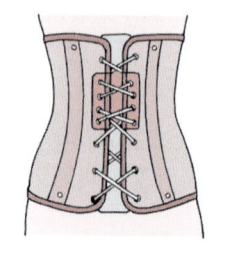

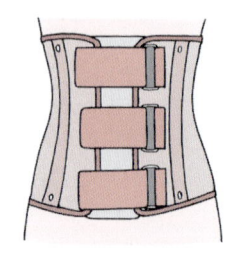

図39 軟性（ダーメン）コルセット

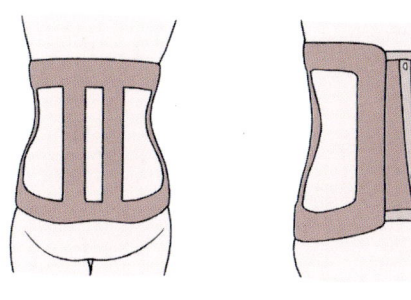

図40　ナイト型装具

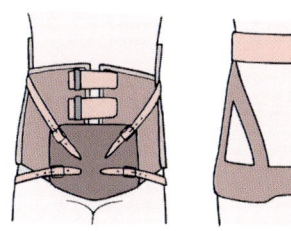

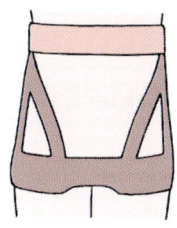

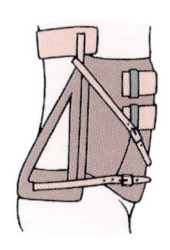

図41　ウイリアムス型装具

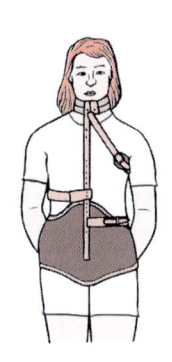

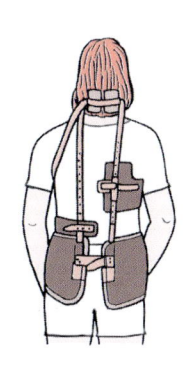

図42　ミルウォーキー装具
胸椎右弯曲，腰椎左弯曲に適合させている．

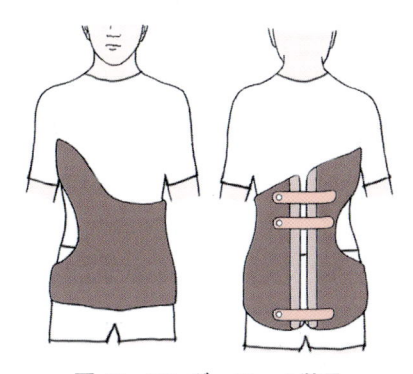

図43　アンダーアーム装具
胸腰椎側弯，腰椎側弯に適応

d 装具装着中の患者の看護

1) 装具による障害の観察と予防

①神経障害，循環障害

②皮膚障害

③不自然な体位による肩こりや腰痛，疲労，疼痛

2) 日常生活の援助

①頸椎装具装着時は開口制限，体幹装具装着時は胸郭，腹部の圧迫による消化器症状を観察し，食事への援助を行う．

②頸椎装具，体幹装具装着時は体幹の運動制限があるためバランスの保持が難しくなる．したがって，移動動作に注意する．

③その他，装具の部位により異なる日常生活の行動制限に応じた援助を行う．

7. 歩行補助器・車椅子

1) 松葉杖（図44）

a) 松葉杖の処方

軽合金製で調節式のものが一般に用いられる．松葉杖の計測法には以下の方法がある．

①松葉杖の全長＝身長×0.77（＝身長－41cm）

②松葉杖の全長＝仰臥位における腋窩から足底（靴底）までの距離＋5cm

③立位における松葉杖の上縁は腋窩より3cm横指遠位部，杖の先端は小趾の前外側15cmの位置とする．その時の握りの位置は肘関節30°屈曲位での尺骨茎状突起の高さ，あるいは大転子の高さとされているが，③の方法が最も良いとされている．

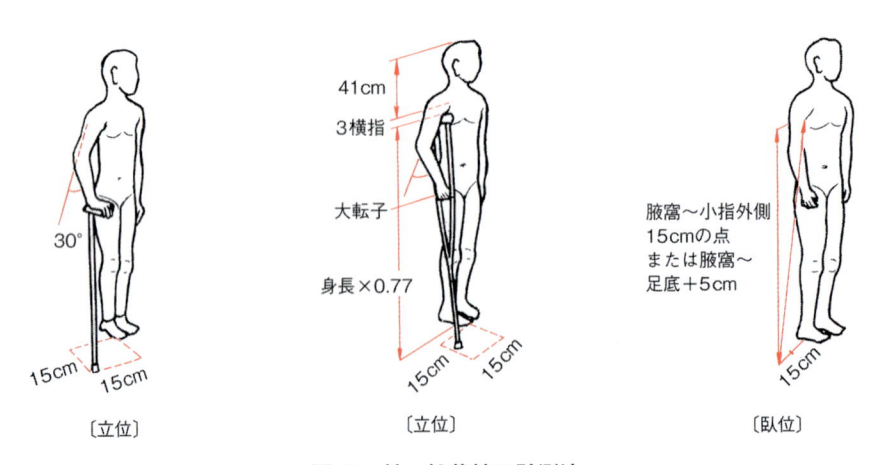

図44 杖・松葉杖の計測法

b）松葉杖歩行

①基本姿勢は正しく処方をした松葉杖を杖の先端を爪先から 15cm 前外方に置き，腋窩受けと腋窩の間を 2～3 横指とり，基本肢位の立位をとることである．

②腋窩を圧迫すると橈骨神経や腋窩神経麻痺を生ずることがある．杖は胸壁に押しつけるようにする．

③床が水や油で濡れていないよう環境整備を行う．石突き，ネジの破損，緩みを確認する．

④歩行指導，監視する場合は背後から行う．

⑤松葉杖歩行に必要な筋群を強化する．

2) ロフストランドクラッチ Lofstrand crutch（図 45a）

軽合金製で調節式のものが一般に用いられている．この杖の特徴は前腕支えのカフにより杖が前腕に保持されていることである．これにより支持性がありドアの開閉，階段昇降などの利点がある反面，骨折の危険性がある．このため処方，使用には注意を要する．

3) オルソクラッチ（アンダーアームクラッチ）（図 45b）

軽合金製で脇当てのついたオフセット型のものが一般的である．

4) 杖 came

杖の種類は握りの形状により T 型（図 45c），C 型，U 型，L 型などに分類される．また安定性を増すために支柱の先端が 3～4 本に分かれた 3 脚杖や 4 脚杖（図 45d）などがある．一般には木製または軽合金製で固定式の T 型のものが用いられる．

杖の高さは大転子の高さ，あるいはそれより若干低い高さに調節される．

5) 歩行器 walker（図 46）

歩行器はその構造により以下のように分類される．

①高さ固定式歩行器（4 点歩行器）

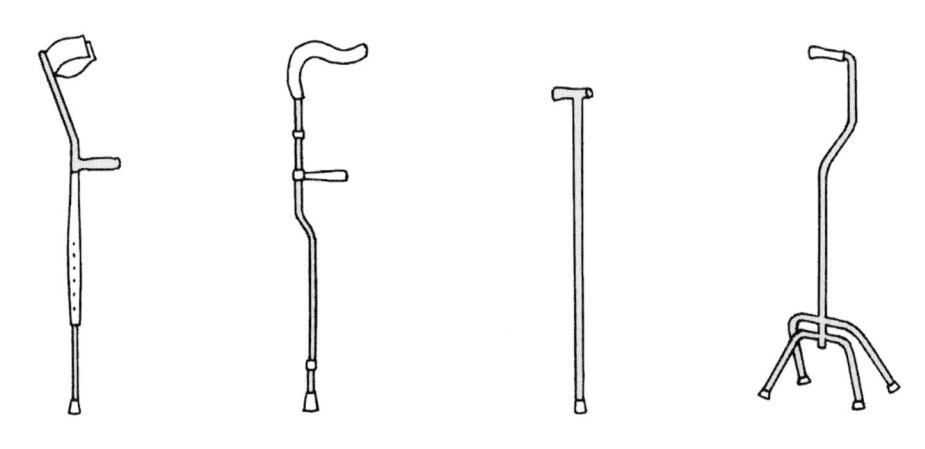

a. ロフストランドクラッチ　　b. オルソクラッチ　　c. 杖（T 型）　　d. 杖（4 脚杖）

図 45

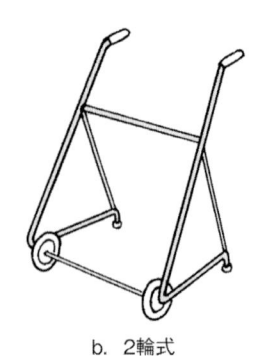

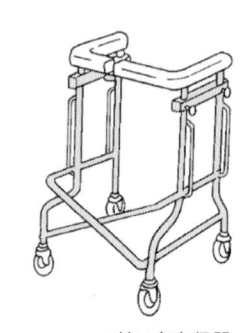

a. 交互式　　b. 2輪式　　c. 4輪U字歩行器

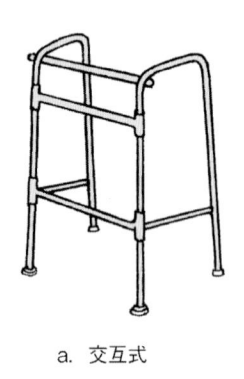

図46 歩行器

②高さ調節式歩行器
③交互式歩行器
④車輪式歩行器：これには2輪，3輪，4輪のものがある．

車輪式歩行器の中に高さ固定式と調整式とがある．また折り畳み式のものやブレーキのついてものなど各種考案されている．

6) 車椅子

車椅子各部の名称は図47に示すごとくJIS〈日本工業規格〉の名称を用いる．

車椅子の計測について主な項目を以下に示す．

①坐面の高さは患者の体形，大車輪の直径にあわせるが，一般に患者の下腿長に一致させる．

②坐幅は患者の大転子間の距離+5〜6cmとする．

③坐奥行は背もたれに接触するまで深く座らせたときにシートの前縁が膝高より2.5〜5cmの余裕があるようにする．一般には約42cmである．

④背もたれの高さは腋窩より5〜10cm低い位置とする．一般には約43cmである．

⑤車輪径は24インチが一般的だが，体格にあわせて26あるいは22インチ径を選択することもある．

特殊な車椅子としては以下のものがあげられる．

①前輪大型車輪型（トラベラー型）は操作が簡単であるため高齢者などに用いられる．手動チェーン型（チェーンドライブ車）は一般に3輪式である．現在はほとんど使用されていない．

②手押し型は介護用であるため全キャスター式であることが多く，一般にはハンドルにブレーキがついている．

③片手型は片麻痺患者用に片手で操作が可能なように片側に両方のハンドリムがついている．しかし実際にはなかなか使えない．

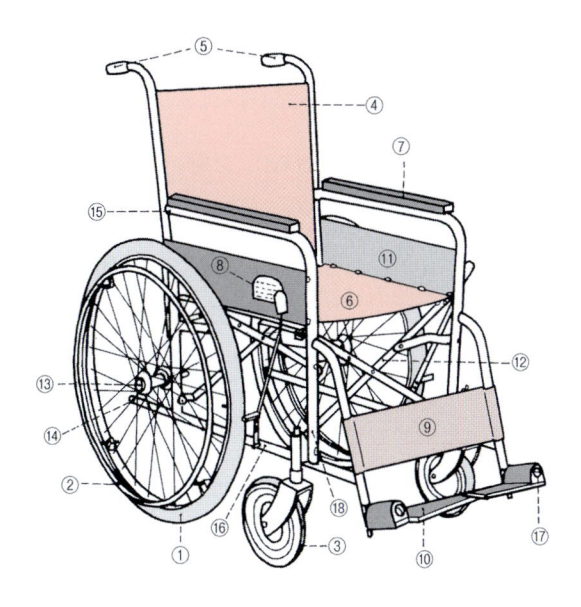

①大車輪 large wheel
②ハンドリム handrim
③自在輪 caster
④背もたれ back rest
⑤にぎり handle または grip
⑥座席 seat
⑦肘当て arm rest
⑧ブレーキ brake
⑨レッグレスト leg rest
⑩フットレスト foot rest
⑪がわ当て skirt guard
⑫たすき cross rod
⑬ハブ hub
⑭ティッピングレバー tipping lever
⑮バックパイプ back pipe
⑯ベースパイプ base pipe
⑰バンパー bumper
⑱フロントパイプ front pipe

図47　車椅子各部の名称
(木村：義肢装具のチェックポイント，P.202, 医学書院，1982)

④スポーツ用は車椅子バスケットボール，スラローム競技用など個々の種目用に設計されている．

⑤ウィールストレッチャー（リッター）は股関節伸展拘縮または褥瘡の治療のため仰臥位，坐位がとれない場合，腹臥位にてこれを操作するものである．

D 代表的な疾患のリハビリテーション

1. 関節リウマチのリハビリテーション

　関節リウマチ（RA）のリハビリテーションは疼痛や関節破壊などの進行を防止し，可動域訓練，筋力トレーニングを行い，身体的・精神的・社会的な面での生活の質（QOL）の向上をはかる．種々の段位において ADL から QOL の獲得を目的とするリハビリテーションアプローチは重要である．患者の積極的な姿勢に加えて専門医の指導の下に行うコメディカルスタッフによるチームワークは効果的なものとなる．

a 理学（物理）療法

　温熱効果は主に疼痛閾値の上昇による疼痛緩和，筋の弛緩，局所血流量の増加，コラーゲ

ン線維の伸張性の増加などが考えられる．具体的にはパラフィン浴，ホットパック，局所渦流浴などがあり，疼痛の軽減や運動療法の前処置として用いられる．

b 運動療法

1. **ROM 訓練**　関節拘縮の発生を防ぎ，関節可動域（ROM）を維持し，改善することを目的とする．患者に恐怖心を生じさせないように，痛みや苦痛の少ないように配慮して，ていねいに徐々に行う．自動運動が基本で，自動介助運動へと進めて，疼痛の強くない範囲で最大限に動かすよう指導する．可動域制限のある関節には穏やかな牽引や伸張を加え，徐々に動かすことも有効である．

2. **筋力維持・増強訓練**　ROM の制限とともに筋萎縮が進行するので，等尺性運動訓練を中心に，筋力維持・増強のための訓練を行い．これも自動運動を主として抵抗運動は慎重に行う．

3. **水治療**　温水プールの活用によって，水の浮力による関節への負担の軽減，水の抵抗の利用，温熱効果の利用などによって，全身の循環や代謝の活発化が加わり，ROM や筋力の改善も期待できる．

c 作業療法

他の療法と同様にADLや身体機能の評価を行いゴールを設定して訓練を行う．食事・整容・排泄・入浴などの諸動作を，ときに自助具を利用して指導し，ADL の向上をはかる．バリアフリーの住宅の設計などの相談もひきうけ，在宅リハビリテーションも進められるよう指導する．

d 装具療法

装具は罹患関節の安静・変形の矯正と予防・部分的な免荷などの目的に用いる．主たるものとして，手関節の尺側偏位の矯正や予防の装具，頸椎の不安定性や亜脱臼用のソフト（あるいはポリネック）カラー，足の外反矯正用の足底（挿）板がある．軽く着脱が容易で装着感が良く外観のよいものを作成する．（医師が処方し義肢装具士が作製する）

■患者説明のポイント

- RA の病態を説明し，多関節の疼痛や関節破壊が徐々に進行することが多いが，個人差があることを説明する．むやみに恐怖感を与えることは避け，抑うつ状態になることを防ぐよう精神的サポートを行う．
- 病状の正しい認識とともに，疼痛管理や栄養管理の大切さも理解し，学習する姿勢をもつように進める．
- 病状に悪い影響を与える因子，すなわち，長時間寒冷にさらされたり，湿度の高い所に

D 代表的な疾患のリハビリテーション

表 3　関節リウマチに多くみられる関節変形と予防具

部位	変形	装具
頸椎	環軸関節亜脱臼	カラー
肘関節	不安定性	サポーター，関節保護装具
手関節	尺側背側亜脱臼	固定または矯正装具
MP関節	尺側偏位，掌側亜脱臼	尺側偏位矯正装具または固定装具
IP関節	屈曲または伸展変形	指ナックルベンダー 逆指ナックルベンダー
膝関節	不安定性	サポーター，関節保護装具
足関節	不安定性	サポーター，関節保護装具
足部	外反母趾	整形外科的矯正靴，足底板 その他の矯正装具

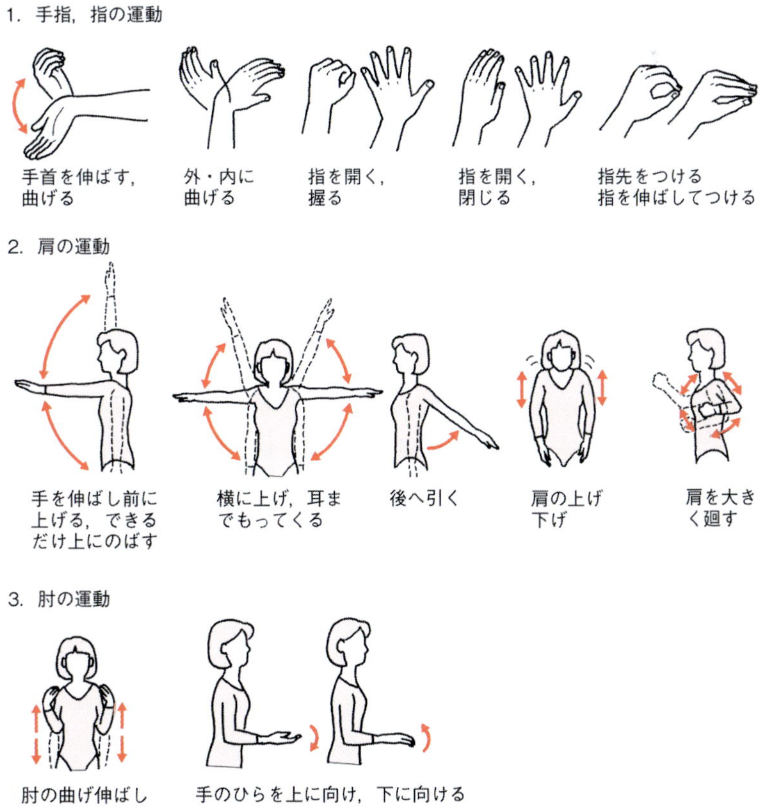

1. 手指，指の運動

　手首を伸ばす，曲げる　　外・内に曲げる　　指を開く，握る　　指を開く，閉じる　　指先をつける　指を伸ばしてつける

2. 肩の運動

　手を伸ばし前に上げる，できるだけ上にのばす　　横に上げ，耳までもってくる　　後へ引く　　肩の上げ下げ　　肩を大きく廻す

3. 肘の運動

　肘の曲げ伸ばし　　手のひらを上に向け，下に向ける

図 48　リウマチの運動療法（その 1）

4. 首の運動

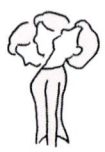

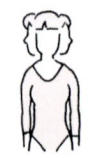

首を前後に　　首を左右に

5. 股関節の運動

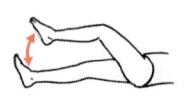

膝を胸につけるように曲げ，伸ばす　　横に開く　　腹ばいになり，足を上げる

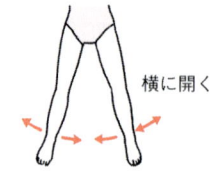

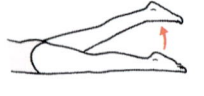

6. 膝の運動

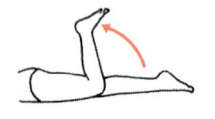

腹ばいになり膝を曲げる　　膝を曲げ伸ばし

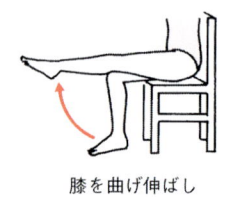

7. 足首の運動

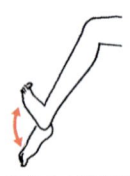

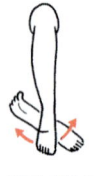

足首の上げ下げ　　足首を廻す　　指を開く，閉じる

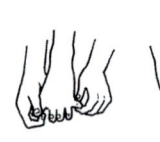

8. 全身の運動

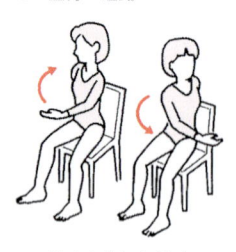

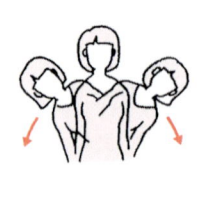

体を左右にねじる　　体を左右に倒す　　上体を前倒し，後ぞり

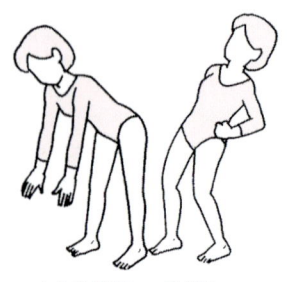

・1日2〜3回行う．
・入浴や温湿布のあとで行うと効果的である．
・運動後1〜2時間以上痛みが続くときは中止する．

図48　リウマチ運動療法（その2）

長く居ることや，肉体的なまたは精神的なストレスになるようなことは避けるよう説明する．
- 早朝からの運動療法や作業療法などを行うことは，ADL の向上や QOL の獲得に大切であることを理解してもらう．
- 疼痛の増加をきたさないような自分に合った適度の理学療法や運動療法の組み合わせを身につけるようにする．同様に関節機能の維持や関節愛護のための身のまわりの動作やケアを習得するよう指導する．
- 万一，関節の破壊が高度になっても，手術的に救済することができ，ADL の向上が可能であることを説明する．

2. 脊髄損傷のリハビリテーション

脊髄損傷は，外傷や炎症，腫瘍などにより振盪・圧迫・挫傷のメカニズムが働き脊髄が損傷を受けたもので，頸髄損傷では四肢麻痺，胸腰髄損傷では対麻痺となる．受傷直後は弛緩性麻痺であり，脊髄ショック期とよばれる．数週から数ヵ月経過すると痙性麻痺となる．脊髄損傷では運動障害や感覚障害が生じるだけでなく，膀胱直腸障害，自律神経障害，内臓障害などの合併症が生じる．そのため一次的障害を最少限にくい止め，二次的障害の予防と改善のために以下に述べるリハビリテーションを実施する．

1) 目的

a) 一次的障害の防止

脊髄の障害によって失われた機能障害を最小にするため残存能力を強化する．また代償動作，代償機器，環境の改善などにより自立への援助を行う．

b) 二次的障害の予防

全身的な機能低下として長期臥床から生じる障害，すなわち姿勢循環反射の低下，褥瘡，心肺機能低下，膀胱直腸障害，さらに局所的な機能低下として筋萎縮，関節の変形，拘縮，疼痛，浮腫などの予防が大切である．

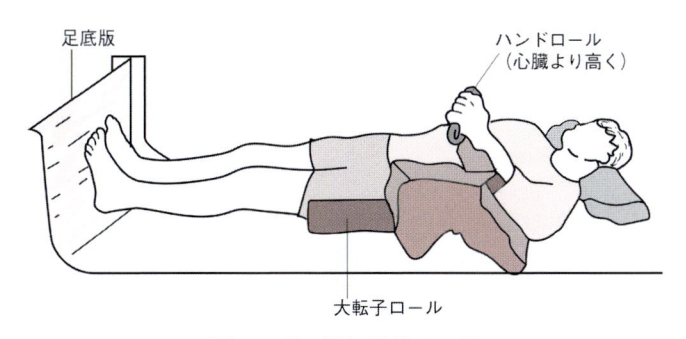

図 49　背（仰）臥位の一例

c）精神・心理面に対する援助

患者はすべてのことに依存的になるため自立性の回復を目指した援助が必要である．

2）回復過程と治療・看護

回復過程を初期（急性期），中期（回復期），後期（慢性期）に分けて述べる．

a）初期（急性期）

急性期の治療は救命のための医学的管理と看護が優先され，看護面では全身および局所状態の改善と二次的障害の予防に努める．

（1）良肢位

脊髄損傷患者の良肢位は以下の点に配慮する必要がある．

①骨折部が正しいアライメントで整復された体位．
②変形・拘縮の予防．
③褥瘡の発生の予防．
④痙性の抑制．

脊髄損傷では損傷レベルによって残存筋や関節周囲筋のアンバランスによって変形・拘縮が生じるため，その予防を怠ってはならない．

急性期に最も注意すべきことは，脊椎の安定であり，脊椎の脱臼や骨折を伴っている患者は，体位変換時や移動時にさらに脊髄を損傷する可能性があり，できるだけ愛護的に扱わなければならない．

急性期における上・下肢の変形は一般に肩関節の内転，内旋，肘関節の屈曲，前腕回内，股関節の外旋，足関節の尖足変形・拘縮を起こしやすい．そのため急性期には直後からの関節可動域訓練を他動的に行うとともに以下の良臥位をとらせる．

仰臥位における上肢の良肢位は主に肩関節の外転，外旋，肘関節の伸展，前腕回外位をとらせ，下肢は股関節の伸展・外転，膝関節の軽度屈曲，足関節背屈，足指伸展位をとらせる．

仰臥位では肩関節は屈曲，肘関節は伸展，前腕は回外，股・膝関節は軽度屈曲（上側下肢は下側下肢のやや前方に置く），足関節は背屈，足指伸展位をとらせる．

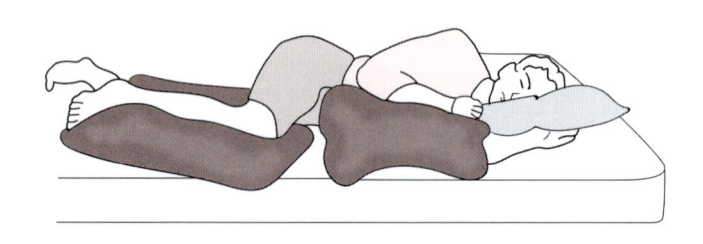

図50　側臥位の一例

またMP関節伸展位で拘縮が起こると機能的予後が非常に悪くなる．これを防止するため手関節45°背屈位，MP関節90°屈曲位，母指対立位保持を目的とするハンドロールなどを使用する．

(2) 褥瘡

褥瘡は是非予防すべき合併症で，その予防は第一に看護にかかっている．言うは易く行うは難しい．2時間毎の体位変換が特に重要である．

分類

褥瘡の分類ではsheaのStageが一般的であるため，以下にそれについて述べる．

 Stage Ⅰ：表皮のみの湿潤潰瘍．
 Stage Ⅱ：皮下脂肪層まで達した潰瘍．
 Stage Ⅲ：筋膜まで達した壊死巣．
 Stage Ⅳ：壊死は骨膜まで達し，骨髄炎や化膿性関節炎を伴う．

予防

褥瘡予防の方法としては以下の事項があげられるが，その基本は頻回の体位変換である．

①体圧を広範囲に分散させ，骨隆起上への集中を防止する．その方法としては，ベッド，エアーマット，車椅子坐面のクッションなどの素材の選択などがあげられる．

②筋，脂肪などの軟部組織へ体圧を移動させ，骨への荷重を防止する．これは枕などを使用し骨隆起部をベッドから浮かせ，背部，大殿筋部，大腿部，下腿部などで体重を支持させることにより可能である．

③体圧が局所にかかる時間を短縮させる．方法として体位変換（最低2時間毎）が最も重要である．回転ベッドも使用されるが過信してはならない．

④1日1回は全身の皮膚の状態をチェックする．

治療

脊髄損傷患者の褥瘡は一般に易発性，難治性，再発性であるため予防が大切である．その

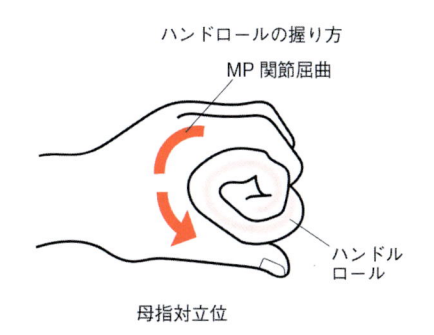

図51　MP関節拘縮予防のためのハンドロール

治療は保存的には局所の感染防止や壊死組織の除去が行われている．Stage Ⅲ，Ⅳの例では観血的治療が必要な場合もある．この場合褥瘡切除，皮膚縫合術，筋皮弁術などが施行される．

(3) 尿路管理

急性期のいわゆる脊髄ショックの時期は排尿反射が消失し，尿閉状態となるため，これに対する処置が主体となる．すなわち，麻痺膀胱の過膨張や尿路粘膜への機械的損傷に注意し，早期より排尿訓練を開始することにより可能な限り早期にカテーテルフリーにする．

脊髄損傷患者は尿路感染症，尿路結石症となりやすく，不十分な尿路管理は腎不全をきたすことから，尿路管理は生命予後に関し重要な問題である．そのためには，残尿量を排尿後50ml以下に安定させることが望ましい．

尿路管理には以下のような方法がある．

①無菌的間歇導尿．
②無菌的持続留置カテーテル法．
③経皮的膀胱瘻．
④単純留置カテーテル法．

(4) 呼吸管理

急性期の脊髄損傷患者のうち，特に上位胸髄レベル以上の損傷では呼吸理学療法の適応となる．

目的と方法

①排痰機能の介助・改善

　その方法は胸郭バイブレーション，胸郭叩打法，用手胸郭圧迫法（図52）などによる喀痰の補助，体位排痰法などを随時組み合わせて行う．

②呼吸運動機能の改善

　横隔膜，呼吸補助筋群の強化．

③胸郭の運動性の維持・改善

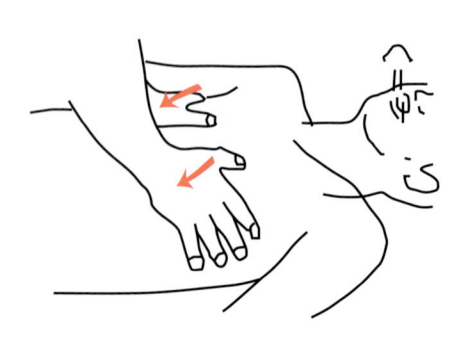

図52　用手胸郭圧迫法

胸郭のモビライゼーション，スキンローリングなどである．

b）中期（回復期）
この時期における治療の目的，方法は以下の通りである．
①残存筋力の強化（仰臥位，坐位）．
②起立性低血圧の改善．
初期にはギャッジベッドなどを使用してベッド上での介助坐位保持や斜面台（ティルトテーブル）などによる介助立位保持訓練を30°－5分位から開始し，最終的に80°－30分を目標とする．介助坐位保持が15分以上可能になればマット上あるいは車椅子での坐位訓練を開始する．
③平衡感覚機能の再獲得．
④代償作用の獲得．
⑤協調動作の獲得．
マット上訓練，坐位訓練，車椅子の駆動，移乗動作訓練など．

マット上訓練
仰臥位での移動，寝返り，仰臥位から坐位への起き上がりなどのADLの基本的な訓練を行う．

坐位訓練
ADLの積極的な訓練は坐位が可能になってから開始する．そのため坐位におけるバランス訓練や坐位でのプッシュアップ訓練はADLにとって欠かせない訓練となるためその獲得に努めなければならない．

車椅子の駆動
通常の訓練の他に応用動作訓練として段差の乗り越え，溝またぎ，前輪上げなどの訓練を行い社会復帰に備える．

移乗動作訓練
脊髄損傷患者の主な移乗動作を図53a～eに示す．
⑥関節可動域の維持改善．
⑦体重の減少（肥満者）．
⑧合併症の予防．

c）後期（立位歩行訓練期）
頸髄損傷では多くの場合，立位歩行の実用性は非常に低い．しかし合併症の予防・改善あるいは生理機能面の再調整，心理的効果の点からみると有用である．第12胸髄節（残存）以下の麻痺では立位・歩行の実用化は可能である．

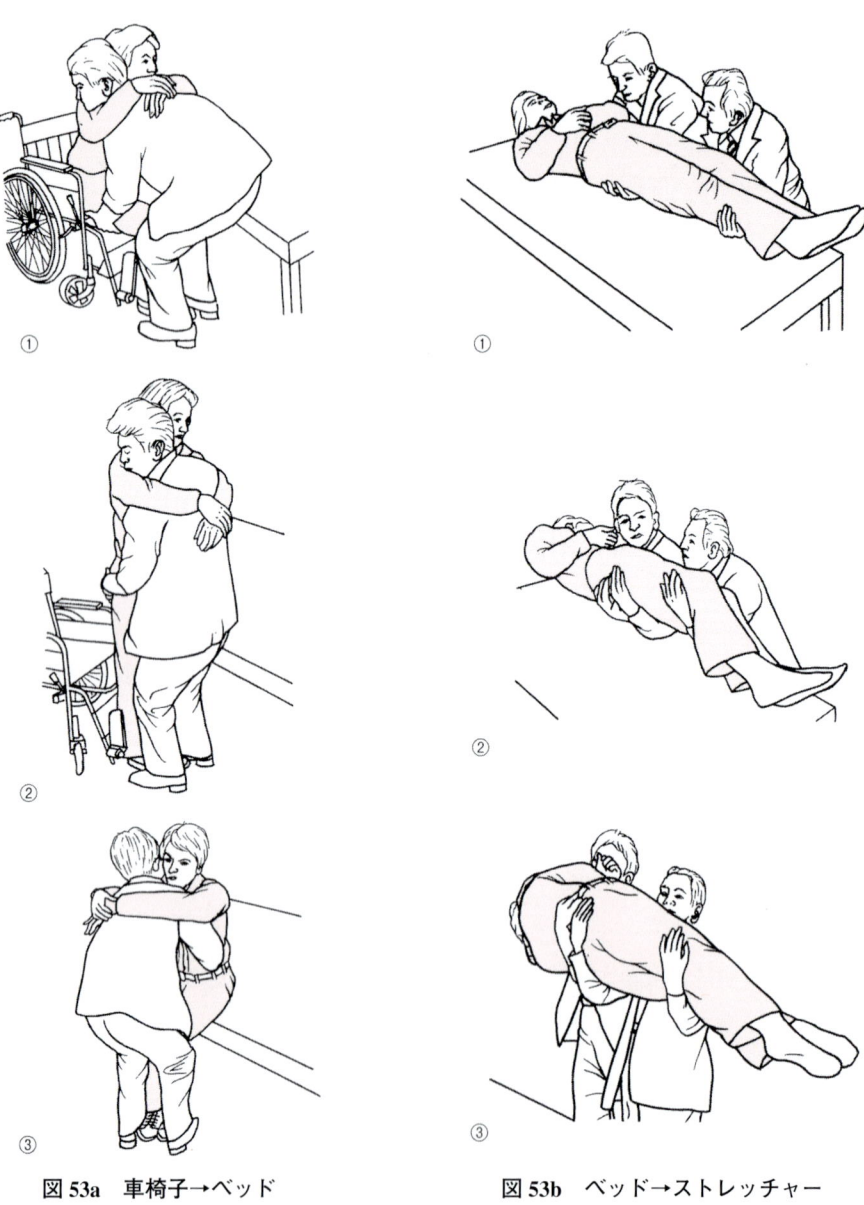

230　Ⅵ　運動器リハビリテーション

①

②

③

図 53a　車椅子→ベッド

（第 12 胸髄損傷，独力前方接近）

①

②

③

図 53b　ベッド→ストレッチャー

（第 4 頸髄損傷，2 人介助）
①③の後①～③と逆の手順でストレッチャーに乗せる．

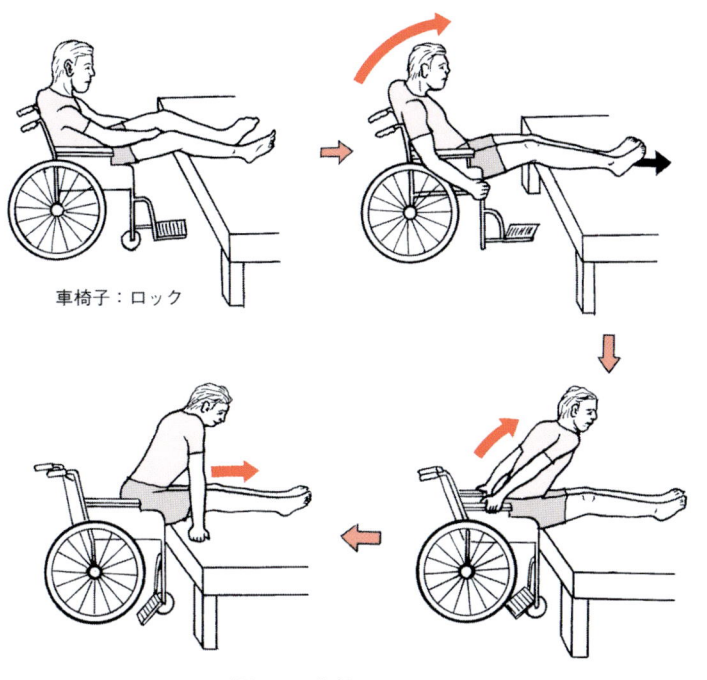

D 代表的な疾患のリハビリテーション 231

図 53c　車椅子→ベッド
(第 12 胸髄損傷，前方接近)

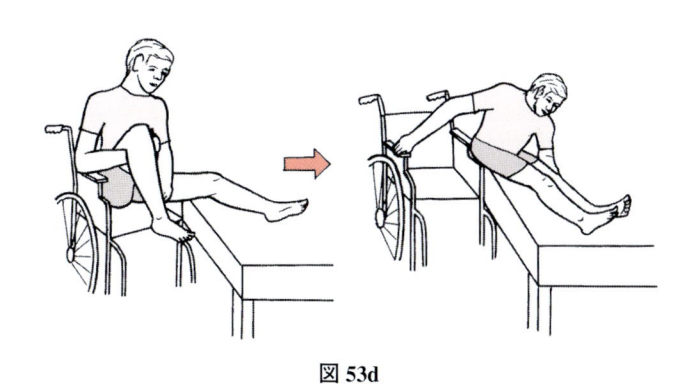

図 53d
(第 12 胸髄損傷，側方接近)

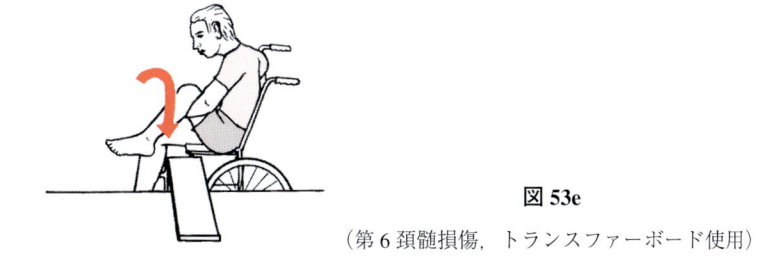

図 53e
(第 6 頸髄損傷，トランスファーボード使用)

3) 脊髄損傷患者のゴール（表4）

前述のように脊髄損傷は不可逆性の疾患である．このため損傷部位によりリハビリテーションのゴールも決定される．表3a～cに損傷レベルとADL能力の関係を示す．

表4a 損傷レベルとADL

動作 \ 残存機能最下位レベル		C5	C6	C7	C8
主要残存筋		三角筋 上腕二頭筋 腕橈骨筋 回外筋	広背筋 前鋸筋 大胸筋 橈側手根屈筋 回内筋	上腕三頭筋 橈側手根屈筋 総指伸筋	尺側手根屈筋 手指屈筋
残存機能		肩外転，回旋 肘屈曲 前腕回外	肩回転 前腕回内 手関節橈屈 手関節背屈	肘の伸展（プッシュアップ可能） 手関節屈曲 指伸展	把持動作 指の伸展・屈曲
身の回り動作	食事	±	±	+	+ （箸使用可能）
	更衣	−	−	±	+ （ボタンの着脱可能）
	排泄	−	±	±	+
自動車の運転（上肢）		−	−	±	+
使用される上肢装具		BFO，懸垂装具 手関節固定装具	手関節駆動式 把持装具	把持装具 MCP屈曲補助装具 短対立装具 （母指支え付き）	不要

（+：可能，±はときに可能，−は不可能）
（平澤泰介：義肢装具のチェックポイント p.205 日整会・日本リハ医学会監修 医学書院 2007）

表4b 損傷レベルとADL

動作	残存機能最下位レベル	Th1	Th6	Th12	L2	L4
主要残存筋		手内筋	上部肋間筋 上部背筋	腹筋群 肋間筋	腸腰筋 縫工筋 長内転筋 恥骨筋	大腿四頭筋 大腿筋膜張筋 大殿筋 内外閉鎖筋
残存機能		上肢機能完全	上部背筋安定		股関節屈曲 内転若干可能	股関節屈曲 内転・回旋可能
身の回り動作		+	+	+	+	+
移動動作	立位，歩行（実用的）	−	±（体幹装具およびLLB, 松葉杖など使用）	+（LLBおよびロフストランドクラッチ使用）	+（Th12に同じ）	+（SLBおよびロフストランドクラッチ使用）
	介助 { 他人の介助 / 器具の使用 } 全介助	−	−	−	−	−
	部分介助	±	±	−	−	−
	交通機関の利用	−	−	±	±	+
手の動作	自動車の運転	+	+	+	+	+
	家での手仕事	+	+	+	+	+
	就職して仕事可能	±	+	+	+	+

表4c 損傷レベルとADL

動作	残存機能最下位レベル	L5	S1	S2
主要残存筋		中殿筋 ハムストリングス 前脛骨筋 後脛骨筋 足指伸筋	大殿筋 ヒラメ筋 足指屈筋	足内筋
残存機能		股関節外転 膝関節屈曲 足関節底背屈 足指伸展	股関節外転，伸展 足指屈曲	下肢機能完全
身の回りの動作		+（L4に同）	+	+
移動動作		+	+	+

（武田功：脊髄損傷患者のADL，臨床理学療法，3：18〜35, 1977を一部改変）

注：＋は可能または必要
　　−は不可能または不必要
　　±はときに可能，ときに不可能
　　　ときに必要，ときに不必要

3. 四肢切断のリハビリテーション

1) 手術前の看護

　外傷や腫瘍により，四肢を切断せざるを得ない患者の苦痛は大きい．切断による機能障害とともに，ボディイメージの変化の受容が患者の心理的な負担となる．患者が切断の宣告を受けて，手術を決意するまでの間，看護師は患者の気持ちを受けとめ，よき聴き手となることが大切である．

　術後の義肢や訓練内容，生活状態について説明し，家人の協力を得ながら，手術にたち向えるように援助していく．

　糖尿病や動脈硬化症，悪性腫瘍の化学療法後などには，特に全身状態を整えておくことが必要である．

　術前訓練としての健側の筋力増強を行う．上肢であればきき手交換の練習，下肢であれば，松葉杖歩行練習を行う．

2) 手術後の看護

　a) 観察：全身状態とともに，出血に注意する．ドレナージバッグの出血量の観察．断端の浮腫，疼痛，発赤，水疱の有無・程度をみる．

　b) 断端の血腫・浮腫の予防：弾力包帯で圧迫し，断端の血腫や浮腫を予防する．

　c) 断端包帯の巻き方：使用する弾性包帯は大腿切断では15cm幅，下腿および上肢では10cm幅のものを使用する．原則として末梢部で強く，中枢部で弱く巻き，斜めに巻き上げる．循環障害やゆるみに注意し，1日数回巻きかえる．

　上腕切断では胸部まで，前腕切断では上腕まで，大腿切断では骨盤まで，下腿切断では大腿まで巻くことを原則とする（図61）．

　d) 拘縮の予防：断端近位関節の拘縮が起こりやすい．拘縮により義肢装着による機能回復が困難になる．手術直後より，良肢位を保持する．大腿切断では股関節の屈曲・外転拘縮の予防を行う．大殿筋，内転筋の強化を行う．下腿切断では膝関節の屈曲拘縮を予防する．副子による固定も行う．側臥位は避け，ときどき腹臥位をとらせると効果的である（図62）．

　e) 幻肢と幻肢痛：切断されて，すでに存在しない上・下肢が残っているように感じることである．その痛みは個人差があり，耐えられない状態であったり，痛みはあるが気にしないで生活できる状態と程度はさまざまである．個人によっても，日中と夜間により差があったり，持続的であったり，間欠的であったりする．

　痛みは喪失したものへの悲しみや，余儀なくされる生活変化の苦痛や不安，術後の抑制された生活のストレスが含まれている．自己に対する評価が低下したと感じ，無力感を持つ時に痛みはより強くなる．

　したがって，看護師が患者の痛みを受け止めるとともに，ADLの自立をはかり患者の活

動性を高めるように働きかけていくことが，痛みの軽減につながる．このような幻肢痛に対しては鎮痛薬の併用も考慮する．患者が再び，自己の有用性に気づき，積極的に訓練を開始する時，痛みは消失しなくても，耐えられる程度になる．

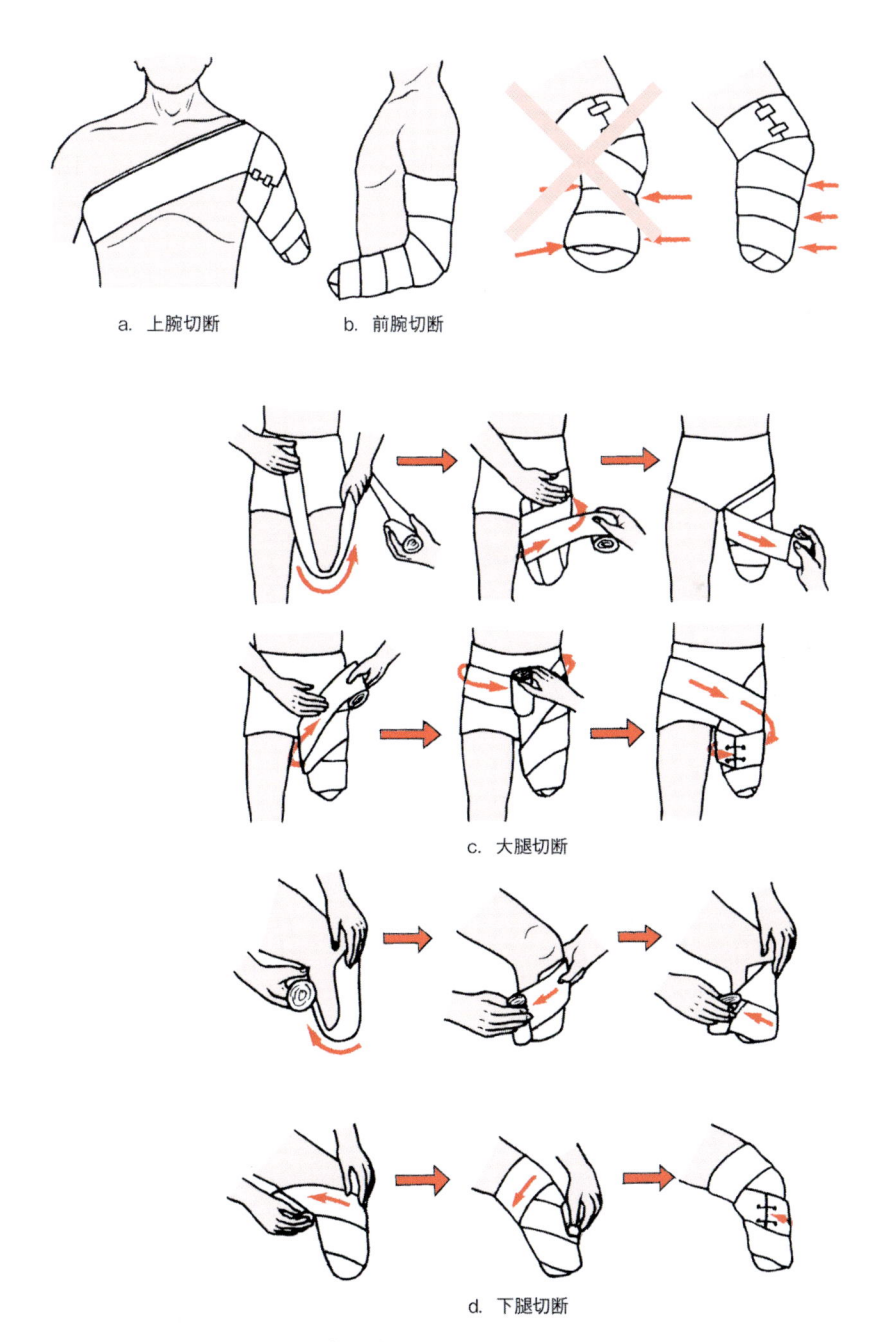

a. 上腕切断　　　b. 前腕切断

c. 大腿切断

d. 下腿切断

図 54　四肢切断例に対する断端包帯の巻き方

3) 義肢装着前訓練

ドレーン抜去後より断端の関節拘縮の防止および筋力増強，体幹および健側の筋力増強訓練，健側上下肢の ADL 訓練を開始する．

a) 筋力増強訓練：健肢と切断肢の筋力を増強する．義肢を装着し動かすためには，切断肢の筋力増強が必要である．下肢の場合は松葉杖の使用のために，上肢の筋力増強も大切である．

各切断部位に対する筋力増強を以下に示す．

　　上肢切断：肩甲骨内外転
　　　肩関節屈曲伸展，外転，回旋
　　大腿切断：股関節伸展，内外転，内旋
　　下腿切断：膝関節伸展

などを中心に実施する．

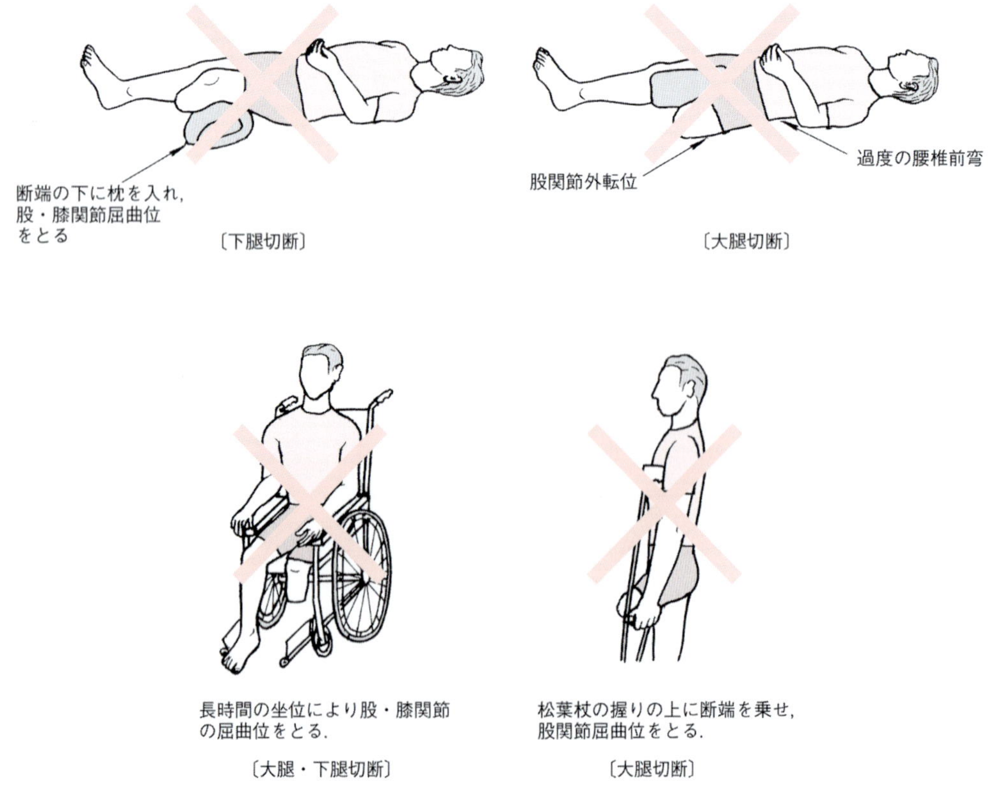

図 55　切断後の不良肢位

b) 義肢装着訓練：義肢装着のためには断端の余分な脂肪を取り除き，硬く，円錐形に整える．創部が治癒すれば，患者が弾力包帯を自分で巻けるように指導する．義肢装着による皮膚の損傷に注意し，切断面の皮膚の状態（発赤，水疱，壊死，膿疱など）を観察する．皮膚損傷により，訓練が遅滞することがあるので，十分な観察と皮膚の保清を心がけるように指導する．

　義肢を装着することにより，患者は切断した事実を受け止め，新しい生活に意欲をもつようになるが，義肢に慣れるまでには，義肢の重さ，違和感，操作の困難さに打ち勝つ努力が必要である．

　受容的態度で，励ましていくことが大切である．

4) 義肢適合判定
義肢の適合判定は以下の手順で行う．

①ベンチアライメント bench alignment：義肢本体の標準的なアライメント（継手やソケットその他の部品の大きさ，位置，角度）をチェックする．

②スタティックアライメント static alignment：義肢を装着させて，そのアライメントが患

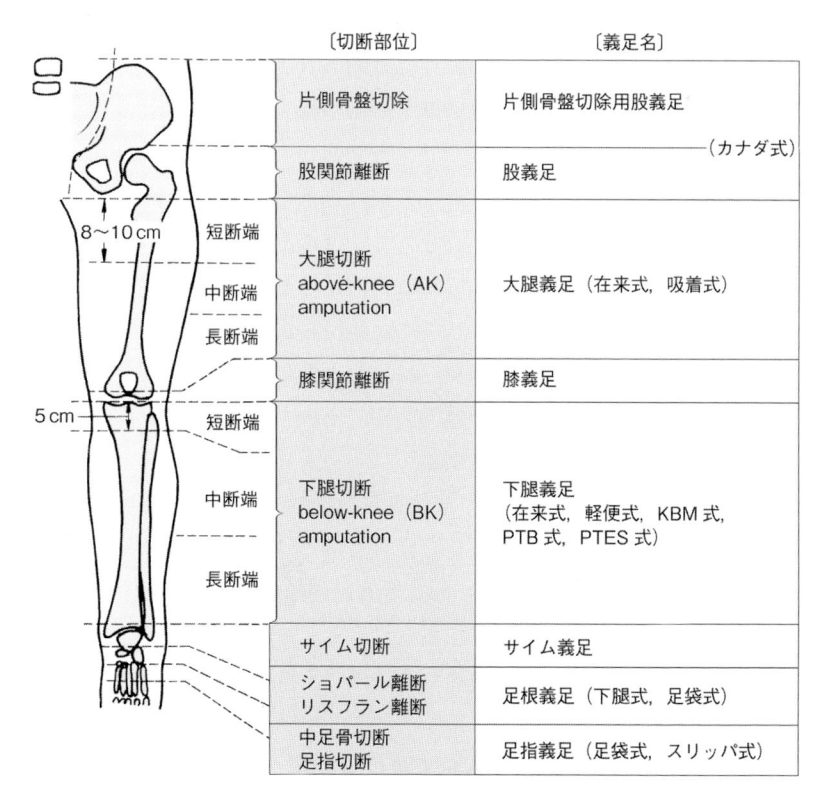

図56　下腿切断部位と義足名

（澤村誠志：切断と義肢，p186. 医歯薬出版）

者に適合しているか否かをチェックする．
　③ダイナミックアライメント dynamic alignment：義肢を操作させて，疼痛や異常歩行，その他の障害をチェックする．

5）義肢装着訓練
　この訓練はギプスあるいは樹脂性のソケットにパイロン（支柱）を取り付け，これを仮義肢として義肢装着訓練を行う．次に訓練の手順を以下に示す．
　①上肢切断　　上肢切断の訓練は義手の着脱，手先具の開閉，肘継手のコントロールおよびロック，ADL訓練（書字や更衣動作，食事動作など）を行う．
　②下肢切断　　下肢切断の訓練は義足の着脱，平行棒内での立位バランス訓練および歩行訓練，さらに杖歩行，独歩へと移行する．さらに応用動作訓練として ADL 訓練（靴，靴下，ズボンの着脱など），階段昇降，交通機関の利用，下腿切断では自転車の操作，重量物の運搬なども可能である．断端が十分成熟した時点で，本義足を製作し，上記の訓練を実施する．
　③退院指導　　訓練の継続，下肢の場合の体重のコントロール，家庭生活適応のための不安感がないかを確認し，家人の協力を得る．

6）義肢
　a）義足
　義足はその構造，切断高位により以下のように分類される．
　構造による分類：義足の構造による分類は以下の二つに大別される．
　　　ⓐ骨格構造義足，ⓑ殻構造義足
　切断高位による分類：義足の切断高位による分類は以下の通りである．
　①股義足（図57）：一般にはカナダ式股義足が用いられる．この義足はソケットで骨盤全体を覆うことにより，立位歩行時の体重支持および義足の懸垂を行うものである．
　②大腿義足（図58）：大腿義足は懸垂の方向により差し込み適合式および吸着式に大別される．吸着式大腿義足のソケットは四辺形またはハート型の断面をしており，切断肢の歩行中の筋収縮時における形状に適合させたものである．そのため懸垂補助バンドが不要，あるいは義足が軽く感じられるなどの特徴を有する．
　しかし近年の切断者の高齢化，悪性腫瘍や末梢循環障害による切断における断端の未成熟，筋力低下により吸着式大腿義足が処方できない場合もある．
　③下腿義足（図59a，b）：一般には PTB 下腿義足が使用されている．PTB 下腿義足の主な荷重は膝蓋腱部であり，懸垂は大腿カフベルトで行う．そしてソフトインサート，全面接触式の二重ソケットを使用し，断端部の成熟や装着感にも注意をはらったものなどが開発されている．
　膝関節の側方動揺性がある場合は PTB 下腿義足の使用が困難となる．この場合は主に PTES または KBM 下腿義足を使用する．これらはソケットの前，側壁により義足の懸垂を行うものである．また90°以上の膝屈曲により義足が抜ける傾向にある．

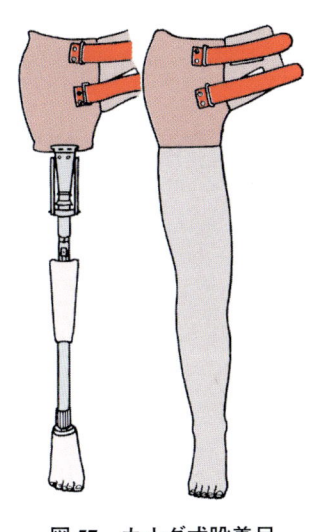

D 代表的な疾患のリハビリテーション 239

図57 カナダ式股義足
右はスポンジのカバーを装着したもの．

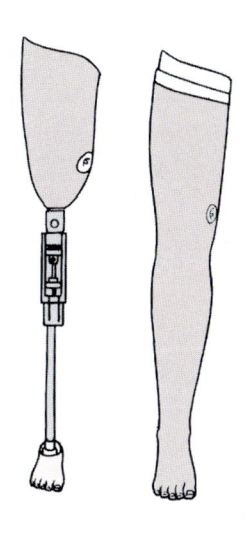

図58 吸着式大腿義足（骨格構造）
右はスポンジのカバーを装着したもの．

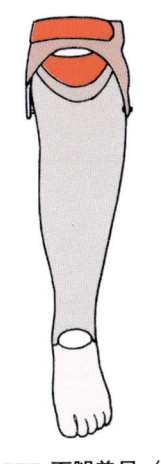

図59a PTB下腿義足（殻構造）

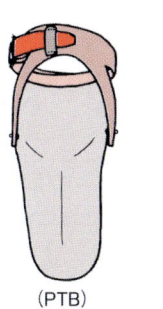

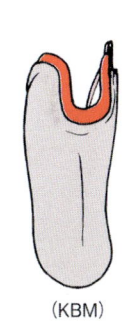

(PTB)　(PTES)　(KBM)

図59b 各種下腿義足のソケット

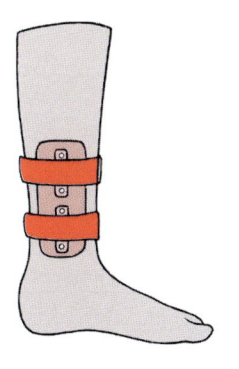

図60 サイム義足

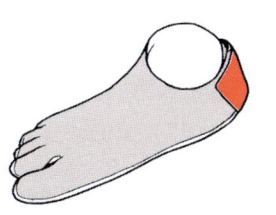

図61 足部義足

④サイム義足（図60）：サイム義足は本来裸足による屋内歩行時の体重支持を目的とし，義足の適合には問題が多い．しかし現在では術式の改良などにより一般に成績は良好である．ソケットは後方開き，側方開き，二重ソケットなどがある．

⑤足部義足（図61）：足部義足は一般には皮革あるいは合成樹脂性の足袋型義足などを使用する．

以上，義足も用途に応じて各種のタイプや部品が次々に開発されている．

b）義手

義手はその構造，機能，切断高位により以下のように分類される．

構造による分類：ⓐ骨格構造義手，ⓑ殻構造義手

機能的分類：ⓐ装飾用義手，
　　　　　　ⓑ作業用義手，
　　　　　　ⓒ能動義手：①体内力源能動義手
　　　　　　　　　　　　　能動フック，能動ハンド
　　　　　　　　　　　　②体外力源義手（動力義手）
　　　　　　　　　　　　　電動式，油圧式，ガス圧式

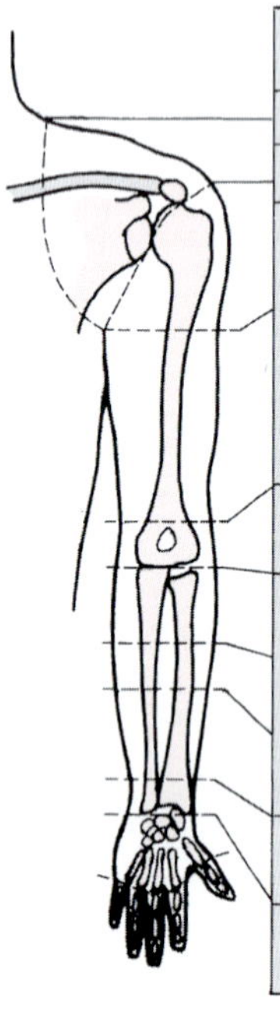

切断レベル	適応する義手		特徴
肩甲胸郭間切断	肩義手	肩甲胸郭間切断用	断端に可動性なし．能動義手の効率は悪い．
肩関節離断		普通型（上腕切断短断端用）	肩甲骨の可動性残存 胸郭ベルト式ハーネス （肩継手を省いて上腕義手型として能動義手の効率を高める）
上腕切断 (30%)			
上腕切断 (50%)	上腕義手	（短）	機能適合式差込みソケット（短断端） オープンショルダーソケット，吸着式ソケット，ブロック肘継手 8字ハーネス，二重コントロールケーブルシステム
上腕切断 (90%)			
肘関節離断	肘義手		機能適合式差込みソケット，二重式ソケット，肘ひんじ継手
前腕切断 (35%)	前腕義手	（極短）	顆上部支持型自己懸垂ソケット(M, NW, OB)，スプリットソケット． 8字ハーネス，単式コントロールケーブルシステム
前腕切断 (55%)		（短）	
			機能適合式差込みソケット（二重式） 前腕部回旋機能残存（たわみ肘継手）
手関節離断	手義手		機能適合式差込み（窓付）ソケット，二重式ソケット，リュックサック型ハーネス
手根中手義手	手根中手切断		手関節機能の利用 断端機能の実用化

図62　上肢切断レベルと義手の分類

（澤村誠志：義肢装具のチェックポイント，第7版 p.52，医学書院，2007）

③混合型（ハイブリッドタイプ）

切断高位による分類

①肩義手（図63）：肩甲胸郭間切断の場合，遊動式あるいは隔板肩継手を用いる．ソケットの適合は困難であり，能動義手としての実用性は低い．このうち普通型肩義手は肩関節離断から断端長30％までの上腕切断短断端に用いられる．肩甲骨の動きにより肘継手のロック操作が可能である．

②上腕義手（図64）：上腕義手においては8字ハーネスおよび複式コントロールケーブルシステムにより手先具の開閉，肘関節の屈曲が可能である．ソケットは一般に吸着式または差し込み式ソケットを用いている．

③前腕義手（図65）：前腕義手では8字ハーネスおよび単式コントロールケーブルシステムにより手先具の開閉を行うものである．ソケットは短断端ではミュンスター型ソケット，中・長断端では全面接触式の差し込み式ソケットなどが用いられている．80％以上の長断端や手関節離断では二重ソケットを使用し，これを懸垂の補助としている．

④手部義手（図66）：一般には装飾用手袋のみが処方されるが，能動義手や作業用義手も

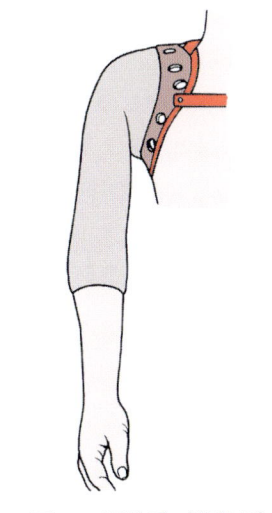

図63　肩義手（装飾用）

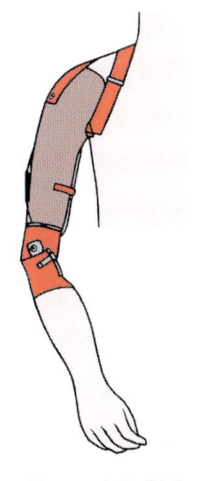

図64　上腕義手

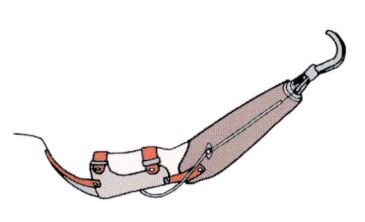

図65　前腕義手

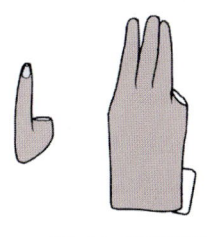

図66　装飾用手袋

試みられている．患者個人のADLや職業に適したものが必要である．

⑤筋電義手（図67）：前腕切断における筋電義手では前腕屈筋群および伸筋群の筋電信号をソケット内面の表面電極で導出する．これを増幅し，手部に内蔵されたモーターを駆動する．これにより装飾用手袋を装着した能動ハンドの開閉を行う．上腕切断の場合は上腕ソケット内面に電極を設置し，肘関節の屈曲は従来の8字ハーネスおよびコントロールケーブルシステムを使用するものである（ハイブリッドタイプ）．

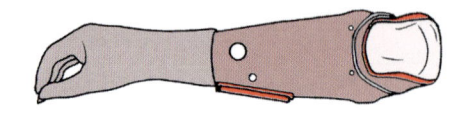

図67　筋電義手

E アスレチックリハビリテーション

1. アスレチックリハビリテーションの概念

リハビリテーションは，障害を持つ一般人を対象として実施されるものであるが，アスレチックリハビリテーションではアスリート（競技者）がその対象となる．そのため，一般人のゴール目標が社会復帰であることに対して，アスリートのゴール目標は競技復帰である．ただし，健康意識の高まり，競技種目の多様化でなどから，中高年でもスポーツを楽しむ人口が増加しており，広い意味では競技スポーツ以外のスポーツへの復帰を目指すリハビリテーションもアスレチックリハビリテーションの範疇に入ってくるため，スポーツリハビリテーションと呼ばれることもある．

2. アスレチックリハビリテーションの特徴

前述したようにアスレチックリハビリテーションでは，アスリートの競技復帰が最終的な目標となる．そのため，外傷によって障害を生じた人が入院して手術や術後のリハビリテーションを受けた場合に，病院からの退院時点で，社会復帰を果たしてリハビリテーションの目的を果たすことが多い中，アスリート障害の治療過程において，病院を退院した時点ですぐに競技に復帰できることは少なく，退院後の競技復帰のためのトレーニングが必要となる．退院した時点で治療した部位が日常生活の負荷に耐えられるようになっていてもスポーツ活動の激しい負荷には耐えられない状況であったり，入院中の安静や患部の不動による筋萎縮などから機能低下を生じたりしていることが一般的である．そのため，アスレチックリハビ

リテーションは，競技復帰のための治療方針策定への参画，入院リハビリテーション，通院リハビリテーション，スポーツ現場でのリハビリテーション，再発予防のリハビリテーションとアスリートの競技復帰を目的として一連の流れを持って実施していかなくてはならない．

　治療方針決定の中心となる医師はもちろんであるが，看護師，理学療法士，作業療法士，アスレチックトレーナーなどが，アスリートの競技復帰という目標を十分に理解してそのサポートに当たらなければ，理想的なアスレチックリハビリテーションは実現しない．アスレチックリハビリテーションでは，最終的にはアスリートの競技種目に合わせたリハビリテーションを実施する必要があり，一般的な医療制度の枠内に入らないフィットネストレーニングや種目特性に合わせた再強化トレーニングを実施しなくてはならない．そのため，フィールド上でのトレーニングを指導サポートできる専門職としてのアスレチックトレーナーの役割が重要になってくる．

　さらに近年では，障害者スポーツが社会で広く認知されるようになってきており，当初は障害者の社会復帰や社会参画を進めるツールとしての誕生してきた障害者スポーツが，パラリンピックなどの開催によって競技スポーツとしての色合いを濃くしてきている．そのため，障害者スポーツによって生じた外傷・障害からの復帰を目指す障害者アスリートに対するリハビリテーションとしてのアスレチックリハビリテーションの重要性も増してきている．

3. アスレチックリハビリテーションの概要

a 傷害の評価および医学的な治療方針の決定と術前評価

　医師が中心となって決定されることになるが，学会等が認定しているスポーツドクターなど，スポーツ医学に造詣の深い医師が，競技特性やポジションなどの特性まで考慮した治療方針の決定をすることになる．治療の対象となるアスリートは当然のことであるが，監督コーチなどの指導者や未成年の場合には保護者に対しても十分な説明を行い，競技復帰に向けたコンセンサスを一致させておかなくてはならない．それをサポートする看護師，理学療法士，作業療法士，アスレチックトレーナーも決定した治療方針を十分に理解して，実際のリハビリテーションだけでなく，アスリートのメンタルサポートにも留意してあげる必要がある．傷害によって競技を休まなくてはならないストレスだけでなく，一時的にでも競技能力が低下することは必至であり，傷害を受ける前の状況に戻れるのかという不安など，競技復帰に対するアスリート本人の不安は多大なものである．

　手術を実施する場合には，理学療法士は健常部位も含めた術前の機能評価を実施し，術後のリハビリテーションの準備をする必要がある．

b 病院（リハビリテーション室）におけるリハビリテーション

主に手術治療などを実施した後のリハビリテーションに該当する．傷害の状況や部位によってもリハビリテーションプログラムにはバリエーションがあるが，一般的に術後の患部を保護しながらも，競技復帰をめざすアスリートとしての機能低下を最大限に防止することを目的としたリハビリテーションである．健常部のリハビリテーションは患部に影響のない範囲で積極的に実施する．その上で術直後からは，アイシングなどの物理療法を併用して患部の炎症や腫脹をコントロールしながら，等尺性筋力トレーニングを開始する．主治医の指示にしたがって徐々に負荷を上げていき，自転車エルゴメーター，トレッドミル，チューブなどを利用して，open kinetic chain（OKC）（図68）・CKC（closed kinetic chain）（図69）によるトレーニングを実施する．主な目的は，筋力の回復・強化，関節可動域の改善，関節安定化などである．

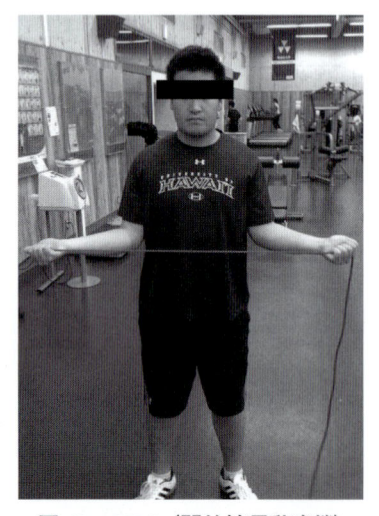

図68　OKC（開放性運動連鎖）
（例：チューブトレーニング）

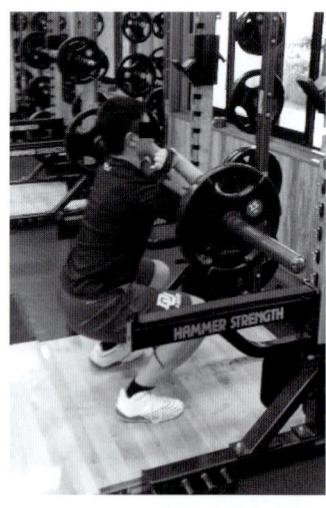

図69　CKC（閉鎖性運動連鎖）
（例：スクワット）

c 病院（リハビリテーション室）もしくはトレーニングルームにおけるリハビリテーション

日常生活に戻る状況になれば，退院後の通院リハビリテーションもしくはトレーニングルームに通ってのリハビリテーションとなる．フリーウェイトマシン（図70）などを用いた筋力強化やバランスボードやBOSUを用いたバランストレーニング（図71），ジョギングなどが主なトレーニング手法であり，筋力強化・持久力強化とともに競技復帰を目的とした巧緻性（アジリティー）や協調性のトレーニングを開始する．トレーニング後には患部の腫脹軽減を目的にRICE療法を併用することもある．

RICE 療法

- **R**est（安静）：組織の新たな損傷を防ぐ
- **I**ce（冷却）：痛みを軽減．腫脹や炎症を抑える
- **C**ompresion（圧迫）：腫脹や内出血を抑える
- **E**levation（挙上）：腫脹や炎症，内出血を抑える

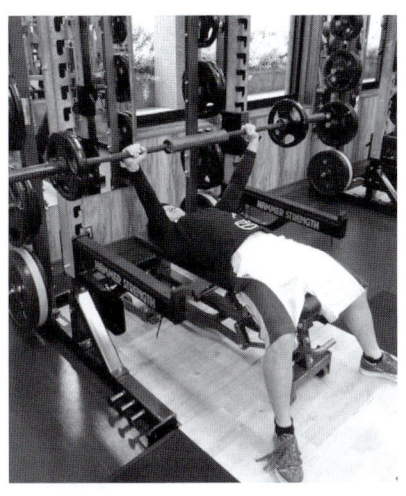

図70 フリーウェイトトレーニング

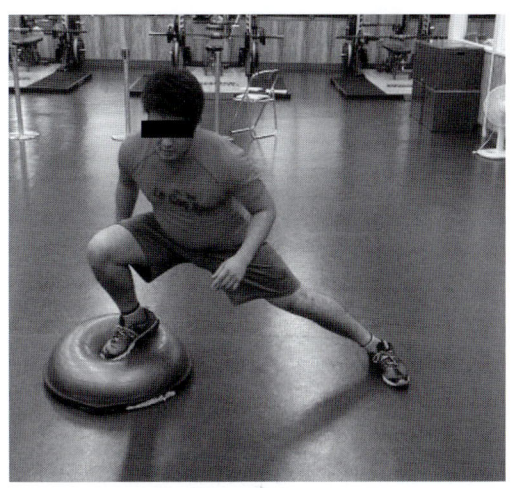

図71 BOSUを用いたバランストレーニング

d フィールドおよびトレーニングルームにおけるリハビリテーション

　本格的な競技復帰の最終段階としてのリハビリテーション．競技特性に合わせたスピードの増強，パワーの増強，パワーの増強を実施する．さらに，アジリティートレーニング（図72）によって巧緻運動能力の改善を目指し，フィールド上で部分的な実践練習を開始して徐々に競技に身体を慣らしていく．この時点から部分的な出場が可能な競技などは監督コーチなどの指導者とも相談しながら短時間の実戦経験から開始し，徐々に競技に復帰させていく．必要に応じて，バイオデックス®（図73）などを用いてパワー・トルク測定を実施して競技復帰の目安とする．

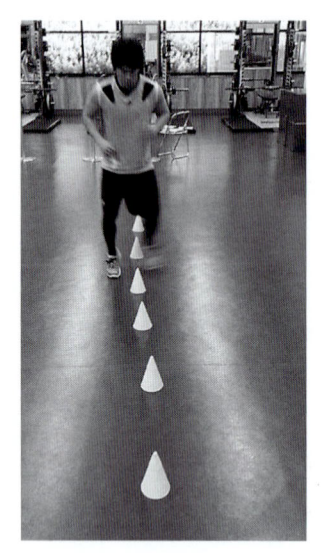

図72　アジリティートレーニング　　　　図73　バイオデックスによる評価

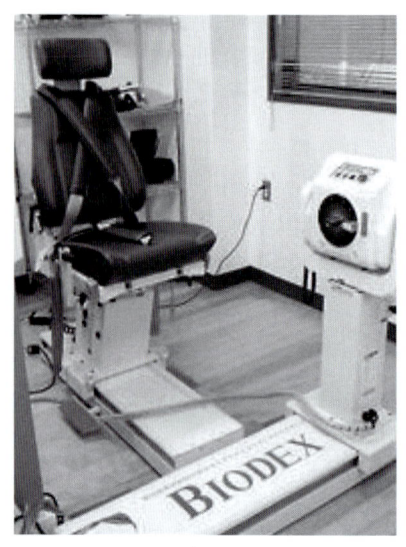

e 再発防止のためのリハビリテーション

　競技特性に応じた必要な筋力の維持や巧緻運動能力の保持を目的としたトレーニングを継続的に実施する．選手が競技に復帰してからも，不安なくプレーができるようにするために重要なリハビリテーションである．

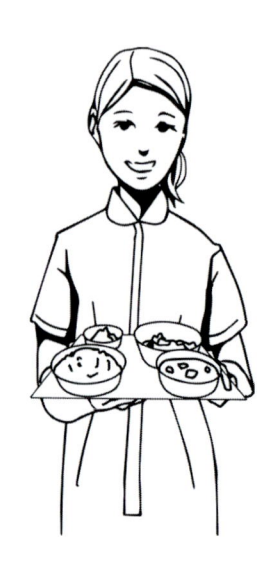

付1 locomotive syndrome（運動器症候群・運動器不安症と対策）

① わが国の65歳以上の高齢者の割合が22%（2007年国勢調査）となり，イタリア，ドイツ，フランス，イギリスを抜いて世界一となった．高齢者の中で，介護・支援を必要とする原因は，転倒や骨折，関節疾患などの運動器疾患が2割を占める現状となった．運動器障害のある人はメタボリックシンドロームの人が多いといわれている．

② 日本整形外科学会は，2009年，運動器の重要性を広く認知してもらうために，運動器の障害によって介護の必要な状態や要介護のリスクの高い状態を表す概念として「ロコモティブシンドローム（locomotive syndrome，運動器症候群）」を提唱した．

③ その定義（「ロコモパンフ2009年度版」）は以下のようである．
1. 片脚立ちで，靴下がはけない．
2. 家の中でつまずいたり，滑ったりする．
3. 階段を上るのに，手すりが必要である．
4. 横断歩道を青信号で渡りきれない．
5. 15分くらい続けて歩けない．
6. 2kg程度の買い物（1ℓの牛乳パック2個程度）をして持ち帰るのが困難である．
7. 家のやや重い仕事（掃除機の使用，布団の上げ下ろしなど）が困難である．

以上の7項目を自己チェックとして定めた．この状態にならないために「ロコモーショントレーニング」が必要であるとして，1）開眼片脚起立運動訓練と2）椅子からの立ち上がりを含めたスクワットの重要性を示した．

④ 以前に提唱された「運動器不安定症」はすでに保険病名として収載されており，これも同様に運動器疾患や障害の早期発見と予防体制の確立のために役立っている．以下，「運動器不安定症」についてまとめる．

⑤ 「運動器不安定症」とは，「高齢化により，バランス能力および移動能力の低下を生じ，閉じこもり，転倒リスクが高まった状態」をいう．この不安定症の診断は以下のように行う．すなわち「運動機能低下をきたす疾患（Ⅰ）の既往があるか罹患している者で，日常生活自立度あるいは運動機能が，以下に示す機能評価基準（Ⅱ）の1または2に該当する者」を「運動器不安定症」と診断する．

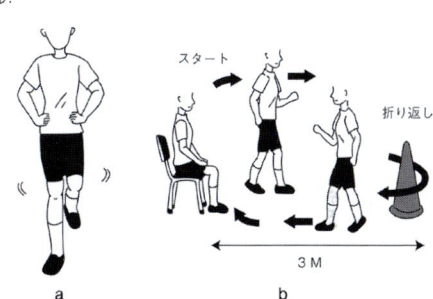

（左）開眼片脚立位時間，（右）3m Timed Up and Go test.

（Ⅰ）運動機能低下をきたす疾患
・脊椎圧迫骨折および各種脊椎変形（亀背，高度腰椎後弯・側弯など）
・下肢骨折（大腿骨頸部骨折など）
・骨粗鬆症
・変形性関節症（股関節，膝関節など）
・腰部脊柱管狭窄症
・脊髄障害（頸部脊髄症，脊椎損傷など）
・神経・筋疾患
・関節リウマチおよび各手関節炎
・下肢切断
・長期臥床後の運動器廃用
・高頻度転倒者

（Ⅱ）機能評価基準
1. 日常生活自立度判定基準でランクJ（生活自立）またはA（準寝たきり，要支援＋要介護1，2）
2. 運動機能評価（①または②）   ①開眼片脚立位時間が15秒未満   ②3m Timed Up and Go test が3mで11秒以上
診断基準：（Ⅰ）の疾患の既往ありまたは現在罹患している＋（Ⅱ）の1または2を満たす

Ⅱ-2-①の開眼片脚立位時間とは，両手を腰に当て，上げた足が接地するまでの時間を計測する（図a）．
Ⅱ-2-②の3m Timed Up and Go test とは，椅子から立ち上がり，3m先の目標を折り返して再び椅子に座るまでの時間を計測する（図b）．

ロコモーショントレーニング
日本整形外科学会はロコモティブシンドロームにならないように以下のようなロコモーショントレーニングを提唱している．

ロトコレ その1　開脚片脚立ち
- 転倒しないように，必ずつかまるものがある場所で行う．
- 床に付かない程度に片脚を上げる．
- 左右1分間ずつ，1日3回行う．

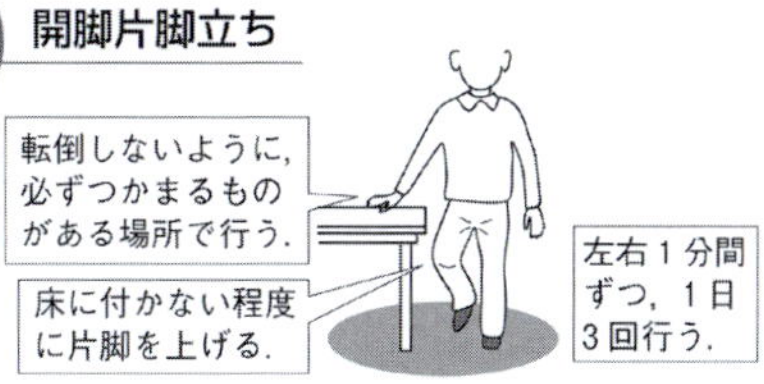

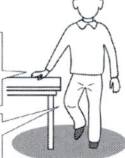

ロトコレ その2　スクワット
- 椅子に腰かけるようにお尻をゆっくり下ろす．
- お尻を軽くおろすところから始めて，膝は曲がっても90度を越えないようにする．
- 安全のために椅子やソファーの前で行う．
- 膝がつま先より前に出ないようにして，膝の曲がる向きを足の第2趾の方向にする．
- 足は踵から30度くらい外に開く．体重が足の裏の真ん中にかかるようにする．

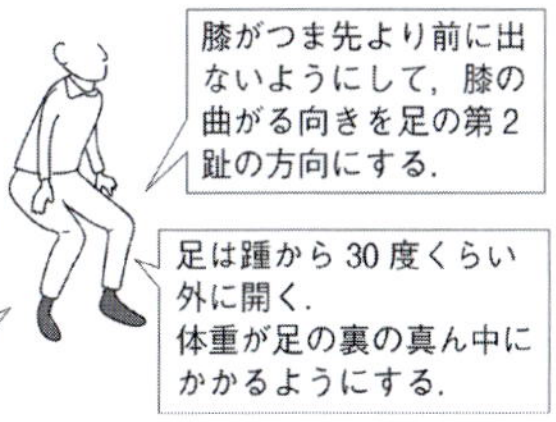

深呼吸をするペースで5〜6回繰り返す．
1日3回行う．机などを支えに使ったりしてみる．

ロトコレ その3　その他のロコトレ

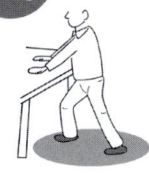

その他，ラジオ体操，ウォーキング，その他各種のスポーツの積極的な併用をすすめている．
（日本整形外科学会，日本ロコモティブシンドローム研究会（ホームページ））

ストレッチ

付2 関節可動域表示ならびに測定法

（日本整形外科学会，日本リハビリテーション医学会制定）

上肢測定

部位名	運動方向	参考可動域角度	基本軸	移動軸	測定肢位および注意点	参考図
肩甲帯 shoulder girdle	屈曲 flexion	20	両側の肩峰を結ぶ線	頭頂と肩峰を結ぶ線		
	伸展 extension	20				
	挙上 elevation	20	両側の肩峰を結ぶ線	肩峰と胸骨上縁を結ぶ線	背面から測定する．	
	引き下げ（下制） depression	10				
肩 shoulder (肩甲帯の動きを含む)	屈曲(前方挙上) forward flexion	180	肩峰を通る床への垂直線（立位または座位）	上腕骨	前腕は中間位とする．体幹が動かないように固定する．脊柱が前後屈しないように注意する．	
	伸展(後方挙上) backward extension	50				
	外転(側方挙上) abduction	180	肩峰を通る床への垂直線（立位または座位）	上腕骨	体幹の側屈が起こらないように90°以上になったら前腕を回外することを原則とする．	
	内転 adduction	0				
	外旋 external rotation	60	肘を通る前額面への垂直線	尺骨	上腕を体幹に接して，肘関節を前方90°に屈曲した肢位で行う．前腕は中間位とする．	
	内旋 internal rotation	80				
	水平屈曲 horizontal flexion (horizontal adduction)	135	肩峰を通る矢状面への垂直線	上腕骨	肩関節を90°外転位とする．	
	水平伸展 horizontal extension (horizontal abduction)	30				
肘 elbow	屈曲 flexion	145	上腕骨	橈骨	前腕は回外位とする．	
	伸展 extension	5				

部位名	運動方向	参考可動域角度	基本軸	移動軸	測定肢位および注意点	参考図
前腕 forearm	回内 pronation	90	上腕骨	手指を伸展した手掌面	肩の回旋が入らないように肘を90°に屈曲する．	
	回外 supination	90				
手 wrist	屈曲(掌屈) flexion (palmarflexion)	90	橈骨	第2中手骨	前腕は中間位とする．	
	伸展(背屈) extension (dorsiflexion)	70				
	橈屈 radial deviation	25	前腕の中央線	第3中手骨	前腕を回内位で行う．	
	尺屈 ulnar deviation	55				

手指測定

部位名	運動方向	参考可動域角度	基本軸	移動軸	測定肢位および注意点	参考図
母指 thumb	橈側外転 radial abduction	60	示指(橈骨の延長上)	母指	運動は手掌面とする．以下の手指の運動は，原則として手指の背側に角度計をあてる．	
	尺側内転 ulnar adduction	0				
	掌側外転 palmar abduction	90			運動は手掌面に直角な面とする．	
	掌側内転 palmar adduction	0				
	屈曲 (MCP) flexion	60	第1中手骨	第1基節骨		
	伸展 (MCP) extension	10				
	屈曲 (IP) flexion	80	第1基節骨	第1末節骨		
	伸展 (IP) extension	10				

部位名	運動方向	参考可動域角度	基本軸	移動軸	測定肢位および注意点	参考図
指 fingers	屈曲 (MCP) flexion	90	第2～5中手骨	第2～5基節骨		
	伸展 (MCP) extension	45				
	屈曲 (PIP) flexion	100	第2～5基節骨	第2～5中節骨		
	伸展 (PIP) extension	0				
	屈曲 (DIP) flexion	80	第2～5中節骨	第2～5末節骨	DIPは10°の過伸展をとりうる.	
	伸展 (DIP) extension	0				
	外転 abduction		第3中手骨延長線	第2, 4, 5指軸	中指の運動は橈側外転, 尺側外転とする.	
	内転 adduction					

下肢測定

部位名	運動方向	参考可動域角度	基本軸	移動軸	測定肢位および注意点	参考図
股 hip	屈曲 flexion	125	体幹と平行な線	大腿骨（大転子と大腿骨外顆の中心を結ぶ線）	骨盤と脊柱を十分に固定する. 屈曲は背臥位, 膝屈曲位で行う. 伸展は腹臥位, 膝伸展位で行う.	
	伸展 extension	15				
	外転 abduction	45	両側の上前腸骨棘を結ぶ線への垂直線	大腿中央線（上前腸骨棘より膝蓋骨中心を結ぶ線）	背臥位で骨盤を固定する. 下肢は外旋しないようにする. 内転の場合は, 反対側の下肢を屈曲挙上してその下を通して内転させる.	
	内転 adduction	20				
	外旋 external rotation	45	膝蓋骨より下ろした垂直線	下腿中央線（膝蓋骨中心から足関節外果中央を結ぶ線）	背臥位で, 股関節と膝関節を90°屈曲位にして行う. 骨盤の代償を少なくする.	
	内旋 internal rotation	45				

部位名	運動方向	参考可動域角度	基本軸	移動軸	測定肢位および注意点	参考図
膝 knee	屈曲 flexion	130	大腿骨	腓骨(腓骨頭と外果を結ぶ線)	屈曲は股関節を屈曲位で行う.	
	伸展 extension	0				
足 ankle	屈曲(底屈) flexion (plantar flexion)	45	腓骨への垂直線	第5中足骨	膝関節を屈曲位で行う.	
	伸展(背屈) extension (dorsiflexion)	20				
足部 foot	外がえし eversion	20	下腿軸への垂直線	足底面	膝関節を屈曲位で行う.	
	内がえし inversion	30				
	外転 abduction	10	第1, 第2中足骨の間の中央線	同左	足底で足の外縁または内縁で行うこともある.	
	内転 adduction	20				
母趾 great toe	屈曲 (MTP) flexion	35	第1中足骨	第1基節骨		
	伸展 (MTP) extension	60				
	屈曲 (IP) flexion	60	第1基節骨	第1末節骨		
	伸展 (IP) extension	0				
足趾 toes	屈曲 (MTP) flexion	35	第2〜5中足骨	第2〜5基節骨		
	伸展 (MTP) extension	40				
	屈曲 (PIP) flexion	35	第2〜5基節骨	第2〜5中節骨		
	伸展 (PIP) extension	0				
	屈曲 (DIP) flexion	50	第2〜5中節骨	第2〜5末節骨		
	伸展 (DIP) extension	0				

体幹測定

部位名	運動方向		参考可動域角度	基本軸	移動軸	測定肢位および注意点	参考図
頚部 cervical spines	屈曲（前屈）flexion		60	肩峰を通る床への垂直線	外耳孔と頭頂を結ぶ線	頭部体幹の側面で行う．原則として腰かけ座位とする．	
	伸展（後屈）extension		50				
	回旋 rotation	左回旋	60	両側の肩峰を結ぶ線への垂直線	鼻梁と後頭結節を結ぶ線	腰かけ座位で行う．	
		右回旋	60				
	側屈 lateral bending	左側屈	50	第7頚椎棘突起と第1仙椎の棘突起を結ぶ線	頭頂と第7頚椎棘突起を結ぶ線	体幹の背面で行う．腰かけ座位とする．	
		右側屈	50				
胸腰部 thoracic and lumbar spines	屈曲（前屈）flexion		45	仙骨後面	第1胸椎棘突起と第5腰椎棘突起を結ぶ線	体幹側面より行う．立位，腰かけ座位または側臥位で行う．股関節の運動が入らないように行う．	
	伸展（後屈）extension		30				
	回旋 rotation	左回旋	40	両側の後上腸骨棘を結ぶ線	両側の肩峰を結ぶ線	座位で骨盤を固定して行う．	
		右回旋	40				
	側屈 lateral bending	左側屈	50	ヤコビー（Jacoby）線の中点にたてた垂直線	第1胸椎棘突起と第5腰椎棘突起を結ぶ線	体幹の背面で行う．腰かけ座位または立位で行う．	
		右側屈	50				

その他の検査法

部位名	運動方向	参考可動域角度	基本軸	移動軸	測定肢位および注意点	参考図
肩 shoulder（肩甲骨の動きを含む）	外旋 external rotation	90	肘を通る前額面への垂直線	尺骨	前腕は中間位とする．肩関節は90°外転し，かつ肘関節は90°屈曲した肢位で行う．	
	内旋 internal rotation	70				
	内転 adduction	75	肩峰を通る床への垂直線	上腕骨	20°または45°肩関節屈曲位で行う．立位で行う．	
母指 thumb	対立 opposition				母指先端と小指基部（または先端）との距離（cm）で表示する．	
指 fingers	外転 abduction		第3中手骨延長線	2, 4, 5指軸	中指先端と2, 4, 5指先端との距離（cm）で表示する．	
	内転 adduction					
	屈曲 flexion				指尖と近位手掌皮線（proximal palmar crease）または遠位手掌皮線（distal palmar crease）との距離（cm）で表示する．	
胸腰部 thoracic and lumbar spines	屈曲 flexion				最大屈曲は，指先と床との間の距離（cm）で表示する．	

顎関節計測

顎関節 temporo-mandibular joint	開口位で上顎の正中線で上歯と下歯の先端との間の距離（cm）で表示する．左右偏位（lateral deviation）は上顎の正中線を軸として下歯列の動きの距離を左右ともcmで表示する．参考値は上下第1切歯列対向縁線間の距離5.0 cm，左右偏位は1.0 cmである．

参考文献

1) Brunnstrom S: Movement therapy in hemiplegis. Harper & Row Publisher, New York, 1970.
2) Daniels L.U, et al: Muscle testing. Saunders, Philadelphia, 1980.
3) Eichhoff E: Zur Pathogenese der Tendovaginitis stenosans. Bruns' Beitrage z klin Chir CXXXIX: 746-755, 1927.
4) 江藤文夫ほか監訳：骨折の治療とリハビリテーション，南江堂，2005.
5) 日野原重明ほか監修：看護のための最新医学講座　第2版　第18巻　運動器疾患，中山書店，2005.
6) 日野原重明編：ナースに必要な診断の技術と技術　フィジカルアセスメント　第4版，医学書院，2007，p158-163.
7) 平澤泰介，楠崎克之：わかりやすい骨腫瘍の診断と治療，南江堂，p1-182，2000.
8) 平澤泰介編：ナースのための整形外科学　第3版，南江堂，2001.
9) Hirasawa Y: Treatment of Nerve Injury and Entrapment Neuropathy, Springer Verlag: 1-179, 2002.
10) 平澤泰介：新外来の整形外科．南江堂，2005.
11) 平澤泰介：義肢装具のチェックポイント．「上肢装具」．p188-208，医学書院，2007.
12) 平澤泰介，田島文博：リハビリテーション医療．金芳堂，2007.
13) 平澤泰介：運動器の疾患と外傷（編集）．金芳堂，2010.
14) 平澤泰介，北出利勝：運動器疾患の治療（編集）．医歯薬出版，2012.
15) 平澤泰介：臨床医のための最新整形外科（編集主幹）．先端医療技術研究所，2013.
16) 池松裕子ほか編：成人看護学　急性期看護論，ヌーベルヒロカワ，2005.
17) 石井清一，平澤泰介（監修）：標準整形外科学　第8版，医学書院，1992.
18) 糸井　恵：関節リウマチの治療法の進歩―生物学的製剤を中心に―．明治国際医療大学雑誌　2号：1-9，2009.
19) 糸井　恵：胸腰椎圧迫骨折（監修）．プチナース別冊：1-20，2013.
20) 伊藤利之ほか編：新版　日常生活活動（ADL）―評価と支援の実際―，医歯薬出版，2010，47p.
21) 河合伸也ほか監修：Nursing Selection ⑦運動器疾患，学研，2012.
22) 加藤光宝編：新看護観察のキーポイントシリーズ　整形外科，中央法規，2011.
23) 国分正一，鳥巣岳彦（監修）：標準整形外科学　第10版，医学書院，2008.
24) 厚生労働省　チーム医療推進方策検討ワーキンググループ：チーム医療推進のための基本的な考え方と実践的事例集，平成23年6月
25) 厚生労働統計協会：国民衛生の動向　Vol.59，No.9，2012／2013，p88，234-235p.
26) 小島操子：看護における危機理論・危機介入，金芳堂，2004，p50-57.
27) 村川裕二総監修：新病態生理できった内科学9　感染症．医学教育出版社，2010.
28) 長場直子編：がん化学療法，学研，2012.
29) 中村耕三：ロコモティブシンドローム（運動器症候群）―超高齢社会における健康寿命と運動器．日整会誌83：1-2，2009.
30) 成瀬昭二，宮内　哲，平澤泰介：臨床医のための最新整形外科（平澤泰介編集主幹），Functional MRI，257-263，先端医療技術研究所，2013.
31) 日本整形外科学会，日本骨折治療学会（監修）：大腿骨頚部／転子部骨折診療ガイドライン，南江堂，2011.

32）上田　敏：リハビリテーションの思想―人間回復の医療を求めて　第2版, p.101, 医学書院, 2001.
33）氏家幸子監修：成人看護学　Dリハビリテーション患者の看護第2版, 廣川書店, 2008.
34）渡邉江身子：大腿骨頚部・転子部骨折（糸井　恵監修），プチナース, 21.10：1-20, 2012.
35）山内豊明：フィジカルアセスメントガイドブック, 医学書院, p140-155, 2005.

日本語索引

①五十音順に分類し，ひらがな，カタカナ〔清・濁・半濁音〕，漢字の順に配列した．②漢字は同一漢字をまとめ，頭初の文字の読みの単音，複音の順とし，さらにその中で画数の少ない文字の順に配列した〔例：下，回，外，看の順〕．

あ

アイヒホッフテスト	66
アキレス腱断裂	109
アジリティートレーニング	245
アスレチックリハビリテーション	242
概念	242
概要	243
特徴	242
アプレーテスト	103
アンダーアームクラッチ	219
アンダーアーム装具	216
悪性関節リウマチ	115
悪性線維性組織球腫	130
圧挫症候群	45
圧迫瘡	151
足の包帯	149
足関節の外傷と疾患	108
足関節脱臼骨折	109
足関節捻挫	108

い

インフォームドコンセント	164
移乗動作訓練	229
意識レベルの評価	38
維持期リハ	188
一次性上皮小体（副甲状腺）機能亢進症	135
院内の感染症患者への対応	180

う

ウイリアムス型装具	216
烏口腕筋	18
運動器リハビリテーション	187
目標	191
運動器症候群	189, 247
運動器不安症	247
運動神経伝導速度	144
運動単位	12
運動療法	192, 222
運動連鎖訓練	196

え

壊疽	42
円回内筋	19
円板状メニスクス	104

お

オスグッド-シュラッター病	107
オルソクラッチ	219
凹足	114
横突棘筋	26
温熱療法	203

か

かぎ爪様手	52
カウザルギー	51
カナダ式股義足	239
カラー	215
ガス壊疽	46
ガリウムシンチグラフィー	142
ガングリオン	65
下肢の絞扼性神経障害	91
下肢の手術を受ける患者の看護	177
下肢の動脈	36
下肢の末梢神経損傷	88
下肢伸展挙上運動（SLR）	194
下肢装具	211
下垂手	49, 151
下垂足	151
下腿	28
下腿部の外傷と疾患	102
下腿義足	238
下腿義足のソケット	239
下腿三頭筋	34
化膿性脊椎炎	75
過外転症候群	87
介達牽引法	207
回外筋	22
回外筋症候群	53
回旋筋	26
回内筋症候群	51
回復期の看護	7
回復期リハ	188
開放	196
開放骨折	42
開放性運動連鎖	244
外傷と救急処置	38
外傷患者の初期治療	37
外傷性頚部症候群	69
外傷性膝関節軟部損傷	102
外反母趾	113
外腹斜筋	27
活動電位	144
滑膜切除術	162
看護の目的と役割	2
看護の動向	1
看護職	1
患者を搬送する場合の注意	40
寒冷療法	203
間欠的空気圧迫	44
感覚異常性大腿痛症	91
感覚神経伝導速度	146
感染症患者への対応	182
感染と看護	179
関節のアセスメント	2
関節の手術	160
関節リウマチ	115
リハビリテーション	221

索引

関節可動域	2	胸部の外傷	85	頚椎牽引法	208
関節可動域訓練	192	胸腰椎装具	216	頚椎症	78
関節可動域表示	248	鏡視下手術	160	頚椎症性神経根症	78
関節鏡	144, 160	棘下筋	14	頚椎装具	215
関節形成術	162	棘筋	26	頚椎捻挫	69
関節固定術	162	棘上筋	14	頚肋	86
関節切開術	161	極超短波	205	鶏歩	88
関節造影法	140	筋・骨格系のアセスメント	2	血管の手術	157
環椎の骨折	70	筋の収縮	11	血管腫	129
観血的整復術	160	筋委縮	152	血管造影	140
		筋萎縮性側索硬化症	136	血管吻合法	157
き		筋線維	11	結核性脊椎炎	75
キーンベック病	64	筋電義手	242	月状骨軟化症	64
キャスト症候群	152, 170	筋電図検査	144	牽引療法	153, 207
キャンパス牽引	209	筋電図波形	145	肩亜脱臼防止装具	212
キルシュナー鋼線	210	筋肉と関節との関係	12	肩外転装具	212
ギプス	147	筋力のアセスメント	3	肩関節	13
ギプスカットに伴う看護	152	筋力維持	222	肩関節周囲炎	58
ギプスシーネ固定	41	筋力増強訓練	192	肩関節脱臼	55
ギヨン管	54	筋力低下	152	肩関節部の外傷と疾患	54
起始	11			肩義手	241
機能的作業療法	202	**く**		肩甲下筋	17
機能的自立度評価表	4	くる病	136	肩甲挙筋	15
機能的電気刺激療法	206	クライナート法	171	肩甲骨	13
機能的把持装具	214	クラッチフィールド	210	肩甲上腕リズム	13
義肢	238	クラッチフィールド牽引	210	肩甲帯	13
義肢適合判定	237	クリニカルパス	164, 165	肩鎖関節損傷	54
義手	240	グリソン牽引	208	肩鎖関節脱臼	54
義足	238	屈筋腱	23	肩装具	212
吸着式大腿義足	239	屈筋腱損傷	65	腱の手術	155
臼蓋形成不全	96	車椅子	218, 220	腱の遊離移植術.	155
急性化膿性股関節炎	97	車椅子→ベッド	230	腱移行術	155
急性期の看護	7			腱板損傷	57
急性期リハ	188	**け**		腱縫合術	155
急性反射性骨異栄養症	64	系統的脊髄変性疾患	136	腱縫合法	155
救急治療	40	経皮的電気刺激療法	206	幻肢痛	197
巨人症	135	脛骨神経の筋および皮膚支配	90	言語聴覚士	203
胸郭	26	脛骨神経麻痺	88	言語聴覚療法	203
胸郭出口症候群	53, 86	頚椎の手術を受ける患者の看護	174	原発性上皮小体（副甲状腺）機能亢進症	135
鑑別診断と治療法	87	頚椎椎間板ヘルニア	76		
胸鎖乳突筋	15				

こ

項目	頁
5P 徴候	42
コッヘル法	55
コブ法	83
コレス骨折	62
コンパートメント症候群	44
——発生原因	45
呼吸管理	228
股関節	28
股関節の外傷と疾患	92
股関節の構造	31
股関節の包帯	149
股関節手術を受ける患者の看護	175
股義足	238
広背筋	14
抗癌剤	183
抗生物質	182
抗リウマチ薬	118
後脛骨筋	34
後骨間神経麻痺	53
後縦靱帯骨化症	79
絞扼神経障害	53
合指症	68
骨 Paget 病	136
骨の手術	158
骨移植術	160
骨塩定量法	123
骨巨細胞腫	126
骨切り術	159
骨形成不全症	133
骨シンチグラフィー	142
骨接合術	158
骨折	40
骨折の合併症	43
骨粗鬆症	121
骨端軟骨板損傷	108
骨軟化症	136
骨軟骨腫	124
骨軟部腫瘍	124
骨肉腫	127
骨盤	28
骨盤環の外傷	94
骨盤牽引法	208
骨盤骨折	94
骨盤帯懸垂	209
骨量測定	123
根引き抜き損傷	47

さ

項目	頁
サーモグラフィー	146
サイム義足	239
作業療法	202, 222
鎖骨	13
鎖骨下筋	16
鎖骨骨折	54
坐骨神経麻痺	88
挫創	42
挫滅症候群	45
挫滅組織の除去	42
災害弱者	39
最長筋	26
猿手	51
三角筋	14, 16

し

項目	頁
ジャクソンテスト	76
四肢切断のリハビリテーション	234
支柱付頸椎装具	215
脂肪塞栓症	44
脂肪腫	129
脂肪肉腫	130
持続吸引装置	42
磁気共鳴映像法	141
示指伸筋	22
自己血輸血	163
自発放電	144
自動体外式除細動器	39
軸椎の骨折	70
膝蓋骨脱臼	107
膝窩筋	34
膝関節および下腿部の外傷と疾患	102
膝関節鏡	103
膝関節半月板	35
膝関節靱帯損傷	104
膝前十字靱帯損傷	104
斜角筋症候群	87
斜頸	82
尺骨管	54
尺骨管症候群	53
尺骨神経走行	54
尺骨神経麻痺	52
尺側手根屈筋	19
尺側手根伸筋	22
若年性関節リウマチ	115
手	19
手関節	19
手関節屈曲テスト	51
手関節装具	213
手根管症候群	51, 53
手指の外傷と疾患	65
手術前訓練	168
手術直後の看護	168
手部義手	241
手術を受ける患者の看護	164
手術オリエンテーション	168
腫瘍壊死因子	118
舟状骨骨折	63
終末期の看護	8
術後の感染予防	180
循環障害の 5P	150
小円筋	15
小胸筋	16
小腰筋	28
小指球筋	24
小指伸筋	21
小殿筋	28
小菱形筋	15
消炎鎮痛薬	182
掌側骨間筋	25

索引

踵骨骨折	110
踵足	114
上肢の手術を受ける患者の看護	170
上肢の末梢神経損傷	47
上肢装具	212
上腕	13
上腕義手	241
上腕筋	18
上腕骨外側上顆炎	61
上腕骨外顆骨折	59
上腕骨近位部骨折	56
上腕骨顆上骨折	58
上腕三頭筋	18
上腕神経叢	48
上腕二頭筋	17
静脈の損傷	43
食事動作介助器	212
職業前作業療法	202
褥瘡	151, 227
分類	227
予防	227
心的外傷後ストレス障害	39
心理的作業療法	202
伸張運動	192, 194
神経の手術	156
神経の電気的診断法	144
神経根引き抜き損傷	47
神経鞘腫	129
神経線維腫	129
神経伝導速度	144
神経剥離術	156
神経縫合術	156
深指屈筋	19
深部感覚	12
深部静脈血栓症	43
進行性筋ジストロフィー	137
診療スケジュール	164
人工関節置換術	162
人工股関節全置換術	175
人工骨頭置換術	175

人工膝関節置換術スケジュール	165
靱帯損傷	108

す

スカルパ三角部	31
スタティックアライメント	237
スティムソン法	55
ステロイド	118, 182
スパーリングテスト	76
スパイク放電	144
スパスムス	42
スピードトラック牽引法	207
スポーツによる肘障害	61
スポンジバンド	207
ズーデック骨萎縮	64
水治療法	205, 222
錐体路系の働き	11
錐体外路系	12
髄内釘による内固定法	158

せ

世界保健機構	185
正中神経麻痺	50
生物学的製剤	118
整形外科的矯正靴	211
静的バランス能力	195
脊髄の外傷	69
脊髄空洞症	136
脊髄腫瘍	84
脊髄症	78
脊髄性進行性筋萎縮症	136
脊髄造影	140
脊髄損傷	72
リハビリテーション	225
脊柱	26
脊柱の炎症性疾患	75
脊柱の外傷	69
脊柱の形態異常	82
脊柱の腫瘍	84
脊柱管狭窄症	80

脊柱起立筋	26
脊柱側弯症	82
脊椎の骨折・脱臼	70
脊椎の手術	162
脊椎の変性疾患	76
脊椎カリエス	75
脊椎後側方固定術	163
脊椎骨折の種類	70
脊椎腫瘍	84
脊椎すべり症	81
脊椎分離症	81
仙腸関節装具	216
先天性股関節脱臼	96
先天性骨系統疾患	133
先天性内反足	112
尖足	88, 114
浅指屈筋	19
浅指屈筋腱	21
前鋸筋	16
前脛骨筋	33
前骨間神経麻痺	51, 53
前十字靭帯再建術	105
前方固定術	163
前腕	19
前腕の屈筋	19
前腕義手	241
前腕部の外傷	62

そ

ソルターハリスの分類	108
阻血肢の処置	43
鼠径部の包帯	149
双子筋	28
創内の洗浄	42
装具装着中の患者の看護	218
装具療法	211, 222
装飾用手袋	241
僧帽筋	14
総指伸筋	21
総腓骨神経の筋および皮膚支配	90
総腓骨神経絞扼障害	91

索　引

総腓骨神経麻痺	88
蒼白状態	42
増強訓練	222
足の包帯	149
足関節および足部の外傷と疾患	108
足関節脱臼骨折	109
足関節捻挫	108
足根管と脛骨神経	91
足根管症候群	91
足趾部の包帯	149
足底筋	34
足背動脈	36
足部義足	239
続発性上皮小体（副甲状腺）機能亢進症	135

た

ダーメンコルセット	216
他動的関節可動域訓練	193
多剤耐性緑膿菌	179
多指症	68
多裂筋	26
体幹装具	215
体性感覚誘発電位	146
大円筋	15
大胸筋	15
大腿	28
大腿義足	238
大腿骨近位部骨折	92
大腿骨頚部骨折	92
大腿骨転子部骨折	94
大腿骨頭壊死症	99
大腿骨頭すべり症	101
大腿四頭筋	32
大腿四頭筋拘縮症	101
大腿四頭筋等尺性運動	194
大腿神経	32
大腿神経の筋および皮膚支配	89
大腿神経伸展テスト	77
大腿部の外傷と疾患	92

大腿部の構造	31
大殿筋	29
大内転筋	29
大脳皮質	12
大腰筋	28
大菱形筋	15
脱臼	40
単純X線検査	139
短下肢装具	211
短趾伸筋腱	35
短対立装具	213
短橈側手根伸筋	22
短母指伸筋	22

ち

治療	39
中殿筋	29
虫様筋	23, 25
肘関節	19
肘関節部の外傷と疾患	58
肘筋	18
肘装具	212
肘内障	60
肘内障の発生機序	60
肘部管症候群	53, 54
長下肢装具	211
長趾屈筋	34
長趾伸筋	33
長趾伸筋腱	35
長掌筋	19
長対立装具	213
長内転筋	30
長母指外転筋	22
長母指屈筋	21
長母指伸筋	22
長母趾屈筋	34
長母趾伸筋	33
長橈側手根伸筋	22
超音波断層診断法	143
腸骨筋	28
腸肋筋	26

直達牽引法	209

つ

椎間板炎	75
椎間板ヘルニア	76
椎間板ヘルニア摘出術	162
椎弓切除術	162
痛風	111
杖	219
槌指	67

て

テニス肘	61
デニス - ブラウン副子	113
デブリドマン	42
デュピュイトラン拘縮	67
手	19
手の外傷と疾患	65
手の屈筋腱縫合術の術前術後の管理	171
手関節	19
手関節屈曲テスト	51
手関節装具	213
低周波療法	205
停止	11
転移性骨腫瘍	128

と

トリアージ	39
トロント装具	98
ドゥケルヴァン病	66
ドレーン	42
徒手筋力測定法	3
疼痛	42
透析による骨・関節症	136
等尺性訓練	152
等尺性収縮	192
等速（運動）性収縮	195
等張性訓練	152
等張性収縮	192
橈骨神経走行	50

橈骨神経麻痺	49
橈側手根屈筋	19
動的関節制御訓練	196
動的バランス能力	195

な

ナイト型装具	216
内軟骨腫	126
内反足	112, 114
内腹斜筋	27
軟骨無形成症	133
軟性コルセット	216

に

二次性上皮小体（副甲状腺）機能亢進症	135
二重エネルギーX線吸収法	123
肉ばなれ	101
日常生活動作	2, 3, 7
日常生活動作訓練	197
尿路管理	228

ね

粘液包炎	113
捻挫	108

は

8字包帯	148
ばね指	66
バーセルインデックス	4
バイオデックス	246
バニオン	113
バランス訓練	195
バランストレーニング	244
バレー-リエウ症候群	69
バンカート損傷	56
バンコマイシン耐性黄色ブドウ球菌	179
パブリック法	96
パラフィン浴	204
破傷風	46

背側骨間筋	25
肺血栓塞栓症	43
薄筋	30
発育性股関節形成不全	96
発汗テスト	146
半月（板）損傷	102
半棘筋	26
搬送救出	39

ひ

ヒト免疫不全ウイルス	181
ヒポクラテス法	56
ヒル-サックス損傷	56
皮膚の手術	154
非ステロイド性抗炎症薬	118
腓骨筋	33
病院における救急処置	41
病巣清掃術	42

ふ

ファーレンテスト	51
フィジカルアセスメント	2
フォーク背状変形	62
フォルクマン拘縮	58
フォルクマンの阻血性拘縮	44, 150
フリーウェイトマシン	244
フレームコルセット	216
フローマン徴候	52
副子固定	41
副腎皮質ホルモン	118, 182
腹横筋	27
腹直筋	27
腹部	26
複合性局所疼痛症候群	197
物理療法	203, 221
振り分け	39
分娩麻痺	49

へ

ヘバーデン結節	68
ベーラー角	110, 111

ベッド→ストレッチャー	230
ペディクルスクリュー	163
ベンチアライメント	237
ペルテス病	98
閉鎖運動連鎖訓練	196
閉鎖神経の筋および皮膚支配	89
閉鎖性運動連鎖	244
閉塞性血栓性血管炎	112
閉塞性動脈硬化症	112
変形性頚椎症	78
変形性股関節症	99
変形性骨炎	136
変形性膝関節症	105
変形性脊椎症	78
変形性肘関節症	61
変形性腰椎症	79
扁平足	114

ほ

ホットパック	204
ボールエクササイズの具体例	196
ポット麻痺	75
歩行器	219
歩行訓練	197, 198
歩行補助器	218
保存療法と看護	147
母指球筋	24
母指多指症	69
方形回内筋	19
包帯法	147
縫工筋	30

ま

マイクロ波	205
マクマレーテスト	103
麻痺	42
末梢神経修復時の術後の管理	173
末梢神経損傷の救急処置	43
末梢神経損傷の診断要項	48
末端肥大症	135
松葉杖	218

| 慢性期の看護 | 8 |

み

ミエログラフィー	140
ミラーセラピー	197
ミルウォーキー装具	216
未分化高悪性多形肉腫	130
脈拍の欠如	42

め

| メチシリン耐性黄色ブドウ球菌 | 179 |
| 免荷装具 | 211 |

も

| モルトン病 | 91 |
| モンテジア骨折 | 62 |

や

| 野球肘 | 61 |
| 薬物療法を受ける患者の看護 | 182 |

ゆ

ユーイング肉腫	127
有茎植皮	154
遊離植皮	154
遊離腱移植	156
指の包帯	147
指用装具	214

よ

用手胸郭圧迫法	228
腰椎手術を受ける患者の看護	175
腰椎椎間板ヘルニア	77
腰仙神経叢の解剖と神経支配	89
腰仙椎装具	216

ら

ラセーグテスト	77
ラブ法	162
ランゲ-ハンセン分類	109

り

リーメンビューゲル法	97
リウマチの運動療法	223
リハビリテーション	185
梨状筋	28
梨状筋症候群	91
理学療法	191, 221
離断性骨軟骨炎	107

れ

| レイノー病 | 67 |
| 攣縮 | 42 |

ろ

ロコモティブシンドローム	189, 247
ロフストランドクラッチ	219
肋骨骨折	85
肋鎖症候群	87

わ

| わし手 | 52 |
| 腕神経叢損傷 | 47 |

外国語索引

A

achondroplasia 133
acquired immunodeficiency syndrome (AIDS) 181
acromegaly 135
action potential 144
activities of daily living (ADL) 2, 7
acute reflex dystrophy of bone 64
acute suppurative arthritis of the hip 97
ADL (activities of daily living) 2, 3, 7
ADL テスト 200
AED (automated external defibrillator) 39
AIDS (acquired immunodeficiency syndrome) 181
amyotrophic lateral sclerosis (ALS) 136
anterior interosseous nerve syndrome 53
ape hand 51
Apley テスト 103
arteriosclerosis obliterans 112
arthrodesis 162
arthroplasty 162
arthrotomy 161
aseptic necrosis of the femoral head 99
aseptic necrosis of the lunate 64
automated external defibrillator (AED) 39

B

B型肝炎 181
balanced forearm orthosis (BFO) 212
ball bearing feeder orthosis 212
Bankart lesion 56
Barré-Liéou 症候群 69
Barthel index 4, 190
baseball elbow 61
bench alignment 237
BFO (balanced forearm orthosis) 212
biologics 118
birth palsy 49
Böhler 角 110, 111
bone graft 160
brachial plexus injury 47
bunion 113
Bürger disease 112

C

C型肝炎 181
carpal tunnel syndrome 51, 53
Catterall の分類 98
causalgia 51
cervical rib 86
cervical spondylosis 78
cervical sprain 69
CKC (closed kinetic chain) 196, 244
Clancy 法 105
classic silver folk deformity 62
claw hand 52
closed kinetic chain exercise (CKC) 196
clubfoot 112
Cobb 法 83
Codman 三角 127
Colles' fracture 62
common peroneal nerve palsy 88
compartment syndrome 44
complex regional pain syndrome (CRPS) 197
compression hip screw 法 159
computed tomography (CT) 141
congenital clubfoot 112
congenital dislocation of the hip 96
continuous passive motion (CPM) 192
costoclavicular syndrome 87
coxa plana 97
CPM (continuous passive motion) 192
CRPS (complex regional pain syndrome) 197
crush syndrome 45
crutchfield 210
CT (computed tomography) 141
cubital tunnel syndrome 53

D

DCP (dynamic compression plate) 158
De Quervain 病 66
debridement 42
Denis-Browne 副子 113
Désault 包帯 148
developmental dysplasia of the hip 96
Dewar 法 55
dialysis osteoarthropathy 136
direct skeletal traction 209
discoid meniscus 104
disease modifying anti-rheumatic drug (DMARD) 118
dislocation of the acromioclavicular joint 54
drop arm sign 58
drop foot 88
drop hand 49
dual energy X-ray absorptiometry (DEXA) 123
Dupuytren contracture 67
dynamic compression plate (DCP) 158
dynamic joint control 196

dystrophia musculorum progressiva 137

E

Ehlers-Danlos 症候群 133
Eichhoff テスト 66
elctrical silence 144
EMG-biofeedback 療法 205
enchondroma 126
entrapment neuropathy 53, 91
epicondylitis humeri lateralis 61
epiphyseal plate injury 108
Ewing sarcoma 127

F

femoral nerve stretch test (FNS) 77
fibrillation potential 144
fibular tunnel syndrome 91
FIM (functional independence measure) 4, 190, 201
flexor tendon injury of the hand 65
FNS (femoral nerve stretch test) 77
fracture and dislocation of the vertebra 70
fracture of lateral condyle of humerus 59
fracture of the carpal scaphoid 63
fracture of the clavicle 54
fracture of the pelvis 94
fracture of the proximal humerus 56
fracture of the rib 85
fractures of the calcaneus 110
free skin graft 154
Froment sign 52
frozen shoulder 58
functional independence measure (FIM) 4, 190, 201

G

Ga シンチグラフィー 142
ganglion 65

gangrene 42
Garden の分類 92
gas gangrene 46
gi〔g〕antism 135
giant cell tumor of bone 126
Glisson 牽引 208
golden hour 42
gouty arthritis 111
Guyon canal 54

H

hallux valgus 113
Heberden 結節 68
hemangioma 129
herniated cervical disc 76
herniated lumbar disc 77
Hill-Sacks' lesion 56
hip fracture 92
Hippocrates 法 56
HIV (human immunodeficiency virus) 感染 181
Horner 症候群 47
human immunodeficiency virus (HIV) 感染 181
Hurler 症候群 133
hyperabduction syndrome 87

I

injuries of the spinal cord 72
isokinetic contraction 195

J

Jackson テスト 76
Japan Coma Scale (JCS) 38
juvenile arthritis (JRA) 115

K

Kienbock 病 64
Kleinert 法 170, 171
Kocher 法 55

L

laminectomy 162
Lange-Hanse 分類 109
Lasègue テスト 77
ligamentous injury 108
ligamentous injury of the knee 104
lipoma 129
liposarcoma 130
locomotive syndrome 189, 247
Lofstrand crutch 219
Love 法 162
lumbar spondylosis 79

M

magnetic resonance angiography (MRA) 141
magnetic resonance imaging (MRI) 141
malignant fibrous histiocytoma (MFH) 130
malignant rhumatoido arthritis (MRA) 115
mallet finger 67
manual muscle testing (MMT) 3
Marfan 症候群 133
McMurray テスト 103
MDRP (multi-drug resistant Pseudomonas aeruginosa) 179
median nerve palsy 50
meniscus injury 102
meralgia paraesthetica 91
metastatic tumor of bone 128
methicillin resistant Staphylococcus aureus (MRSA) 179
Milwaukee brace 216
mirror visual feedback therapy 197
MMT (manual muscle testing) 3
Monteggia fracture-dislocation of the elbow 62
Morquio 病 133

Morton's disease	91	
Mortonのneuromaの好発部位	91	
motor nerve conduction velocity (MCV)	144	
MP関節屈曲装具・伸展装具	214	
MRA (magnetic resonance angiography)	141	
MRA (malignant rhumatoido arthritis)	115	
MRI (magnetic resonance imaging)	141	
MRSA (methicillin resistant Staphylococcus aureus)	179	
MRSA感染	180	
multi-drug resistant Pseudomonas aeruginosa (MDRP)	179	
myelopathy	78	

N

needle manometer	44
nerve conduction velocity	144
nerve suture	156
neurofibroma	129
neurolysis	156
no man's land	65
non-steroidal anti-inflammatory drug (NSAID)	118
normal NMU potential	144
NSAIDs	182

O

OKC (open kinetic chain)	196, 244
onion skining	127
open kinetic chain (OKC)	196, 244
open reduction	160
Osgood-Schlatter病	107
ossification of the posterior longitudinal ligament (OPLL)	79
osteitis deformans	136
osteoarthritis of the elbow joint	61
osteoarthritis of the hip	99
osteoarthritis of the knee	105
osteochondritis dissecans	107
osteochondroma	124
osteogenesis imperfecta	133
osteomalacia	136
osteosarcoma	127
osteosynthesis	158
osteotomy	159

P

pain	42
pallor	42
paralysis	42
pedicle graft	154
pelvic traction	208
Perfect O テスト	51
periarthritis humeroscapularis	58
Perthes disease	97
PET (positron emission tomography)	141
Phalen test	51
piriformis syndrome	91
polydactyly	68
pondylitis tuberculosa	75
positron emission tomography (PET)	141
posterior interosseous nerve syndrome	53
postganglionic injury	47
post-traumatic stress disorder (PTSD)	39
Pott麻痺	75
preganglionic injury	47
primary hyperparathyroidism	135
PTB下腿義足	239
PTSD (post-traumatic stress disorder)	39
pulled elbow	60
pulselessness	42
pyogenic spondylitis	75

R

radial nerve palsy	49
radiculopathy	78
range of motion (ROM)	2, 192
Raynaud病	67
rickets	136
Riemenbügel法	97
ROM (range of motion)	2, 192
ROM訓練	222
root avulsion injury	47
rotator cuff tear	57
rupture of Achilles tendon	109

S

Salter-Harrisの分類	108
scalenus syndrome	87
Scarpaの三角	92
schwannoma	129
sciatic nerve palsy	88
scoliosis	82
secondary hyperparathyroidism	135
sensory nerve conduction velocity (SCV)	146
shoulder dislocation	55
skin traction	207
slipped upper femoral spiphysis	101
SLR (straight leg raising test)	77
somatosensory evoked potential：SEP	146
spinal canal stenosis	80
spinal cord tumor	84
spinal progressive muscular atrophy	136
spondylolisthesis	81
spondylolysis	81
spondylosis deformans	78
spondylosis deformans lumbaris	79
sprain	108
Spurlingテスト	76
ST	203

索引

static alignment	237	
steppage gait	88	
Stimson 法	55	
straight leg raising test (SLR)	77	
stretching	192	
Sudeck 骨萎縮	64	
supracondylar fracture	58	
Swanson による四肢先天異常の分類	69	
syndactyly	68	
synovectomy	162	
syringomyelia	136	

T

tarsal tunnel syndrome	91
tendon transfer	155
tennis elbow	61
TENS	206
tetanus	46
thermography	146
thoracic outlet syndrome	53, 86
thromboangitis obliterans	112
tibial nerve palsy	88
Tinel 様徴候	51
TNF (tumor necrotizing factor)	118
torticollis, wryneck	82
total joint replacement (arthroplasty)	162
traction therapy	207
transportation	39
traumatic cervical syndrome	69
treatment	39
triage	39
trigger (snapping) finger	66
tumor necrotizing factor (TNF)	118
tumor of the spine	84

U

ulnar nerve palsy	52
ulnar tunnel syndrome	53
underarm brace	216
undifferentiated high grade pleomorphic sarcoma	130

V

vancomycin resistant Staphylococcus aureus (VRSA)	179
Velpeau 包帯	148
Volkmann 拘縮	58
VRSA (vancomycin resistant Staphylococcus aureus)	179

W

waiter's tip position	49
Whiteside 法	44
WHO (World Health Organization)	185
World Health Organization (WHO)	185

X

X 線検査	139

正誤表　運動器 Nursing Update ナースに役立つ　整形外科とリハビリテーション（1版1刷）

ページ	誤	正
p.11 最終行	錘体路	錐体路
p.12 1行目・2行目	錘体路	錐体路
p.12 3行目	錘体交叉	錐体交叉
P.12 ⓗ 見出し	錘体外路系	錐体外路系
P.12 ⓗの本文 1〜4行目	錘体路 錘体外路 錘体外路系	錐体路 錐体外路 錐体外路系
P.73 図36 真中の図 T1〜12	腰椎（後弯）	胸椎（後弯）
P.123 5〜6行目	ビスホスフォネート裂剤	ビスホスフォネート製剤

編著者略歴

平澤泰介（ひらさわ　やすすけ）

1963年3月：京都府立医科大学卒業，1969年12月：同左大学院卒業（医学博士）
1965年9月～1967年4月：米国カリフォルニア大学（UCLA）整形外科留学 Research fellow
1972年1月～7月：米国ハーバード大学留学（日本リウマチ協会派遣による）Clinical fellow
1980年9月～1981年3月：西ドイツ・ヴュルツブルグ大学客員教授
1989年7月：京都府立医科大学教授
（第15回日本整形外科学会基礎学術集会会長，第24回日本肩関節学会会長，第43回日本手の外科学会会長）
（第3回日米手の外科学会合同学会会長，第2回日韓リハビリテーション医学合同カンファレンス会長）
現在：京都府立医科大学名誉教授
　　　明治国際医療大学特認教授，同左リハビリテーションセンター長
　　　朝日大学客員教授
　　　日本整形外科学会名誉会員，日本リハビリテーション医学会名誉会員
　　　日本末梢神経学会（前理事長）名誉会員，国際外科学会（ICS）名誉会員
　　　京都府リハビリテーション教育センター長
　　　京都中央看護保健大学校長
　　　京都府医療審議会会長

運動器 Nursing Update
ナースに役立つ　整形外科とリハビリテーション

2014年4月10日　第1版第1刷 ©

編　集	平澤泰介　HIRASAWA, Yasusuke
発行者	市井輝和
発行所	株式会社金芳堂
	〒606-8425　京都市左京区鹿ケ谷西寺ノ前町34番地
	振替　01030-1-15605
	電話　075-751-1111（代）
	http://www.kinpodo-pub.co.jp
組　版	株式会社データボックス
印　刷	創栄図書印刷株式会社
製　本	有限会社清水製本所

落丁・乱丁本は直接小社へお送りください．お取替え致します．

Printed in Japan
ISBN978-4-7653-1604-0

JCOPY ＜（社）出版者著作権管理機構　委託出版物＞
本書の無断複写は著作権法上での例外を除き禁じられています．複写される場合は，その都度事前に，（社）出版者著作権管理機構（電話 03-3513-6969，FAX 03-3513-6979，e-mail: info@jcopy.or.jp）の許諾を得てください．

●本書のコピー，スキャン，デジタル化等の無断複製は著作権法上での例外を除き禁じられています．本書を代行業者等の第三者に依頼してスキャンやデジタル化することは，たとえ個人や家庭内の利用でも著作権法違反です．